效法与嬗变

近代中医创新掠影

张效霞　王振国　著

山东科学技术出版社

图书在版编目（CIP）数据

效法与嬗变：近代中医创新掠影/张效霞,王振国
著. —济南:山东科学技术出版社,2017.1（2021.1 重印）
ISBN 978 - 7 - 5331 - 8562 - 6

Ⅰ.①效… Ⅱ.①张… ②王…Ⅲ.①中国医药
学—医学史—近代 Ⅳ.①R - 092

中国版本图书馆 CIP 数据核字(2016)第 250710 号

效法与嬗变
——近代中医创新掠影

张效霞　王振国　主编

主管单位:山东出版传媒股份有限公司
出 版 者:山东科学技术出版社
地址:济南市玉函路 16 号
邮编:250002　电话:(0531)82098088
网址:www. lkj. com. cn
电子邮件:sdkj@ sdpress. com. cn
发 行 者:山东科学技术出版社
地址:济南市玉函路 16 号
邮编:250002　电话:(0531)82098071
印 刷 者:北京时尚印佳彩色印刷有限公司
地址:北京市丰台区杨树庄103号乙
邮编:100070　电话:(010)68812775

开本:710mm×1000mm　1/16
印张:13.75
字数:228 千
印数:1 - 500
版次:2021 年 1 月第 1 版 第 2 次印刷

ISBN 978 - 7 - 5331 - 8562 - 6
定价:55.00 元

内容提要

　　本书以近代报刊杂志所登载的原始资料为依据,以刚刚兴起与出现的医院、学校、药厂、杂志、学会、展览会、广播宣传等新事物、新机构、新团体、新媒介为视角,展现了近代中医学界开拓进取、勇于创新、精诚团结、敢为人先的时代精神与风貌。以小见大,以平见奇,以约见丰,深入浅出,内容丰富,资料可靠,具有一定的学术性、知识性、趣味性和可读性,对于认识和了解中医近代史有着深刻的启迪和帮助,适合于不同层次的读者阅读与收藏。

前　言

鸦片战争以前,西方文艺复兴以来近代科学突飞猛进的发展,并没有在中国这一东方大国引起反响。尽管有利玛窦等西方传教士传播西洋文明的尝试,但西方近代科学并没有在中国传统文化的土壤里植根、生长。在中国人眼中,西方科学技术不过是区区蛮夷的一种"奇技淫巧"。

1840 年,西方列强的炮火轰开了天朝帝国的大门,人们才开始对"船坚炮利"的西方科学技术刮目相看。林则徐、魏源提出"师夷长技以制夷",标志着西方科学技术的优越性在中国得到初步承认。

其后,洋务派推行"坚甲利兵"的新政,把西方科学技术视为复兴天朝之"用",在引进西方军工技术与产业的同时,兴学校,设译馆,遣送留学生,西方近代自然科学大规模地输入中国,并在中华大地广泛传播。

自那时起,一大批优秀人物前仆后继,寻求救国救民的真理。一时间,各种主义纷至沓来,到 20 世纪初,以"五四运动"为高潮的新文化运动终于举起了民主与科学的大旗,以此来医治中华民族的种种痼疾。

与此同时,伴随着科学由技术层面向社会政治思维层面的全方位推进,科学被有意无意地赋予了越来越浓重的意识形态色彩,最终形成了一股势头强劲的唯科学主义思潮:科学被视为绝对真理,甚至是终极真理,是绝对正确的乃至唯一正确的知识,被提升为衡量一切社会现象是非善恶的价值尺度,被确定为救治中国一切黑暗的灵丹妙药。

西医学具有崭新的理论体系,确凿的临床实效,机械唯物论的严密推理,实验科学的雄辩事实,细胞、器官、血液循环等崭新概念,通过建立一整套与西方同步的医学体系,包括医院、诊所的设立,医校、教育和行政制度的建立,大量中国西医学生的培养以及医学刊物的创办与学术团体的成立,在不到 100 年的时间里,不仅站稳了脚跟,而且在中国学术界占据了医学主导地位,并逐渐在中国人的灵魂深处形成了以近代科学(包括西医学)作为衡量和评判中医学是否科学的价值观念。

既然整个社会都以"科学"为指归,衡量和评判中医学是否"科学"的标准是西医,而中医与西医相比较,几乎每个方面都存在着诸多"不科学"的说法,而"不科学"便意味着丧失了立足之本,因而也就只好向在国人心目中符合"科学"标准的西医学靠拢。

特别是当中国古代的天文学、数学、农学等传统学问先后被近代科学所取代而成为历史,唯有中医一枝独秀之时,醉心欧化的文化精英们把中医视为西化之最大障碍,竟然在"中央卫生委员会"行政会议上提出了《废止旧医以扫除医事卫生之障碍案》,并获得通过。

正当中医处于内外交困的紧要关头和岌岌可危的境地之时,中医学界的有识之士敏锐地觉察到:中医学如果再不自立自强,就有被彻底淘汰的可能。而中医要生存,只有不断地自我改进和完善,才能与新的历史潮流和社会现实相适应。经过苦思冥想,并借鉴西医学在不到100年的时间内,不仅站稳了脚跟,而且在我国的通都大邑占据了医学主导地位的成功经验,中医学界有识之士终于找到了"振兴中医"的四大法宝:设立医院,以彰效验;创立医会,以固团结;开办学校,以造人才;出版刊物,以振学术。

在医院方面,既有公办中医医院——首都国医院,也有公办中医急救医院——中医救护医院;既有专科的针灸医院——中国针灸学研究社附设针灸疗养院,也有中医疗养院——西湖中医虚损疗养院。现代中医所有的医疗机构类型,应有尽有。

在学校方面,既有中医函授学校——黄墙朱氏私立中国医药学校,也有中医妇科函授学校——苏州女科医社;既有女子中医学校——上海女子中医专门学校,也有公立中医学校——南京国医传习所;既有中医学习西医班——江苏省立医政学院卫生特别训练班,也有外科中医进修西医班——江苏省立医政学院外科中医训练班。现代中医所有的学校教育模式,一应俱全。

在学会方面,既有为争取中医纳入"国家教育系统"而成立的"中国医药教育社"及"教育部中医教育专门委员会",也有陕甘宁边区的中医团体与中西医合作团体——国医研究会与中西医药研究会。

在杂志方面,既有中医大学生自办刊物——《上海中医专门学校恒星医报》,也有中医妇科专业杂志——《妇女医学杂志》。较之现代中医学界的学术团体及专业刊物,有过之而无不及。

　　总之,近代中医学界为顺应社会潮流,改革创新,变更自我,自强图存,做了大量卓有成效的工作。为展现这段可歌可泣、荡气回肠的历史,本书以近代报刊杂志所登载的原始资料为依据,以刚刚兴起与出现的医院、学校、药厂、杂志、学会、展览会、广播宣传等新事物、新机构、新团体、新媒介为视角,展现了近代中医学界开拓进取、勇于创新、精诚团结、敢为人先的时代精神与风貌,以期对今后的中医发展与创新提供启迪与借鉴。

目　录

近代第一个官办免费综合医院中医科：
内外城官医院中医部

据记载，早在唐朝时，我国就有官方设立的"病坊"，专门收治贫病之人。虽然其已经具有医院的某些特征，但更确切地说，还只是一个慈善机构而已。最早产生、发展于欧洲，以防治疾病为主要任务，设有门诊、住院及其辅助诊疗设施的真正意义上的医院，是随着西学东渐的潮流由西方传教士带到中国的。清末新政时期，先后设立了近代意义上的首所公立非营利性医疗机构——内外城官医院，并由此诞生了我国近代第一个官办免费综合医院中医科——内外城官医院中医部。

两所医院的建立

1906 年 10 月 23 日（光绪三十二年九月初六），巡警部上奏的《设置中西医院片》云："现在警政逐渐推广，医院为卫生要务，自应遵照奏定《章程》赶速设立，以资救济，而溥皇仁。惟款项万绌，只能就现有财力，遴选臣部通习中西医学之人，创立医院，内分中医、西医两所，派员经理，先立基础，再求推广。查有臣部警保司卫生科员外郎唐坚堪以派充中医监督、卫生科主事游敬森堪以派充西医监督，并酌派中西医正副各医官及委员、司书生等以供臂使，购买中西药品以备应用，业于八月初一

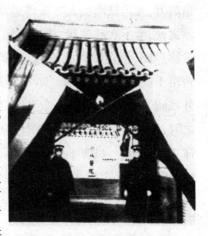

内城官医院

日开办。一月以来,就医人数日渐增多,一俟款项稍裕,即当设法恢张。"①

1907年2月23日(光绪三十三年正月十一),在原巡警部的基础上扩充成立的民政部又上奏《官医院渐著成效设法推广并将就医人数缮单具陈折》云:"臣部创立官医院,内分中医、西医两所,遴派司员充任监督,先立基础,再求推广,于上年九月初六日附片奏明在案。查该医院设于钱粮胡同,自开办迄今,凡五阅月,就医人数日见加增,共计约有三万四千余人之多。考之舆论,金谓该监督等择方审慎,用药精良,务体人情,不染官司,是以就医愈众,全济愈多,受诊之人以辨证之明、起疴之速且有登报致谢者。此医院开办渐著成效之实在情形也。伏维经训,审医贵在善详六气史旌,循绩亦称,诊起多人。近来新政推行,卫生日重,东西各国亦皆以设医院、精医学为民政之始基。该医院既有效验可观,该监督等亦实心任事,克举其职,自宜设法推广,加意振兴。现设之院,地属内城,外城人民就治者颇苦不便,拟再在外城相度适宜之地,遴派妥员经理,务使泽溥祥和,民无夭札,上副朝廷子惠元元之至意。应需款项,容臣等续行筹划,另案奏明办理。"②

1908年7月12日(光绪三十四年六月十四日),《民政部奏续行开办外城官医院日期折》又云:"臣部于上年正月间奏报开办医院渐著成效折内声明,拟于外城再设医院,奏明办理等因在案。兹查内城医院迭经奏报,每季诊治人数均逾数万,凡内城商民人等皆得邀博济之仁,荷诊治之便,靡不欢欣鼓舞,感颂慈施。惟外城地面素称广阔,距内城医院较远,其偶抱疾病者,咸苦难于就诊,每叹向隅。本年春夏,天气亢旱,外城病人尤多。臣部职总卫生,虽当款项万绌之时,不敢不勉为筹挪,赶图设立,以期顾全民命,推广圣恩。当饬于外城梁家园勘择地段,建立医院。查有卫生司郎中唐坚创设内城医院,

民政部奏续办外城官医院折

---

① 林开明,陈瑞芳,陈克,等. 北洋军阀史料·徐世昌卷·二. 天津:天津古籍出版社,1996:251-252.

② 林开明,陈瑞芳,陈克,等. 北洋军阀史料·徐世昌卷·二. 天津:天津古籍出版社,1996:493-495.

颇著成效，筹办医务均称周至，即派令总司其事，并遴派监督、医官各员，妥为经理。一切参照《内城医院章程》分别筹办，核实支给，业于五月初一日开办。嗣后，该医院医治人数拟按季汇同内城医院一并奏报。伏维疾医之设，昉自《周官》；病坊之开，详于《唐典》。皆以曲施救济，惠及穷黎。近来各国讲求公共卫生，医务尤称重要。臣部仰蒙恩准，先后开设内外城医院，经费、药品悉出公家，仁泽之宏，远轶万古。臣等惟当督饬该员等虚心医诊，实力经营，总冀救济日多，上副朝廷子惠元元、重视民命之至意。"①

综合以上三个奏折的内容，我们可以知道的事实是：内城官医院开办于1906年9月18日（光绪三十二年八月初一），地址在东城钱粮胡同，分中医、西医两部，中医监督为唐坚，西医监督为游敬森。由于唐坚创设内城官医院有功绩，颇受民政部的赏识，又被派往筹办外城官医院，并于1908年5月30日（光绪三十四年五月初一）开业，地址在宣武门外梁家园。

公立免费的医院

内外城官医院为官办性质，所有民众均可享受免费诊治，住院病人亦仅需承担自己的伙食费。1909年10月10日（宣统元年八月二十六日），民政部核定的《内外城官医院章程》第一条即规定："本院系民政部奏请设立，纯属官立性质，所有来院诊治之人，概不收费，惟住院诊治者饭食费，须由本人自备。"

内外城官医院"执行事务，均受内外城巡警厅厅丞指挥监督，所有申部事项须由厅转申"。从一开始就配备有较为合理、相对充足的人员，各设总理1人，由巡警总厅卫生处佥事（即处长）兼任，管理医院一切事务，所有人员均受其指挥监督；管理员1人，由厅员兼任，禀承总理，管理医院一切事务；稽查员2人，由厅员兼任，稽查医院一切事务，兼任庶务、文牍等事宜；医长2人，主管考核医官、

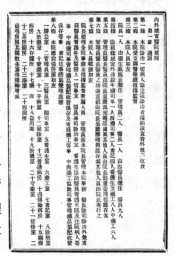

内外城官医院规则

---

① 民政部奏续行开办外城官医院日期折. 现世史，1908(7)：4-6.

看护生、司药、药工,并负责诊治等事务;医官 8 人,专职诊治病人;看护生 10 人,协助医长、医官看护来院就诊病人及住院病人;司药 6 人,管理药品收发及保存;司书 6 人,专司缮写;药工 8 人,负责配制药品及药房发药。以上人员,自"医官"以上,由总理提名、巡警厅委派;自"看护生"以下,由总理委任,随时上报巡警厅备案。并由巡警厅指派巡长、巡警数名,长期驻院执勤守卫①。

内外城官医院设置有完善的机构和部门,除了作为行政机构的办公室、管理员稽查员室、书记室外,设有与医疗业务有关的医长室、医官室、挂号处、男候诊室、女候诊室、诊治室、发药处、看护室、手术室、敷药室、普通养病室、特别养病室、传染病室、癫痫病室(传染病室及癫痫病室均与其他房屋互相隔离),还配置有为临床医疗提供保障与服务的接待室、守卫室、存贮所、药库、器用库、茶房、厨房、浴室、剃发室、厕所等。

内外城官医院所需经费,全部由政府负担,按月从巡警厅请领,每届月终报销一次。除总理不支薪水外,管理员、稽查员酌给车马费;医长、医官、看护生、司药、司书、药工分等级,每月给予薪水;雇员则临时酌定。车马费及薪水月终发放,其他款项随时支用。所有院中经费,每届年终决算一次,并详细列表呈报巡警厅②。

由于是公立免费医院,所以从国内外购买的各种中西药物,一律免税。《民政部奏请准免官医院药料税厘片》云:"内城官医院所用中西医药料,均系购自直隶、山西等省及英、德、日本各国,转运维艰,所费甚巨。今外城添设医院,药料自必加增。查此项药料原备施济贫民之用,可否仰恳恩施俯准,援照大学堂工艺局用品免税成案,将此项药料经过各处关卡一律免税。如蒙谕允,即由臣部咨行税务处转行各关,一体遵照。"③

为加强药品管理,内外城官医院制订了详细的药房规章制度,每天由中药司药、西药司药督同药工轮流在药房值班;除本院药方外,外来药方概不发药,如擅自发给,查明后罚办;每月应购置药品,由中药司药、西药司药将品种、价格开列详细清单,经院长审核后,呈送警察厅核实后办理;每月月终,须将旧有、新

① 1916 年实行的《内外城官医院规则》,规定医院组成人员为:院长 1 人,由卫生处处长兼任;管理员 2 人;医长 1 人,由西医员兼任;医员 9 人;中药司事 1 人;西药司事 4 人;书记 4 人;看护生 2 人;药工 6 人。

② 内外城官医院章程//田涛,郭成伟.清末北京城市管理法规.北京:北京燕山出版社,1996:103 - 113.

③ 民政部奏请准免官医院药料税厘片.现世史,1908(7):6.

添、用去、现存的药品数目,造具清册,呈报警察厅查验核实①。

中西医治疗成绩

内外城官医院门诊的就医程序与现代医院已基本相同,凡来医院看病的患者,须先到挂号室挂号,领取挂号牌,然后分别进入男候诊室、女候诊室等待,由医院工作人员按照挂号的顺序依次领至诊察室就诊。但着有制服或持有营署执据的陆海军军官士兵、着有制服或佩有徽章或有学堂执据的男女学生、着有制服或持有巡警官署执据的巡警人员及病情急重的患者,可以由挂号室给予特别的号牌,及时就诊,不论次序。

患者由医师诊视完毕后,即给以药方,患者持药方到发药处取药。发药处按照药品种类,分别给予药物,不得丝毫增减,发生错误。

内外城官医院的住院制度也有着严格的规定,凡需住院治疗的病人,除病伤不能沐浴、理发者外,必须先沐浴、剃发后,才能住院;住院时若携带有贵重物品及非随身使用的物件,一概放入存储所临时保存,并由管理员给予收据,待出院时立即交还本人;入院后,病人不得随意出入;若有亲属来医院探视,须经管理员或稽查员许可后,才能进入病房晤谈;如有馈送食物,须经医师检查后,病人才能食用,但院外药品一律不准带入;病者痊愈,由医师开具证明后,方准出院;住院死亡者,须由医院报请巡警总厅派人前来验明尸身,并由主治医师开具证明书,然后由死者亲属领回埋葬;无亲属者,由巡警总厅发给棺木,送往外城埋葬,并附设标志以便识别②。

内城官医院开诊后,每季度都向民政部报送中医、西医各自的就诊人数。1906 年农历八到十二月份,中医诊治病人分别是 1820 人、3876 人、4450 人、4351 人,西医诊治人数分别是 1810 人、3290 人、3607 人、3301 人③。两相比较,中医诊治人数略多于西医。但到 1907 年七月,情况发生了改变,本月中医诊治病人 6851 人,西医诊治病人 7499 人④,说明就诊于西医的病人逐渐增多了。外

① 内外城官医院规则. 政府公报,1916(272):24.
② 内外城官医院章程//田涛,郭成伟. 清末北京城市管理法规. 北京:北京燕山出版社,1996:109 – 112.
③ 林开明,陈瑞芳,陈克,等. 北洋军阀史料·徐世昌卷·二. 天津:天津古籍出版社,1996:496 – 497.
④ 朱光华. 清末的京城官医院. 中华医史杂志,1985(1):32.

城官医院开办后,两所医院依然是每季度向民政部呈报中医、西医各自的诊治人数,现将自外城医院开诊的 1908 年农历五月份到 1910 年农历三月份,两年时间内,内外城官医院的中医、西医诊治人数,列表如下。

表 1　内外城官医院中西医诊治人数比较表

	内城		外城	
	中医诊治人数	西医诊治人数	中医诊治人数	西医诊治人数
1908 年五月	4129	6681	3393	4122
六月	4366	6816	4305	7751①
七月	5644	9044	4921	10854
八月	3484	6750	3602	7791
九月	3673	8151	4072	9186②
十月	2525	5798	4270	5618
十一月	3121	6306	3741	7841
十二月	1949	4530	2895	5539③
1909 年一月	1311	2643	1696	2814
二月	3853	6501	4560	7676
闰二月	4256	8150	4951	9530
三月	4616	9109	4513	9878④
四月	5017	9272	5540	10023
五月	4707	7277	5195	8469
六月	5092	8015	5186	9500⑤
七月	4272	7973	7409	7413
八月	3160	6908	4973	8725
九月	2205	6085	3764	7540⑥
十月	1934	5535	2745	6815
十一月	2285	5259	3360	7782

① 民政部奏内外城官医院夏季就医人数折. 政治官报,1908(318):10.
② 民政部奏官医院秋季诊治人数折. 政治官报,1908(414):15 - 16.
③ 民政部奏内外城官医院上年冬季诊治人数折. 政治官报,1909(493):10 - 11.
④ 民政部奏内外城官医院春季诊治人数折. 政治官报,1909(571):8 - 9.
⑤ 民政部奏内外城官医院夏季诊治人数折. 政治官报,1909(678):9 - 10.
⑥ 民政部奏内外城官医院秋季诊治人数折. 政治官报,1909(759):13.

（续表）

	内城		外城	
	中医诊治人数	西医诊治人数	中医诊治人数	西医诊治人数
十二月	1396	3695	2353	5531①
1910 年一月	1399	2525	2269	3336
二月	3961	7971	7186	9352
三月	4512	8378	6269	9867②

注:表中月份均为农历

很明显,自 1908 年五月起,西医诊治人数就一直多于中医,甚至是中医的 1 ~ 2 倍。正如陈垣在 1911 年所说:"公立、官立之病院,已有数起矣。民政部所设之内外城官医院,西医每季诊治人数,恒逾于中医矣。"③

1912 年,京师市政公所督办朱启钤筹款,于前门外香厂空地建筑楼房,设立仁民医院,由市政公所直辖。未几,因经费拮据而停办。1913 年,由京师警察厅呈准,将外城官医院迁至仁民医院旧址。后因经费支绌,院务颇难开展。1927 年秋,裁撤内城官医院,并之于外城官医院。1928 年,北平特别市卫生局成立,外城官医院归其直辖,曾一度振刷,嗣又限于经费,而呈"不死不活"状态。1933 年冬,改组为市立医院,即在香厂(此时已辟为万明路)原址整顿更新,修订章则,充实人员,添置器械病床,面貌始有改观。设内科、外科、耳鼻咽喉、眼科等科室,并附设东郊、西郊、南郊、北郊、北城、内城六个诊疗所及妓女检治所④。

北平沦陷期间,改名为市立第一医院。新中国成立后,曾多次易名,如工农兵医院、万明医院等。1972 年 3 月,更名为宣武区中医医院至今。

综上所述,内外城官医院是一个中医与西医、门诊部与住院部兼备的公立医院,其所设立的中医部,是当之无愧的我国第一个官办免费综合医院中医科。

---

① 民政部奏内外城官医院上年冬季诊治人数折. 政治官报,1910(859):15.
② 民政部奏内外城官医院春季诊治人数折. 政治官报,1909(941):11.
③ 陈援庵. 释医院. 中西医学报,1911(10):15.
④ 吴廷燮. 北京市志稿·二·民政志. 北京:北京燕山出版社,1998:347 - 350.

近代第一所公办中医医院：首都国医院

　　中国古代虽然也有某些收容贫病的病坊、广慧坊、安济坊等，但真正意义上的医院，是在第二次鸦片战争以后随着西医东渐才开始建立起来的。1900年设立的山东官立中西医院、1906年开设的内城官医院及1908年创办的外城官医院，都分设中医、西医两部，还不能算作真正的国立中医医院。中央国医馆于二十世纪三四十年代筹设、建立的首都国医院，才可以算是中国近代第一所国立中医医院。

筹设首都国医院

　　1930年5月7日，焦易堂联合谭延闿、胡汉民、陈肇英、朱培德、邵元冲、陈立夫等党政要人向国民党中央执行委员会第226次政治会议提出了设立中央国医馆的提案，其中就有"国医馆得附设国医医院"[①]的宏伟蓝图与远大规划。获得批准并经多方努力与筹备，中央国医馆最终于1931年3月17日在南京正式成立。自此以后，馆长焦易堂就将建立国医医院作为自己的一项重要工作任务与目标。

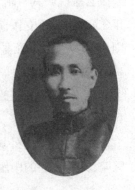

焦易堂

　　1933年9月26日下午7时，在南京中央饭店召开首次首都国医院筹备会议。出席会议的人员有：焦易堂、杜同甲、张简斋、杨伯雅、随翰英、石瑛、陈果夫、陈立夫、赖琏、彭养光、傅焕光，陈果夫为主席。焦易堂首先报告说："庐妃巷仁育堂原系仁育医院，嗣因办理不善，改组为施诊机关，兼收容病人住堂，实则一贫苦人之收容所而已。堂内只有医生二人，月各支薪给八元，其简陋可想。但该堂房屋有三十余间，倘加以修葺，

---

　　① 设立国医馆原提案.国医公报,1933(10):2.

大可用作医院院所。"时任南京市市长的石瑛同意"医院院所，暂时借用仁育堂房屋，俟将来经费充裕，可设法就政治区域内，划出基地二三十亩，以为建筑永久院所之用"。会议决定"容觅定相当房屋，再行举办"。

1933 年 10 月 1 日下午 7 时，在中央国医馆会议厅举行第二次筹备会议。出席人员：随翰英、焦易堂、沈仲芳、赖琏、陈立夫、彭养光、傅焕光、张简斋、傅选青、杨伯雅、杜同甲、张宗成、朱子彝、程调之、施子良、周晋生；列席人员：陈逊斋、郭受天、张忍庵、同伯亭、李伯弓。主席焦易堂首先向与会人员报告，在中央饭店召开第一次筹备会议时"推定筹备委员十八人、起草委员五人"，接着张忍庵就"国医院计划及章程拟定情形"做了说明。会议决定推举石瑛为董事长，焦易堂为筹备委员会主任，"副主任应推举四人，南京、上海各二人。南京方面，即推杜同甲、傅选青为副主任；上海方面，先推沈仲芳为副主任，并请沈仲芳返沪后，召集会议，再推一人为副主任"①。

1933 年 10 月，中央国医馆发出了《令南京市国医公会饬令联合绅商筹设国医院或先成立施诊所并将筹办情形呈核文》："南京市地广人稠，以现在尚无国医院之组设，致笃信国医、觅院求诊之病家，极感不便。是筹设国医院一事，实不容缓。该公会集合同德，声气相孚，对于本市群众健康事业期臻完善，自为应有之责。应即联合绅商，积极筹设国医院，合力图维，俾早实现，或先成立施诊所，以便病家治疗。"②

1934 年 7 月 3 日，焦易堂在中央国医馆与张忍庵、周柳亭、刘贻炘、郭受天谈话时指出，"首都国医虽多，尚乏中医医院，致治疗病人未能周备，拟附设国医医院。当租屋一所，以资筹备；或将馆内会客厅翻盖洋楼，为设备完善之病房，供便利病人之调养"③。此后，"一切事宜均在积极计划中"。原定于 1934 年 9 月 1 日成立，后因"院长人选及种种问题阻难，故已不能如期开幕"。主要是因为南京中医界"鉴于该院之组成对私人营业不免影响，爰起而反对"。嗣经焦易堂"详加解释，方始解决"。并初步决

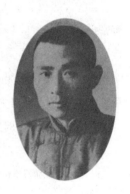

张忍庵

① 中央国医专校与医院之筹备经过.光华医药杂志,1933,1(1):57-58.
② 令南京市国医公会饬令联合绅商筹设国医院或先成立施诊所并将筹办情形呈核文.国医公报,1933(10):13.
③ 中央国医馆将筹办医院.光华医药杂志,1934,1(9):51.

定聘请石瑛担任董事长,"各董事即由医界负责有声望者及发起人充任之,兹医院备案及院址等问题,亦正在起草及寻觅中,惟成立确期则尚未定"①。

"鉴于中医之自矜心得,各分派系,为集中研究,增进效能起见",焦易堂与国民政府中一批热心中医的要员——于右任、陈立夫、何键、彭养光等人,在1935年12月再次发起了创设首都国医院的提议。认为首都国医院的建立,"不仅改良医术,树立民族健康基础,即对于农村经济之辅助,固有文化之宣扬,亦有莫大关系"②。经过积极斡旋与友好协商,组织成立了由国民党要员、社会名流和医学专家等组成的董事会:于右任、陈立夫、焦易堂、李宗仁、丁惟汾、居正、孙科、陈果夫、张继、马超俊、冯玉祥、朱庆澜、刘百闵、李宗黄、梁寒操、张群、谷正伦、吴开先、洪兰友、李德全、江定、洪陆东、陈郁、陈焯、王用宾、彭养光、覃振、王漱芳、冯炳南、张简斋、饶凤璜、黎剑虹、薛正清、张锡君。

1935年12月4日下午6时,"假最高法院,宴请中央各要人。到冯玉祥、李煜瀛、何成濬、柏文蔚、李福林、马超俊、王用宾、丁超五、邓家彦、薛笃弼、杨虎等百余人"。焦易堂"希望各位予以精神或物质之帮助";"陈立夫、李煜瀛等先后演说,均认为国医院之设立,可以改善治疗,便利社会,实含有重大之意义"。嗣后,"何键首先倡导,认捐创办费一万元。同时柏文蔚、何成濬等十余人,均各认捐巨款,合计已达五六万元"③。

随后,建设首都国医院的各项准备事宜就在中央国医馆的运筹帷幄下,紧锣密鼓地进行着。1936年3月7日,"首都国医院已觅定大光路基地多亩,刻在接洽购买中"④。3月15日,"首都国医院地基已勘定"⑤。5月6日,"首都国医院建筑基地征收竣事,刻已分函各方,促请将捐款提早寄京,以利建筑进行"⑥。最终签订的合约是:大光路建设地基的面积为50亩⑦。

为争取国民政府的支持与援助,由孙科、冯玉祥领衔,92位中央委员联名向

---

① 国医院拟聘石市长担任董事长:各董事由发起人及医师充任,备案及院址问题正在进行中.广济医刊,1934,11(9):89.

② 焦易堂.筹备首都国医院第一期收款报告书.光华医药杂志,1937,4(8):52-54.

③ 中央各要人发起筹设首都国医院.光华医药杂志,1935,3(2):74.但何键的认捐款,并未一次捐出,1936年春节之前,"先汇三千元,余俟开春国医院动工,全数交付"。//湘省主席何芸樵慨捐首都国医院巨款.光华医药杂志,1937,4(4):4.

④ 吴钟瑶.三月份各地卫生消息汇志.卫生月刊,1936,6(4):208.

⑤ 首都国医院地基已勘定.中央日报,1936-3-15.

⑥ 吴钟瑶.三月份各地卫生消息汇志.卫生月刊,1936,6(6):307.

⑦ 首都国医院募捐启事.神州国医学报,1937,5(8):35.

1936年7月10~14日召开的国民党第五届中央执行委员会第二次全体会议提出了"请中央补助首都国医院建筑筹备等费十五万元"的议案①，"经决议，送常会酌予补助"②。最终的结果是：国民政府给予首都国医院开办经费10万元③。

为取得全国中医药界的声援，1936年12月1日，焦易堂与中央国医馆推行主任张锡君到当时中医药翘楚云集的上海开展活动，"分访海上名流虞洽卿、王晓籁、杜月笙、屈文六，慈善团体陆伯鸿、王一亭，银行界贝淞荪、钱新之、徐新六、林康侯、闻阑亭暨名医丁仲英、丁济万、沈仲芳、朱鹤皋等，为国医药发起人或筹备员"，所有人士都欣然"赞同，进行颇见顺利"④。

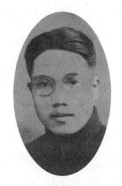

张锡君

首都国医院原计划于1936年年底兴工建筑，"但中央补助之建筑费及湘省主席何键之捐款，尚未拨下，其他各方认款多未缴到，开工须俟来年"⑤。"据该院发起人谈，医院房屋建筑，需费颇巨。湘省何主席和中央、各省市机关协助捐款，虽认捐有数万元，但尚未缴齐，已于上月分别函促提早缴款，须汇集的款十数万元，才能兴工。"⑥

1937年1月13日，焦易堂与张锡君等人到上海亲自募捐。1月19日下午3时，上海市国医分馆、国药界公会、参燕业公会、药材业公会、中华国医学会、神州医学会、上海中医学院、中国医学院、新中国医学院等五百余人联合在宁波同乡会大礼堂举行欢迎大会。杜月笙、沈仲芳致欢迎词说："中央国医馆焦馆长，平日维护吾国医药，不遗余力。去岁政府公布《中医条例》，俾吾国医药在法律

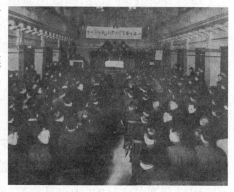

因建筑首都国医院焦易堂莅沪上海
医药界开欢迎大会摄影

---

① 中央拟补助首都国医院建筑筹备等费. 光华医药杂志，1936,3(10)：4.

② 补助首都国医院建筑筹备经费案. 中央党务月刊，1937(96)：723.

③ 焦易堂. 筹备首都国医院第一期收款报告书. 光华医药杂志，1937,4(8)：52-54.

④ 焦馆长莅沪纪略：为筹建首都国医院馆长与张主任锡君分访海上名流，进行颇见顺利. 光华医药杂志，1937,4(3)：1.

⑤ 国医院展绥兴工. 光华医药杂志，1936,4(1)：112.

⑥ 国医院新址建筑难. 星华，1936,1(4)：10.

上获有地位之根据。饮水思源,皆出焦馆长之赐。吾辈同志对于焦馆长,固不胜其感谢也。今者,焦馆长为欲使吾国医药于实际上有所表现,特在首都建筑国医院。其愿力至宏,其收效至大。惜限于经济,焦馆长特拨冗来申,与吾国医药两界,当面接洽。想吾国医药两界,对此盛举,必当极力捐助,俾此事克底于成,自在意中。"焦易堂致训词说:"我国医药事业,有悠久历史。中央为保存国粹,改进国医事业,有成立中央国医馆之举,并拟在各地设立分馆,并由立法院通过《中医条例》,使国医事业在法律上有所依据。夫医学一道,系为保障民族之健康。国医事业既为我大多数国民所信赖,且有其不可磨灭之优长,迩来虽时受西医界之攻击,但默察西医界,其来自欧美各国及日本者,亦各施其术,各是其说,其是否能代国医而起,殊属疑问。唯吾国医界固应平心静气,不以受人攻击而自懊丧。我人应以数千年相传之国医,予以彻底之研究。全国国医人数达二百余万,倘能团结一致,悉心研究,必有巨大之收获。现在国医界各地均有公会之组织,此即团结之表现,且有学校及国医馆之成立,亦所以表示我国医研究之精神。今后应以科学方法,改进国医事业,则国医前途定多光明。"①

1937 年 1 月 19 日晚,焦易堂假座四川路新亚酒店,设宴答谢上海各界人士,计到海上名流二百余人。焦易堂致辞说:"中医学术,近在海外发展,而国人研究,不应落人之后。今后希望中医界同志,以科学方法,整理国医学术,俾数千年吾国固有国粹,不致坠绪。首都为中外人士观瞻所在,提倡学术之中心,亟宜创设国医院,推行国医成绩,普及民众信仰,宏毅致远,端在于是。唯国医院在吾国尚属创举,规模完备,颇费擘划,深望海内名流暨国医药界予以赞助,俾得早日实现,而宏国医药效。易堂明知兹事体大,非一手一足之力所能为。今以武训办学之苦衷,求同情之联合,为民众谋福利,耿耿此心,矢志不懈。"②

1937 年 2 月 2 日的《中央日报》对此报道说:"分访海上医药界巨子暨各名流,并于新亚酒店招宴各界,发表劝募国医院经费意见,各界均表赞成。兹悉沪上医药两界,已由杜月笙、方椒伯、毛子坚、丁济万、沈仲芳、丁仲英、朱子堂、王仲奇、夏理彬、徐小圃、朱鹤皋、顾渭川、陈楚湘、高志文、岑志良、董伯伟、夏其振、孔祝三、叶春樵等负责进行。日前曾开会讨论,焦氏特派张锡君为代表,列

① 国医药界昨欢迎焦馆长:晚焦氏设席欢宴医药参业,交换建筑国医院经费意见.神州国医学报,1937,5(5):36-37.
② 上海国医药一月十九日欢迎本社董事长焦易堂先生:晚间焦氏设席欢宴医药参业,发表筹募国医院经费意见.光华医药杂志,1937,4(4):1-2.

席致辞，并分头接洽暨收款等事。闻沪医药界认定十万，现已募得五万以上。二月十日即可先汇数万至京，以便即日建筑。并悉平、津、南京、镇江、无锡、吴县、杭州、平湖等处，亦均同时进行。该院详图，业已拟就，不日即开始招标动工。"①

1937 年 3 月 22 日，焦易堂再次在新亚酒店宴请上海银行、实业、慈善团体的代表，继续进行募捐。到会者计有王晓籁、许静仁、王一亭、张啸林、杜月笙、林康侯、郭顺、汪伯奇、吴蕴初、苏珮珝、杨啸天、潘公展、汪仲伟、吴之屏、陈炳谦（陈其浩代）、季云卿、冯炳南（冯振威代）等百数十余人。焦易堂致辞说："首都国医院以推进国医国药效能，增进民众健康为宗旨。本年一月，宴请海上医药界，发表劝募国医院经费意见，今再继续发表，特请海上银行、实业、慈善各界予以指导赞襄，以期早观厥成。盖中医为我国先哲所遗留，近自政府颁布《中医条例》以来，中医得法律之保障，三中全会通过中医学校之办法，中央国医馆亦有训练班之开办，整理中医学术，循序渐进，自可计日而待。但无国医院之设立，不足以臻完美。故前与京中各中委，发起国医院。中央曾允拨十万元为建筑费，唯事属为民众谋幸福，一部分经费拟向各界劝募，以期各项设备力臻完善。如是，国医界有治病统计，作切实之研究，其发展更属易易。近者，西洋各国及南洋华侨有国医分馆十余处，足征中医学术，世界亦在研究之中。故本国国医院之设立，尤不容缓。深望海上银行、实业、慈善各界予以赞助，不胜盼幸！"王晓籁代表来宾演说："中医学术历史悠久，鄙人患病，素服中药。去年患病，曾请中医王仲奇先生处方，从未一服西药，今已还我健康，可见中医药之神效。故首都中医院之筹设，鄙人极表同情，深望大家援助焦委员之善举，一以保存国粹，一以增进民众健康。"②

为尽快筹足首都国医院预定 30 万元的建设基金，焦易堂基于"这是社会事业，不能全靠政府，还要我们同胞自己的努力"的理念，经中央国医馆第二届第二十一次常务理事会会议通过后，发出了"为创办首都国医院募捐告全国同胞书"，呼吁社会各界慷慨解囊。并特意指出，捐款建立首都国医院，对广大医士和药商而言，"与本身前途利害关系尤切。更望于特别捐外，最低限度能够捐给一日所得，共成此建立国医院的创举。但是，捐款不拘多少，我们都极感谢。还

① 建筑首都国医院. 中央日报, 1937 - 2 - 2.
② 焦董事长易堂宴请各界筹募国医院经费：焦氏声述建国医院经过. 光华医药杂志, 1937, 4(6):6 -7.

将捐款人姓名,刻石存院,留作永久纪念"①。并同时致函各地国医公会及分馆积极协助办理:"查国医药之不振,实由于效力之不能充分表现。今在首都建设国医院,博施广济,普遍诊治,使社会人士咸知国医国药之效力宏大,将来国医药之发展,始克有长足之进步。唯创办伊始,工程既须壮观,用费亦自浩大,非群策群力,难以奏功。为此函请贵馆热心提倡,广为捐券,以国医药界一日之所得为最低限度。此函到达之日,务请格外重注,并希将款汇缴本馆,以换取正式收据。事关国医药前途,谅全国同仁亦所乐于赞助者也。除分函外,相应录函函达,即希查照办理为荷。"②

财政部部长孔祥熙首先响应,"与全体工作人员,共捐国币一万元"③。中医界的人士,也不落人后,纷纷解囊赞助。前上海市国医分馆馆长冯炳南,于1936年12月24日为其第四子举行结婚庆典。本来因为"时事多艰,不欲铺张,亲友礼物,拟一律璧谢"。但闻听首都国医院正在募集建设款项的消息后,遂改变了主意,联合"司法行政部部长王用宾,立法院委员彭养光,监察院委员姚雨平,司法院秘书长谢冠生,商业巨子虞洽卿、张啸林、杜月笙、秦润卿、穆藕初、闻兰亭、陈炳谦、唐海安及上海市国医分馆馆长丁仲英等数十人",共同联名发出请柬,分送冯炳南的亲友,明确告知:"如欲致送冯氏礼物者,请一律折为现金,径送宁波路永大银行代收",全部"捐助首都国医院,作为建筑之用"④。

全国各地中医药团体也积极响应,争相捐助。浙江省平湖县中医公会于1936年年底,"商得国药业同业公会,一致进行"工作,"将定期开始筹款,汇解中央⑤。平湖县国医支馆也于1936年12月29日成立了由本馆馆员与当地热心公益人士组成的筹建首都国医院募款委员会⑥,"通电全县国医药界一致遵办"⑦,并与平湖县医药改进会向全国发出了捐款倡议书:"国医国药之兴衰,有关于国计民生,至深至巨。故国医院之建设,刻不容缓者也。但筹划伊始,规模

---

① 焦易堂.为创办"首都国医院"募捐告全国同胞书.针灸杂志,1937,4(9):1-2.
② 本市各医学团体通告各同志将本年三一七一日业务所得悉数捐助首都国医院函.神州国医学报,1937,5(7):11-12.
③ 财政部全体人员捐资万元兴建首都国医院.光华医药杂志,1936,3(8):1.
④ 冯府喜事礼金概捐助首都国医院.光华医药杂志,1937,4(3):65-66.
⑤ 建筑首都国医院:平湖中医公会会议筹款.光华医药杂志,1937,4(4):3.
⑥ 平湖国医支馆组成筹建首都国医院募款委会:深望各省县响应组成,俾收宏效.光华医药杂志,1937,4(3):3.
⑦ 平湖国医支馆为募捐一日所得建造首都国医院:通电全县国医药界.光华医药杂志,1937,4(3):2.

既须壮观，费用亦自浩繁，非群策群力，不足以竟全功，而垂永久。诚望医药同仁热心人士广为捐募，共襄义举，所谓聚沙可以成塔、集腋可以成裘。将来大功告成，全国瞻仰，风行海外，普及乡村，此不仅为吾医药前途幸，抑亦全国人民之幸也。"①

江苏省太仓县中医公会"自接到中央国医馆理事会为筹建首都国医院倡议一日所得捐之公函后，于一月二十四日执监联席会议议决，通饬全体会员尽力捐助"，并"分函各会员知照，请予踊跃解囊，俾得集腋成裘，早观厥成"②。

1937年2月13日，无锡医药改进支会在中国针灸学研究社召开第二届全体会员大会，对首都国医院募捐倡议，"会员认捐踊跃，当即日汇解中央国医馆"③。

1937年3月10日，上海市国医学会、上海市国医分馆、中华国医学会、神州国医学会联合向全市国医界发出了将本年"三一七"国医纪念节一日业务所得，悉数捐助首都国医院的通知函④。

1937年3月17日下午6时，为纪念"国医节"，江苏省国医分馆召集省会中医药界领袖人物，在镇屏街天乐园举行聚餐，藉以庆祝，并讨论募集首都国医院基金事宜。"当经公决，分队募集，并推苏国医分馆为总队，王硕如、褚云波为队长；药业公会为第一队，尤九皋、张秉衡为队长；中医学术研究会为第二队，王彦彬、章寿之为队长；医学公会为第三队，吴子周、褚润庭为队长"⑤。

各中医刊物也利用其独有的宣传优势，充分发挥喉舌作用，鼓动读者、会员和团体积极捐款。《光华医药杂志》社发表了"国医院关系国计民生，中医界应踊跃捐助"的社论，将创办首都国医院有益于中医事业发展的种种好处总结为八个方面："国医院设于首都，位置中心，可集优越之医家，收合作之效果，一也；可延世习之专才，试秘传之方术，二也；可采西医器械手术，俾测验备极精详，三也；可参西法制炼药品，俾奏效敏捷，四也；设完备病房，以合卫生，五也；选温良护士，以便调养，六也；可借此发明新颖治疗方法，七也；借此训练卫生行政人

---

① 平湖县国医支馆暨改进会为奉令募款筹建首都国医院，告全国医药同仁热心人士. 光华医药杂志,1937,4(5):6.

② 太仓国医界讨论捐助首都国医院办法. 光华医药杂志,1937,4(4):3.

③ 无锡医药改进支会二届大会：认捐首都国医院非常踊跃. 光华医药杂志,1937,4(5):46.

④ 本市各医学团体通告各同志将本年三一七一日业务所得悉数捐助首都国医院函. 神州国医学报,1937,5(7):11-12.

⑤ 江苏省国医分馆纪念"国医节"：召集省会医药界领袖聚餐，讨论筹募首都国医院基金. 光华医药杂志,1937,4(6):58-59.

才,八也。"并热切呼吁"海内外各地医药团体,热心赞助,踊跃捐款,俾得早底于成,为我国医界吐气"①。

杨医亚在《国医砥柱月刊》也发出倡议:"全国模范之首都国医院,今尚未正式实现,诚属最大遗憾。虽经焦馆长不惜奔走呼号,在苏、沪等地,与地方医药界巨子、党政机关及银行、实业、慈善团体,竭诚讨论,几至舌弊唇焦。唯念此问题,与群众之幸福、民族之健康以及国医药之前途,在在均有密切关系。故当今之世,欲求中医光复,欲谋民族健康,舍我医界,其谁与归!深望医药界同仁,勿放弃自己之天职,负起自己之重任,响应焦馆长之善举,为之后援,解囊相助,量力而为,总期集腋成裘,俾早日告成,谅为社会人士所一致希望也。尤盼本社读者及社员诸同志,共起代为劝募,以为壤流之助,幸甚!盼甚!"②

《卫生杂志》社提议:"医界,最低限度以每人捐助一元为标准;药界,每店最低限度以捐助五元为标准。"③

1937 年 5 月 1 日,焦易堂第三次到上海进行募捐。"假座新亚酒楼中菜部,邀宴沪上金融界领袖暨慈善界,到王晓籁、王一亭、杜月笙、张啸林、林康侯、陈光甫、郭顺、叶扶霄、屈文六、关炯之、王伯奇、毛子坚、丁济万、朱鹤皋等,由陈郁、张锡君、冯振威、尚慕姜等招待"。焦易堂致辞说:"今日为首都国医院之建筑问题,又劳诸位莅临,实深感谢。本人此次对于首都国医院之设立,虽有此

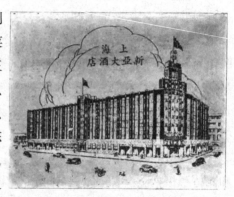

上海新亚大酒店外景

态度,但本人能力有限,非赖各界诸位之协助,难以实现。现在本人等于寺庙内之住持者,因为要保持寺庙之历史,因向各界募化捐款。然自信本人又为一能力薄弱之住持者,非各界予以有力的协助,确定有力量的办法,则寺庙之能否保存,即成问题。现在恳切地希望各界予以切实的指导,使首都国医院早日实现,免得以后本人再如募化之和尚,哓哓不休,则幸甚矣。"一向对任何慈善事业都"最为热心"的王晓籁代表来宾发表意见说:"本人对于建筑首都国医院之意见,

① 首都国医院成功中医界应有之努力. 光华医药杂志,1937,4(5):8.
② 杨医亚.关于首都国医院筹募经费. 国医砥柱月刊,1937(5):封1.
③ 筹募首都国医院问题.卫生杂志,1937,4(5):2.

业于前次说过。唯对于国医界之'国医'名词，主张仍用'中医'为妥。因'国医'二字，只能用于对内；若用之对外，则'中医'较'国医'为切。是以本人主张，确定'中医'为固定之名词。至若关于捐款之募集，希望各界踊跃输将，赶快成立。闻沪上中医界诸公异常努力，已募有成数。现在所需要者，只在各界之努力募集。现在焦院长既自认为寺庙之住持者，努力化缘劝募，则我等忝为小和尚者，当随住持者之后努力奉行。"①

自正式倡议创办首都国医院以后，焦易堂"两年以来，随孙（科）院长，于（右任）院长，居（正）院长、冯（玉祥）副委员长，本馆陈（立夫）理事长、彭（养光）副理事长之后，亦步亦趋，无日不以成立此院为职志。尝以沪上医药发达，冠于内地，人文荟萃，甲于全国，特力疾至申，呼助将伯，风尘仆仆者，盖数阅月于兹矣！其间，陈副馆长文虎、施副馆长今墨、推行主任张钟毓等，不辞劳瘁，奔走呼吁于平、津、鲁、察、京、沪、杭、甬之间，席不暇暖，尤著劳绩，而馆中同仁，襄理筹备，各地名流，协助劝募，均有力焉"。至1937年5月25日，第一期共筹得法币柒万柒千贰百捌拾玖元叁角陆分（77289.36）。其中，各省市政府，计法币伍千伍百元；南京各机关，计法币壹千伍百陆拾捌元；中央国医馆，计补助法币贰万元；上海各界，计法币肆万陆千陆百壹拾柒元；各地医药团体，计法币叁千柒百拾肆元叁角陆分；国外菲律宾，计壹千零柒拾元②。

1937年6月17日，焦易堂第四次到上海募捐。下车后在下榻的旅馆，接受了《光华医药杂志》记者专访，详细陈述了首都国医院筹备概况，并称"七月中动工，年内可完成"。焦易堂指出："首都国医院筹备已有端绪，于大光路购置医院基地四十余亩，该处空气清新，地位幽闭，极适合疾病之疗养。医院图样，早经各专家设计，并聘定建筑师杨锡镠先生，集合各图之长，悉心计划，亦经拟峻，不日可成立施工细则，即行正式招标建筑。"关于首都国医院建设经费，焦易堂说："除中央拨付补助金外，各地慈善家捐助亦已收到约十万，原定建筑设备及经常费卅万元，相差不远。余以沪地为全国医药团体之中心，尤多热心慈善家，故曾数度来沪，得全国经济委员会常委宋子文氏，名流杜月笙、张啸林、林康侯、王晓籁、虞洽卿、黄锦镛、王一亭、冯炳南、林炳炎诸先生之热忱赞助，暨医药团体如上海市国医分馆沈仲芳、丁仲英，国医公会朱鹤皋、陈存仁、施济群，神州国医学会顾渭川，中华国医学会夏理彬，中医学会丁济万以及王仲奇、徐小圃、朱子云、

---

① 焦董事长易堂邀宴各界：为筹建首都国医院事. 光华医药杂志，1937，4（7）：1-2.
② 焦易堂. 筹备首都国医院第一期收款报告书. 光华医药杂志，1937，4（8）：52-54.

陈丽生、严孟丹、蔡香荪诸君慷慨解囊,又得药材业同业公会毛子坚、国药同业公会方椒伯、参燕业同业公会等热心捐助,集有成数,前途进行,颇见顺利,足见海上人士之关怀国医药业,故有此成绩。"同时,焦易堂还对首都国医院的具体规划首次作了披露:"设头、二、三等病房,便利贫病,最合平民经济,适应民众环境,辅助国民生计,不无小补。医院中医师治病,刻正计划延致海内名医轮流担负,遇有重大病症,并请集中研究,彻底改进治疗方法,而尤注意疾病统计,藉可明了普通之疾患,将来作治疗具体之报告。院内尚拟添辟药圃,大凡一病之用药,有须生鲜草本者,取其力量宏大,奏效敏捷,故于院内隙地植生药若干亩。且犹未也,院内尚拟附设药铺,训练国药人才,悉心研究改良炮制煎法,革除不合理之旧法,俟试验成功,将来贡献社会,为改进国药之先声。至于医院之普通病症,早已有训练医员之筹备,如中央国医馆附设之特别研究班,名额六十人,刻已毕业,将来挑选学业成绩之优良者,服务医院。对于看护训练,现亦积极计划,拟自下学期起,招收初中毕业男女生,于院内特设护士学校,授以煎药、食物疗病、看护上种种方法与技术常识。"①

1937 年 6 月 19 日中午 12 时,焦易堂与首都国医院筹备委员杜月笙、张啸林、王晓籁、林康侯等,邀宴上海各界领袖,到会者有周作民、吴蕴斋、王一亭、叶辅霄、邓宝珊、王延松、汪伯奇、范季美、程慕灏、尚慕姜等人。焦易堂致辞说:"今日承各界光临,感激之余,深觉不安。本人前次在此邀宴诸位,即声明国医院建筑事务,一日不成立,本人一日不休息。是以今日又邀宴诸位,继续进行我之和尚化缘劝募工作。俗谓和尚是否灵,先看和尚是否诚。本人自认为是诚意的,所以抱热烈的希望,向诸位请求,良以国医之发展与社会事业前途有密切之关系。本人为寒家出身,不为置身政界而放弃曩昔认为己责之慈善社会事业,京沪奔走,经多数专家之研讨,本人认为:中医为我国固有之文化,亟应维护,以图发展;中医在医学上常有深奥之理论,非用科学方法加以改进不可,如利用新式器械,参用新法手术等;欲保障民族之健康,必以培养国民体力为基本工作,但以我国幅员之广大,交通上与人口之增加,尤应注意于体力之健康,其有赖医药之维护者,中医实较西医普及为易;扩而充之,以谈国民经济建设,则利用国药提倡国货,尤为当务之急。国医院自筹备以来,深得各界之赞助,已得廿余万之捐款。现在为求迅速早日成立起见,是以又邀请诸位领袖来此,希望教导。

---

① 中委焦易堂谈筹备国医院概况,约七月中动工年内可完成.光华医药杂志,1937,4(9):1-2.

银行界方面,中、交二行,得宋子文董事长、胡笔江先生之赞助,各捐五千元。现以通盘计算,距预定数目,仅少五六万元。若得银行界、慈善界领袖继续努力劝募,则五六万元之数目不难实现。是本人劝募之工作完毕时,则国医院之成立即可告有望,则诸大君之造福,非浅鲜矣。"嗣后,王晓籁、林康侯发表意见并报告劝募经过,皆认为"以大势观之,捐款之目的不难达到"①。

至 1937 年 7 月 1 日,第二期共筹得叁万柒千肆百柒拾元捌角肆分(37470.84)。其中,各省市政府,计壹千玖百元;各地医药团体,计肆百壹拾元伍角;上海各医药团体,计壹万贰千壹百陆拾元叁角肆分;银行界,计壹万贰千元;中央国医馆,计壹千元;海外胡文虎,捐壹万元。连同第一期所收柒万柒千贰百捌拾玖元叁角陆分,总共收到捐款拾壹万肆千柒百陆拾元贰角(114760.2)②。

为广揽英才、储备人才,特别是基于提高未来首都国医院工作人员的理论素养与操作技术起见,国医馆还举办了学习期限为 6 个月的国医特别训练班与国医特别研究班,"俟首都国医院成立时,依毕业名次择优派充院医"③。1936 年7 月,中央国医馆主办的国医特别训练班在南京毕业;同年 11 月,中央国医馆举办的第一期国医特别研究班也学成毕业。

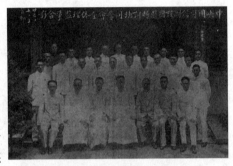

中央国医馆附设国医特别训练班
同学与全体理监事合影

为尽早建成首都国医院,中央国医馆于 1937 年 6 月专门成立了建筑委员会,"将建筑图样,加以审查,举行投票,从事建筑",推定陈郁、彭养光、林平一、郑螺生、杨伯雄、张锡君、李梦庚为委员,由陈郁负责召集④。

就在地基、资金、人员等各项筹设事宜基本完成之时,抗日战争的烽火已经逼近南京城下,首都国医院的建设遂不得不停止下来。

---

① 国医院成立在即本社董事长焦易堂宴各界领袖:成立宗旨利用国药提倡国货,张主编锡君在沪与各界接洽圆满.光华医药杂志,1937,4(9):2-3.
② 焦馆长筹备首都国医院第二期收款报告.中华医药,1937(4):41-46.
③ 首都国医院之筹备.新医药杂志,1936,4(2):170-171.
④ 首都国医院建筑委员会.中华医药,1937(4):61-62.

创办陪都中医院

南京沦陷,中央国医馆随国民政府迁至陪都重庆后,又于1940年制订了创办中医医院的计划方案及经费预算,历时2年以后才终于获得卫生署与行政院的批复同意①。

1943年,国民政府卫生署拨款1000万元法币,筹办陪都中医院,在七星岗租民房一楼一底共30平方米;1944年5月,卫生署又拨款在长安寺(重庆中正路特二号)租二楼一底民房一幢,正式成立卫生署陪都中医院。1945年,迁到肖家凉亭②。

在行政架构及职能方面,陪都中医院隶属于卫生署,"掌理疾病之治疗及中医中药之实验研究等事宜",设有内科、外科、小儿科、妇科、检验室、护士室、事务室、会计室,"置院长一人,综理院务并指挥监督所属职员;副院长一人,助理院长处理事务",卫生署中医委员会主任陈郁任院长(王福民曾任代院长),名医胡光慈任副院长。"各科室置主任一人、主任中医师一人、中医师四人至六人、护士长一人、事务员二人至八人,会计佐理员一人,检验员二人至四人,护士八人至十六人,并得酌用雇员及练习生"③。据现有资料可以确知的是:代理内科主任为康昭瑾、儿科主任为胡光慈、外科主治医师为李汝鹏、妇科主治医师为王福民。治疗研究委员会主任为张简斋,委员:陈郁、高德明、康昭瑾、李汝鹏、王福民、陈逊斋、胡书城、宦世安、邱啸天、郑曼青、龚志贤、张锡君、濮青宇、胡子宪、胡光慈(兼秘书)④。

在人员聘任及经费来源方面,院长、副院长"均由卫生署聘任",其他人员"均由院长派充,呈报卫生署备案"⑤。所有工作人员的工资,由政府拨款发放。为此,卫生署还专门制定了《陪都中医院聘派人员薪俸表》:院长,相当简任八级至三级(每月430~600元);副院长,相当荐任六级至简任七级(每月280~490元);科主任医师、室主任,相当荐任十级至一级(每月220~400元);护士长、医

---

① 郑曼青,林品石.中华医药学史.台北:台湾商务印书馆股份有限公司,1982:391.
② 重庆市地方志编纂委员会.重庆市志·第十一卷.重庆:重庆出版社,1999:476.
③ 陪都中医院组织规程.行政院公报,1944,7(4):26-27.
④ 卫生署陪都中医院门诊部.新中华医药月刊,1945,1(1):38.
⑤ 陪都中医院组织规程.行政院公报,1944,7(4):26-27.

师,相当委任三级至荐任七级(每月 160～280 元);助理医师,相当委任六级至一级(每月 120～200 元);护士、检验员、事务员,相当委任十一级至二级(每月 80～180 元)①。

在疾病诊断与诊疗方面,陪都中医院"采用科学之诊断、检验,然后用中医治疗,信照日本和汉医学之先例,以促中医之进展"②。医务人员以中医为主,名医张简斋、邱啸天、胡书城、张锡君等十余人均被该院聘任。因诊费低廉,求诊者众多,"全市病家,咸感便利。但因经费有限,设备简单,医院虽聘有西医一人,但苦无用武之地。时美国在华设立医疗器械援助委员会,中医院请其派员视察,即有西医专家数人到院调查,认为颇有倡导价值,建议捐赠新式医疗器械一批。不意各委员会议时,全体赞同,独中国委员沈克非反对,其事遂不得成③。"

限于各方面条件和因素的制约与影响,陪都中医院只开设门诊部,每日接诊约 100～200 人次,且一直持续经营到重庆解放。1950 年 9 月 18 日,西南军政委员会卫生部将接管的陪都中医院和劳福医院合并,成立工人医院。1951 年10 月,工人医院又与仁爱堂医院合并,改名新渝医院。1953 年 4 月,移归重度市卫生局领导,改称第七人民医院。1955 年 3 月,改名为重庆市第一中医院④。

建成首都国医院

具有了举办陪都中医院的成功经验,抗战胜利后,中央国医馆于 1946 年迁回南京长生祠原址,焦易堂决心在有生之年完成建立首都国医院的夙愿。

首先,联络商定了发起人:李宗仁、于右任、邹鲁、孙科、焦易堂、张简斋、沈铸臣、卫立民、王九香、陈立夫、宋曙波、施今墨、冯逸静、白崇禧、孔庚、俞济时、薛炎公、邓宝珊、秦德纯、王晓籁、孙蔚如、张钫、孙降吉、王绎斋、殷冠三、钱永铭、卓海宗、陈郁、徐堪、陈果夫、饶凤瑛、柳增春、谷正纲、薛笃弼⑤。

其次,推举成立了筹备委员会:陈果夫、焦易堂、张简斋为委员,陈果夫为主

① 考诠法规集·第二集.上海:中华书局,1944:196.
② 陆以梧.中医师公会会员大会盛况.中国医药月刊,1944(1):1.
③ 郑曼青,林品石.中华医药学史.台北:台湾商务印书馆股份有限公司,1982:391.
④ 重庆市第一中医院.在发扬祖国医学的道路上:重庆市第一中医院五年多来的工作.重庆:重庆人民出版社,1956:1.
⑤ 首都国医院建筑完成,开办有期,已会商进行事项.现代医药杂志,1949,4(37/38):26.

任委员。

再次,谈判签约了新的院址:"首都国医院原有院址,大光路。嗣以地点不适用,乃将该地基出售,另择地址。"(《首都国医院正在购址建筑》)南京毗卢寺主持峻岭,以中医济世活人之旨,与佛教慈悲之旨相契,愿将寺西土地,借与首都国医院为院址,因寺庙为公产,不得转让,故立借约,定期15年,自1948年3月至1962年3月,期限如需用,仍可续借①。

最后,建造完成了首都国医院:与毗卢寺订约后,由发起人殷冠三以最低估价、最佳材料负责建筑,并许诺经费不足之数,由其负责支付。1948年年底,首都国医院落成。中央国医馆于1949年2月"二十八日午后一时,在本京杨将军巷四十八号首都女子中学举行发起人会,讨论进行事项并推正副院长"②。但这时南京解放的炮声已经悄然响起,未能举行开业仪式③。

---

① 江定.追忆焦易堂先生//中国人民政治协商会议武功县委员会文史资料委员会.辛亥革命前后的焦易堂先生.中国人民政治协商会议武功县委员会文史资料委员会,1992:72.

② 首都国医院建筑完成,开办有期,已会商进行事项.现代医药杂志,1949,4(37/38):26.

③ 目前为止,所有的著作和论文都认为首都国医院没有正式开业,连焦易堂的妻子江定的回忆录也说没有举行开幕典礼。但笔者在《长沙卫生报》发现了一则报道:"首都中医院自开幕以来,诊务蓬勃,所聘医师均系专科,兹探志其阵容如下……内妇科施今墨,内妇儿神经肺胃针灸科谢汇东,内妇儿麻痘戒烟科时逸人,内妇针灸科孙光汉,内科朱世贤、王梓孙、张谷樵、王道安,喉科何少阳,外科李通品,按摩科白修海、欧阳伯康。"//首都中医院门诊部阵容.长沙卫生报.1949,3(1):12.因没有过多资料可以证实,暂且存疑待考。

近代第一所公办中医急救医院：中医救护医院

中医的急救方法独具专长，疗效确切，并非如一些人所误解的那样：中医只能治疗慢性病而不能用于急救。抗战军兴以后，如何发挥中医药的特长与优势，及时有效地救护因战争而致的伤病员，不仅可以有力地支援这场伟大的民族解放战争，而且还可以展现中医药的社会价值、提高中医药的社会地位。

身为中央国医馆馆长的焦易堂，对于中医如何参与抗战救护工作早就有所思考和准备。1936年视察广东中医院时就指出："须知国际风云日急，如一旦国家有事，国医不能于战争之下，成立一后方医院，或战场救伤队，将我国医界分内之救国工作放弃，则不能帮忙国家，必为政府所轻视。"并希望中医药界能发挥长处，做好救护准备："国医之伤科，如跌打、接筋、驳骨等之功效，确胜西医，惟对于绷带、器械、消毒、清洁、整齐等，不及西医。宜采长补短……深望各国医学校，迅行设立伤科班，以专造此种人才，备国家之需要。"①后来，中央国医馆与赈务委员会合作建立的中医救护医院，成为近代第一个公办中医急救医院。

建立中医救护医院

1937年8月，日本飞机轰炸南京，军民死伤甚多，下关难民伤病尤惨。而当时缺医少药，只能眼看着那些无医药可治的伤兵难民，活生生死亡，而且还很容易导致瘟疫蔓延，军心民心惶惶。

时任赈务委员会委员长的朱庆澜与中央国医馆馆长焦易堂磋商后，于1937年10月9日在南京市老虎桥设立中医救护医院，下关热河路设第一诊疗所，为大江南北的抗日官兵及过境难民治病疗伤。由陈果夫、陈立夫、于右任、孙

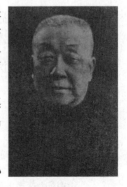

朱庆澜

---

① 本校欢迎焦易堂馆长. 广东中医药学校校刊, 1937(9): 38.

科、居正、孔祥熙、彭养光、饶凤璜、陈郁、张锡君、黎剑虹、焦江定等组成董事会，焦易堂任董事长，朱庆澜任院长，张锡君、饶凤璜、黎剑虹任副院长①。于是，中医救护医院"扩大组织，院址移设于江苏省第一模范监狱。除外科手术外，共有病床千架，并增聘医师，添招护士。时值伤兵救护设计委员会在南京开会，军政部军医署、卫生署卫生勤务部、赈务委员会、中央国医馆、红十字会等机关均派代表出席，焦易堂氏曾提议'关于救护伤兵难民，宜中西医药并用，以宏救济'，当即通过"②。

中医救护医院"以中医学科技术治疗内外伤病，兼采新式器械方法，办理救护工作"为宗旨。每日由中医师轮流前往义诊、施药，内科名医有邹云翔、随翰英、周柳亭、沈仲圭、黄坚白等，外科名医有虞尚仁、薛子仁、钱仲谊、王君毅及鲁道南等，"用中药治疗伤兵，无论接骨取弹，均能随手施治，应手而痊，又免断手锯足，愈后无残废之嗟。故一般被伤之兵士及民众，咸乐于中医

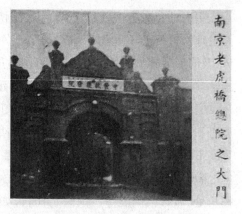

中医救护医院南京总院

救伤医院之求治。可惜，院内病室不敷应用，只可容三百人，以致不能尽量容纳"③；"举凡切伤、刺创、擦伤、裂创、搔创、枪创、弹片创等，经本院伤科医帅治疗，获效既众且捷。尚有一部分负伤官兵，于秋阳烈日之中，或受湿热之郁蒸，兼发痧疽疔疮者，为数亦颇多，皆均应用中药而臻全治"④。南京失守后，中医救护医院奉命后撤，所有伤病官兵，移交战地后方医院治疗。

中医救护医院撤退时，第一批人员由焦易堂率领，乘轮船溯长江而上，前往武汉；第二批人员由张锡君率领转平汉铁路赴汉口待命。在汉口时，继续收治从前线转移下来的伤病员。并决定"先行设立汉口分院，再设立武昌分院，嗣后再行赴渝筹设医院。经费方面，由中央国医馆、全国赈务委员会先行拨给三千

① 鲁道南.抗战期间的中医救护医院//中国人民政治协商会议武功县委员会文史资料委员会.辛亥革命前后的焦易堂先生.中国人民政治协商会议武功县委员会文史资料委员会,1992:91.
② 中医革命运动采科学方法从事改善,已在重庆设立制药厂.医药之声 1938(5):46.
③ 抗战中中央国医馆设中医救伤.医药之声 1938(4):30—31.
④ 中央国医馆赈务委员会设立中医救护医院工作报告书.重庆:中医救护医院 1941:13.

元"，成立了以何成濬为董事长的董事会，任命冉雪峰为汉口分院院长①。但战事日紧，国民政府开始疏散武汉的伤兵，于是中医救护医院再度西撤，未能举办。鉴于当时的湖北国医药界战地后方服务团组织得力，于是加聘团长冉雪峰为中医救护医院副院长。

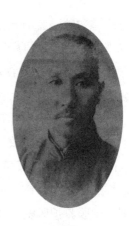

焦易堂

焦易堂率领部分人员于 1937 年 12 月到达重庆后，又于 1938 年 3 月成立中医救护总院。院址最初在重庆三圣殿，后迁至重庆大梁子，院舍宽宏，每日门诊量逐渐增加，最多时内外科达一千余号。贫病难民，受惠实多。且与西医院交换难于医疗之病人，互相为之治疗，而痊愈者颇不乏人②。刚迁到重庆时，中央国医馆、赈务委员会、重庆市政府委托该院设立战时临时诊疗所，设立了三圣殿、临江门、望龙门、朝天门、储奇门以及南岸、江北七处。临时诊所每所医师 2 人、护士 2 人，治病不收费，支出经费由重庆市政府社会局拨给。至 1939 年 6 月底，市政府停拨经费后，临时诊疗所全部告停。此外，中医救护医院还在重庆设立中医医务人员训练班，训练人才③。

中医救护总院由赈务委员会与中央国医馆两方资助，其中国民政府行政院赈济委员会自 1938 年 2 月起每月资助 5000 元④。设有医疗研究委员会，聘张

① 焦易堂等发起组织中医救护院汉口分院.吉祥医药,1938(19):3.

② 鲁道南.抗战期间的中医救护医院//中国人民政治协商会议武功县委员会文史资料委员会.辛亥革命前后的焦易堂先生.中国人民政治协商会议武功县委员会文史资料委员会,1992:92.

③ 中医医务人员训练班共主办五期，第一期由张简斋任主任，张锡君为教育长。第二期由张锡君任主任，王博文为教育长。第3期由宦世安任主任，许觉源为教育长。第四期由赵峰樵任主任，曾义博士为教育长。第五期仍由赵峰樵任主任，高德明为教育长。该班教材包括生理解剖学、病理学、诊断学、药物学、药理学、方剂学、内科学、外科学、妇科学、儿科学、传染病学、医政简要、战地卫生勤务、担架编队训练、空袭救护、防毒、防空等。各科教授皆为国内知名之中西医学者，敦聘为教授或讲师如陈逊斋、郑曼青、邱啸天、沈仲圭、陈郁、杨宗文、唐健民、徐公仆、贾赫、王祖祥、胡光慈、高德明、周复生、唐阳春、许觉源、卓海宗、鲁道南、杨济斋、佘登甫、梅退庵、邵梅隐、邓炳奎、曹燮阳、张乐天、李森普，并函请军训部防空司令部派员讲解防毒及军事管理等。每期学员抽调各省分馆之干部、各省国医专科学校毕业之学员及各省市县中医师公会理事，每期名额300名，先后毕业学员共1500余名。每期经费来源，除由行政院有限度之经费外，不敷之数，概由各期主任自行献出。//赵峰樵.焦易堂先生殚精竭虑推进中医中药//中国人民政治协商会议武功县委员会文史资料委员会.辛亥革命前后的焦易堂先生.中国人民政治协商会议武功县委员会文史资料委员会,1992:79-80.

④ 徐建云.中医救护医院及中央国医馆和赈济委员会的合作.南京中医药大学学报(社会科学版),2005,6(2):77.//1938年2月6日,赈济委员会第865号公函云:"案准,贵会二十七年二月六日渝字第二号函,嘱自二十七年二月份起,每月拨助中医救护医院经费五千元。另一次拨助该院制药费五千元等由,事关救济,自应照办,相应函复,即希查照。转知备据,具领为荷。此致中医救护医院董事会。"

简斋、胡书城、蓝伯熙、时逸人、饶凤璜五人为委员,于每周三举行例会,讨论本市或他处流行性病症之特效药方及预防方法、本院发生奇异或疑难病症之治疗方法。除此之外,本院临时发生危险病症随时会诊或开会讨论。医疗研究委员会汇集传统中医个人经验,发挥集体智慧,开合作之风,大大提高了临床疗效。

1938 年 10 月,重庆爆发"流感",中央政治学校代理教育长陈果夫写信向中医界求援:"近来政校学生及友人中患伤风者甚众,甚症状大都为干咳无痰、喉间红肿作痒,以其病者之多,疑为四川之特有流行病症。拟请与国医馆诸同仁详加研究有否特效单方,其结果并请函告为感。"中央国医馆接到此函后,当即请中医救护医院医疗研究委员会进行研究,拟定一方供其治疗。方名"祛风宁嗽饮",方剂组成:芥穗钱半,炒牛子二钱,杏仁二钱,射干半钱,苦桔梗钱半,生草八分,连翘二钱,薄荷一钱二分,大贝二钱半,桑叶二钱,蝉衣一钱,僵蚕钱半①。

中医救护总院除具有门诊、送诊、住院治疗、家庭顾问、机关团体学校卫生顾问等职能外,还经常对抗日军队、贫苦群众送诊赠药,在社会上影响颇大。

更名中医救济医院

1939 年 1 月,中医救护医院在重庆磁器口改组为中医救济医院,并在四川万县②和陕西西安③开设了两家分院,负责难民及市民的救济医疗事宜④。医院

---

① 各地分支馆中医献出的良方//20 世纪的中国·体育卫生卷. 兰州:甘肃人民出版社,2000:483.

② 当时四川万县为川鄂出入要道,也是后方军队壮丁集中训练与出发的地点,兵员与难民聚集众多。军政部多所医院集中该处,但由于西药缺乏,"西医师对于伤病官兵有无米为炊之慨"。冉雪峰与张锡君商讨后,决定分派一部分医师和护士到万县,在当地国医公会贺子明、李重人、吴介眉等协助下,于1938 年 1 月 16 日成立了中医救护医院万县分院,冉雪峰任院长,邹云翔任门诊部主任。成立不久,门诊每日达 300 多号,包括各军警部队伤病员以及过境难民。继之,万县分院设立中医救护人员训练班,冉雪峰亲自出任班主任,由当地中医和中药两公会选送中医药界人员 72 人进行培训。训练科目包括急救法、军阵伤科药物与调剂、绷带担架看护、防空与防毒卫生、勤务卫生等,使中医药人员掌握相应的应急救护技能。

③ 中医救护医院院长朱庆澜赴西安视察救护工作,认为西安也是后方重镇,于是联合当地中医界,建起了西安分院。聘王幼农为院长,唐慕汾、沈友白、张子翔为副院长,除门诊外,设有病床百余张。国民政府行政院赈济委员会于 1938 年 12 月致函中央国医馆馆长焦易堂说:"中央国医馆焦馆长鉴:渝字第八九号函悉。查西安中医救护分院经费迭经本会先后核拨,由中医救护医院转发在案,除电朱兼院长将该分院办理状况及经费收支情形见复,以凭核办外,特复查照。"//徐建云. 中医救护医院及中央国医馆和赈济委员会的合作. 南京中医药大学学报(社会科学版),2005,6(2):77.

④ 赈委会设中医救济医院. 新华日报,1939 - 2 - 14.

设有病床200张，设备设施一如西医医院，并"聘饶凤璜为院长①，陈郁为名誉院长兼会诊委员会主席。遇有危险病症，得临时集合各中医会同诊断，救治严重病人颇多，一时军民称便"②。据统计，"自一月一日起，至五月三日止，门诊病人各科合计共三千八百三十一人，住院病人二百二十九人"。重庆"五三"大轰炸后，即于5月4日将住院病人迁往北碚石墙院继续治疗，并由沈仲圭担任院长，"自五月四日起，至九月底止，门诊病人四千八百二十六人，住院病人一百九十九人"③。

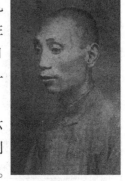

邹云翔

中医救济医院在重庆北碚投资一万多元，修建房屋六十余间，设有内科、外科、骨伤科、助产室、中药房、中药制剂室、药方配置处等科室，住院病室共计18间，有床位74张。医院工作人员（包括各诊疗所）共计八十人左右，所有经费开支由赈济委员会拨给，年支出八千至一万元。聘请了一大批国内著名的中医师，如张简斋、邱啸天、邹云翔、王伯岳、黄坚白、黄养民、许锡彦等。诊断疾病除望、闻、问、切外，还应用西医的化验手段，对血、尿、粪、痰、脓等进行化验诊断。治疗疾病以中药为主，动手术时用"麻沸散"麻醉。

药方配置处专门研制各科中药方剂，曾制成治疗伤寒、霍乱、痢疾等各种传染性疾病的特效药，并向全国推广。赈济委员会为此曾拨专款2万元，现将其研制的主要成药，列表如下：

① 饶凤璜担任院长一职，是由国民政府行政院赈济委员会提议的。1938年12月赈济委员会致函中央国医馆馆长焦易堂说："中央国医馆焦馆长鉴：十二月二十日渝字第八八五九号函敬悉。关于改组中医救护医院拟会同召集该院董事会协商一节，极表赞同。兹定十二月二十八日召集会议，其会议时间即请酌定。至于该院名称拟改为中医救济医院，并聘任饶凤璜先生为院长。如荷赞同，所有开会通知及聘函并希查照，主稿会印封发为荷。"//徐建云.中医救护医院及中央国医馆和赈济委员会的合作.南京中医药大学学报(社会科学版),2005,6(2):78.

② 郑曼青,林品石.中华医药学史.台北:台湾商务印书馆股份有限公司,1982:391.

③ 行政院关于赈济工作报告//秦孝仪.抗战建国史料:社会建设(二).台北:中央文物供应社,1983:395.

表 2　赈务委员会、中央国医院设立中医救护医院选制成药一览表①

科别	品名	功用	配合成分	调制
内科类	清脾饮	治疟疾寒热往来、胸闷口苦,苔腻,脉弦滑	青皮　柴胡　炙甘草　白术　厚朴　半夏　茯苓　草果　黄芩　生姜	研细为散
	痢疾散	消积,通下,运气,治赤白痢下	硼砂三钱　辰砂二钱　木香　丁香各二钱　沉香　当归　甘草　生军各一钱　巴豆一钱	不见火,共研末
	杏苏二陈丸	化痰镇咳,为风寒咳嗽之通用方	苦杏仁　苏子　陈皮　半夏　茯苓　甘草	研末为丸
	藿香正气散	治身热形寒、肢软胸闷、腹痛便溏、呕吐纳少,少苔白腻,脉濡滑	藿香　紫苏　白芷　白术　半夏曲　甘草　大腹皮　茯苓　陈皮　厚朴　桔梗　生姜　大枣	藿香等十一味研细,生姜、大枣煎水,法丸
	午时茶	治感冒、停食、水土不服、腹泻、腹痛等症	茅术　陈皮　柴胡　连翘　白芷　枳实　山楂　羌活　前胡　防风　藿香　甘草　神曲　川芎各十两　陈茶廿斤　厚朴　桔梗　麦芽　苏叶各十五两	研细和匀,于夏历五月糊成小块
	表剂退热灵	发汗退热	麻黄二两　杏仁　甘草各一两	甘草研细,杏仁熬汁,麻黄半研半熬,将汁拌药,烘干再拌,以汁尽为度
	和剂退热灵	治寒热往来、胸胁苦闷	柴胡二两　半夏一两　黄芩五钱　甘草一两	半夏研末,黄芩、甘草为汁,柴胡半研半熬,以汁拌末,烘干再拌,汁尽为度

---

①　沈仲圭. 中医经验处方集:附前赈务委员会中央国医馆设立中医救护医院选制成药一览表. 广东医药旬刊,1943,2(9/10):55 - 60.

（续表）

科别	品名	功用	配合成分	调制
	通便灵	治热性病大便秘结、舌苔黄燥者	厚朴　枳实各一两　大黄二两	大黄研末,厚朴、枳实半熬半研,以汁拌末,烘干再拌,汁尽为度
	利尿灵	化气行水	甘遂四两　白芷一斤	研细
	新胃活	治吐逆反胃、嗳气噎酸、食不消化	半夏　生姜各一两　蔻仁五钱　茯苓一两	半夏、生姜熬汁,蔻仁、茯苓研细,以汁拌末,烘干再拌,汁尽为度
	回阳丸	治脉微肢厥	附子二两　干姜　甘草各一两	甘草研细,干姜、附子半研半熬,将汁代水泛丸
	补天石	治脑出血	铁锈二两　大黄　赤石脂　赭石　磁石　花蕊石　滑石　龟板　龙齿　牡蛎各一两　竹沥二两	铁锈、大黄研细,三鳞介药、五石药半研半熬,将汁及竹沥代水泛丸如梧子大
	导滞散	行气破积	厚朴　槟榔　枳实　芍药各一两　甘草五钱	芍药、甘草煎浓汁,厚朴、槟榔、枳实研细,将汁入沫,烘干为散
	逐瘀散	化瘀血,破结积	桃仁　红花各二两　枳实五钱　大黄一两	大黄研细,桃仁、枳实熬汁,红花半研半熬,以汁拌末,烘干再拌,汁尽为度
	消食丸	健运脾胃,消食化积	山楂　麦芽各二两　厚朴　枳实　槟榔　鸡内金　大黄各一两	山楂、麦芽、鸡内金、大黄研细,厚朴、枳实、槟榔熬汁,将汁泛丸如梧子大
	卒中夺命丹	通气血,豁痰涎,宣肺窍,回闭厥,苏昏迷	麻黄　大黄各一两　细辛　牙皂各五钱　冰片一钱　麝香五分　紫藤香一两　苏合香油一两	麻黄等七味研细,入苏合香油泛丸如小豆大

（续表）

科别	品名	功用	配合成分	调制
外伤科类	洗创药水	洗涤创口	金银花 野菊花 西月石	蒸馏法
	甘硼水	为洗涤剂,消炎解毒去腐	硼砂(西月石)半斤 炉甘石半斤	以十倍之水煎汁,滤净去渣,候冷贮于玻瓶
	止血药棉	轻度创伤出血	石榴皮半斤 明矾六两	熬为浓汁,以脱脂棉浸透,于蒸馏箱蒸干,候用
	神效排脓生肌膏	收敛生肌	血竭六两 赤石脂 牡蛎 龙骨 密陀僧 五倍子 各三两 冰片三钱	研细末,乳
	散瘀软膏	治一切外伤未破皮而青肿疼痛者	血竭 降香 川芎 赤芍 白芷各三两 当归尾三两 红花 细辛各一两	研细,和入软膏基质,摊布上
	接骨软膏	消炎去瘀,定痛续绝,收口生肌	大黄 紫荆皮 骨碎补 乳香 没药各三两 白及 一两 五灵脂 海螵蛸各二两 桑白皮四两	研细,和入软膏,摊布上
	挫伤软膏	治一切外伤未破皮而红肿疼痛甚者	生草乌 生南星 当归尾 白芷各二两 黄柏 大黄 瓦楞子各四两 穿山甲一两 栀子三两	研细,和入软膏,摊布上
	化管软膏	软坚去管,化腐肉	银珠一两 血竭六钱 轻粉三钱 瓦楞子一两	研为极细末,用凡士林或麻油、黄蜡,熬膏,调制
	防腐软膏	阻止细菌之繁殖(解毒),预防肌肉之腐化(防腐)	西月石二两 青黛五分 升麻一两	研为极细末,用凡士林或麻油、黄蜡,熬膏,调制
	清凉软膏	一切无名肿毒、红肿焮痛之症	川黄柏一两 焦川栀 瓦楞子各一两 忍冬藤一两五钱	研为极细末,用凡士林或麻油、黄蜡,熬膏,调制

（续表）

科别	品名	功用	配合成分	调制
	化滞通气软膏	局部水肿或气肿	皂荚五钱　升麻二两	研为极细末,用凡士林或麻油、黄蜡,熬膏,调制
	消炎软膏	清热退肿止痛,并一切炎症	芙蓉叶一两　生大黄一两　生南星四钱　升麻五钱	研为极细末,用凡士林或麻油、黄蜡,熬膏,调制
	生肌软膏	生肌收口	炉甘石二两　陈熟石膏一两	研为极细末,用凡士林或麻油、黄蜡,熬膏,调制
	火烫油膏	凉血消炎,推肿解毒	地榆炭二两　生鸡蛋清一两　煅海蛤壳一两	地榆炭、海蛤壳二味研为细末,以鸡蛋清调拌,另稍加凡士林或白蜜
	解毒利湿软膏	一切皮肤病,如疥疮、癣等	地肤子　大枫子　枯矾　广皮　密陀僧　儿茶升麻　苍术	研极细末,用凡士林调制
	接骨软膏	一切创伤皮破骨折,功能杀菌、防腐、消炎、活血	白及一两　生大黄　紫荆皮　骨碎补　乳香　没药各三两　五灵脂　海螵蛸各二两　桑白皮四两	研极细末,用凡士林调制
	军阵止血丹	治一切创伤出血不止	紫藤香(最佳之降香)五倍子　牡蛎　三七各一两　生半夏　血竭　乳香去油象皮焙黄各五钱	共研细末,搽用
外科	五宝丹	一切痈疡创伤久而不敛口者,用此能拔毒去腐、生肌收口	广丹　银珠　白蜡　血竭轻粉各一钱	共研细末,搽用
	外科平胬丹	治创伤、痈疽等内肉突出,兼治痔疮、脱肛	熟地黄三钱　乌梅肉二钱	焙干,研细,再加轻粉一钱,共研和
	简易排脓散	排脓	黄芪一两　当归二钱　皂角刺一钱　穿山甲一钱	研末

（续表）

科别	品名	功用	配合成分	调制
	神效排脓生肌散	防腐生肌，解毒定痛	儿茶　轻粉各一钱　冰片三分　黄蜡三钱　麻油二两	儿茶、轻粉、冰片研末，麻油熬至滴水成珠，入黄蜡熔化，稍冷，再入三末搅和成膏
	救急开关散	宣窍透络	牙皂五钱　白芷　细辛各三钱　冰片　麝香各二钱　蟾酥五钱	研末，乳
	神效止血散	外用止血药	海螵蛸二两　枯矾一两　五倍子一两	研末，乳
	神效止痛散	止痛，止血，消毒	朱砂一钱二分　麝香一分二厘　冰片一分二厘　乳香　没药　红花各钱半　儿茶一钱半　血竭一两	研末，乳
	简易生肌散	生肌结痂	熟石膏一两　黄丹二钱　冰片二分	研细末，乳
	伤科万应膏	治跌打损伤，消瘀散毒，舒筋活血，兼去麻木、风疾、寒湿疼痛等症	生川乌　生草乌　生大黄　生半夏　生南星　生香附　生麻黄　桂枝　皂荚　白芥子　五加皮　全当归　杜红花　木鳖子各一两（切片）　升麻半斤　官桂　甘松　乳香　没药各四两　丁香　芸香各二两　麝香一两	先将十五味切片者，用大磨麻油十斤浸透，煎枯，去渣，再用老松香研末，四两广丹，热天用八十两，冬天用七十两，频频放下，熬至滴水成珠为度，用杨柳粗枝搅冷，然后八味药末放入搅匀，半小时后将膏药倾入冷水中，凝结成块

鉴于当时医药昂贵、贫病者多无力就医的实际情况,除医院总部外,中医救济医院在重庆夫子池、南岸下新街、青木关、北碚庐山路等处设有固定诊疗所。1940 年响应全国慰劳总会的号召,在通远门、小龙坎、菜园坝、南岸黄桷垭、觉佛寺、江北宝盖寺等处设立了义诊处,凡抗日人员及家属凭全国慰劳总会发给的证书免费就诊。1941 年 6 月 29 日,医院设在夫子池的诊疗所被日机炸毁,损失严重,院部即令北碚、青木关及院本部一部分人员立即奔赴重庆,免费救治伤病兵民。武汉失守后,湖北沙市、宜昌又被日本占领,有大批难童逃到重庆,在北碚就有四所保育院专门进行收容,这些难童颠沛流离,饥寒交迫,患伤寒、痢疾、疟疾、肠炎等疾病者不计其数,随时都有人死亡,医院长期免费为难童诊治,或由院内派人前去帮助改善饮水,煎熬大锅中药汤防病等,遇有病重者即由保育院送到医院住院治疗。另外,在北碚还设有一个施诊处,凡确系贫困者可在门诊治疗,若需住院,可由赈济委员会或患者所在机关团体出具证明,则免费进行治疗。总之,中医救济医院为抢救抗战伤病员、救治难童、医治贫苦百姓,出力不少,在民众中深有影响,声誉遍及整个重庆。

1942 年,奉赈济委员会之命,中医救济医院与重庆施诊所合并,易名为“北碚中医院”。抗战胜利后,因医院名称有“北碚”二字,被认定属于地方性质,未能迁回南京,而是交与北碚管理局。1946 年,因经费无源而被迫停诊[1]。

---

[1]　裘啸明.赈济委员会北碚中医院.北碚志资料,1987(9):38-39.

近代第一所中医疗养院：西湖中医虚损疗养院

中国古代似无近代意义上的疗养院之设,1855 年瑞士人开办了世界上第一个疗养院,所有住院病人不常服药,每天坚持几次在森林中散步,一段时间之后身体健康会有所恢复。这一新生事物传入我国之后,近代中医学界的先辈们在1934 年就创立了我国近代第一所中医疗养院:西湖中医虚损疗养院。

西湖旁建医院

浙江杭州骨科名医虞翔麟等人鉴于"虚损病症,端赖调养适宜。家庭看护,往往涉于简略;眠食失检,颇多因之转重为危。现代社会人士之患虚损病者,殆多习惯中医之治疗,而中医疗养院完备、合法之设立,至今未见实现"①及"西湖各疗养院,均属西医所创设,社会上之信仰中医者不能疗养,颇为一般人所遗憾"②的客观现实及社会需要,遂发起创办西湖中医虚损疗养院。

中医虚损疗养院位于西湖葛岭山脚下的智果寺左首,聘请浙江省财政厅厅长王澂莹为名誉院长、名医裘吉生为名誉医务主任;院长为虞翔麟,医务主任为"虚损科专家"董志仁。为更好地服务与方便病人,还聘请上海、杭州两地的名医作为"特约医生",病人可指定某一"特约医生"诊治后,由疗养院的医生遵照其治疗方案进行调治。上海"特约医生"有丁仲英、王仲奇、方公溥、朱小南、任农轩、金长康、胡佛、姚心源、祝味菊、徐相任、夏应堂、贺芸生、陆渊雷、张子英、张赞臣、杨志一、蔡济平、蒋文芳、萧退菴、顾渭川;杭州"特约医生"有王邈达、王泽民、何公旦、何筱香、何穉香、李天球、俞经邦、马叔平、张毅成、陈道隆、汤士彦、杨仰山、詹子翔、滕一青、钱正卿;还聘请有每星期轮流到院出诊一次的"名

---

① 西湖中医虚损疗养院简章. 医药新闻,1934(13):1.
② 西湖中医虚损疗养院定期开幕. 医药新闻,1934(13):1.

誉值班医生":王一仁、周子叙、施稷香、徐究仁、冯智塑、陈杏生、陈绍裘。

中医虚损疗养院以"完全采用中医治疗及适宜看护,藉使人群同登寿域,咸保康强"为宗旨,主要收治"肺病及虚弱、贫血、一切身体羸弱者",治疗方法"以天然疗养、药物医治二者叠施并用";对于住院病人的"饮食各物,均厉行消毒,由医生加以检查"。

虚损疗养院的病房分特等、优等、头等三种,都是单人房间,"特等,每日五元;优等,每日四元;头等,每日三元"。同时,为"普及一般人均能得疗养"起见,还设有两人合住的普通病房,设施与头等病房基本相同,但每日只收费一元。病人入院时,须先缴纳一个月的住院费,每月底结算一次,其后再按月预付住院费,"至出院时结清"。另外,"除指定特约医生、每日按定时轮流来院诊察一次外,如于非规定时间欲请任何特约医生者,可由本院随时代为邀请,其诊费视各该医生之例定出诊费,酌量减低,以示优待;如非本院特邀之中西医生,亦可来院诊察,但须先得本院医务主任之许可,否则不得随意邀请"①。

西湖中医虚损疗养院于1934年6月24日正式开业,"因地位之佳,设备之善,到院住治者,日益增多"。于是,改聘原名誉医务主任裘吉生为医务主任、原医务主任董志仁为驻院医务副主任,"所有一切病症,均由正、副主任负责诊治"。为便利住院患者服药,经积极商洽,杭州方回春大药铺于1934年8月1日在疗养院内附设药物部,"一切设备布置,均从新式,统备上等道地药材,各种丸、散盛以玻柜、玻瓶,既便参观者之阅览,亦颇合保藏之法,清洁卫生,两得其利"②。

同时,因当时尚无学校毕业的中医护士,遂在疗养院内附设"中医护士训练班",招收"十七岁以上、二十五以下,体格强壮,具有初中程度之未嫁女士"10名。培训国文、药物、医学常识及董志仁自编的《中医护病学讲义》等课程③。其后,鉴于"有学识根底之医药生,无完备之中医院供其实习,于临床治病,每苦缺乏经验","为发皇中医,造就人才起见",计划招收"在医学校或业师处肄业三年以上"的学生20名,到疗养院实习,期限为二年,上午跟随老师临床实

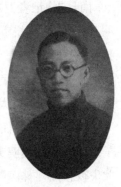

董志仁

---

① 西湖中医虚损疗养院简章. 医药新闻,1934(13):1–2.
② 中医疗养院近讯:添聘医主任,加设药物部. 医药新闻,1934(17):1.
③ 董志仁代中医疗养院,招收学习女护士十名. 医药新闻,1934(17):2.

习,下午上课或自修①。

为扩大影响,招揽病人,1934 年 9 月,裘吉生、王澂莹、虞翔麟、沈仲圭联名向上海神州国医学会发出了请求帮助宣传、介绍病人的文函,对于我们进一步了解西湖中医虚损疗养院的举办目的、办院宗旨等颇有助益,现转载如下。

"吾人以医学的眼光观察人类之疾病,约可分为二类,一为进行性,如伤寒、温病是;一为退行性,如虚损、痨瘵是。进行性类之病,固须看护有方;退行性类之病,尤赖调养得宜。所谓调养者,乃避去城市之嚣尘、家庭之烦琐,迁至山明水秀之区,精心疗养也。疗养之功用,不但足辅医药之不逮,且可直接愈病。如肺病、神经衰弱等,非举世认为痼疾而西人鲜特效剂者乎? 但使是项病人生活于优美舒适之环境中,施以合理的自然疗法,往往重病转轻、轻病向愈。盖清新之空气、温和之阳光、规律之生活、滋养之食料,不啻王道之四君子汤也。同仁等有鉴于斯,特在西湖之滨、葛岭之麓,建筑院舍,以收容虚损病人。院中一切设置,悉本自然疗法之原则。特是开幕未久,社会人士或未周知,台端海上名医、病家景仰,倘遇虚损病人赖疗养以收全功者,尚望鼎力介绍,既系嘉惠病家,亦属提倡中医,想明达者定不以鄙言为河汉也。"②

遭举报被停办

西湖中医虚损疗养院正按照预期的规划和目标顺利开展各项工作之时,《东南日报》记者罗君友到该院参观后,写了一篇《对中医虚损疗养院以事实证明其腐败,请杭州市政府严加取缔》的报道,并在 1934 年 10 月 23 日的《东南日报》上公开发表。

首先,列举了疗养院存在的五大问题:"现住之病人,传染病、杂病多于肺病";"病室建筑得太低小,冬天既无多大的阳光射入,夏日更容易热闷";"院长并未碰到,医务主任也未看见。据声辩中所称:院长除上午赴祥林医院诊病外,午后即回院处理院务。似不实在! 假如果有其事,以一身而兼两院长,难免顾此失彼! 闻祥林医院亦住病人,试问何人负责? 医务主任据说只隔日到一次,声辩中称每日来一次,我也不暇致辩";"驻院内科助理医杜某,听说是伤科先生

①　西湖中医疗养院招收实习生. 医药新闻,1934(27):1.
②　杭州西湖中医虚损疗养院来函. 神州国医学报,1934(1):37.

的徒弟,才做了一年多的学生,现在升为内科助理,莫宁奇妙!";"听说罗锦澄先生住院时,并没有看护在夜间来探询,到病势危重,也没有一个看护在夜间去服务过";"不经训练的看护,是否合用? 还有关于饮食的不适宜、饮食器皿的不经消毒,我听了不寒而栗! 至于用具设备是否完善,须待卫生当局考察!"

然后,呼吁杭州市政府对疗养院加以取缔:"南京卫生部曾有通令:中医不得设立医院。该院既自认医院,统收各病,而且声辩中也自称病院,我想杭市政府如果不曾受过贿赂的话,对于这种不合法医院,当然有勒令停办的必要!"

最后,以颇带威胁的语气说道:"反正我是为公益,并不曾和该院有仇,所以嗣后该院尚有强词答辩,恕我不即驳复! 静候卫生当局的消息吧!"①

这篇报道刊登后不久,杭州市政府卫生科就勒令西湖中医虚损疗养院停办。韩达先生对此颇为不满,为其申辩说:"近年来,中医学校、中医医院,渐见设立,不佞极为国医界前途喜,近忽闻有取缔中医疗养院之命令,不觉心惊。固然,中医疗养院系极腐败。鄙意当局,应先加指导,若仍如旧,则再加取缔,亦为未迟。国医病院,正当萌芽,凡我中国人,均应加以维护,不宜横加摧残,彼即不为利权外溢计,亦独不为国粹沦亡计耶!"②

继起者再主办

1935 年,裘吉生、汤士彦、曹楚钧、蒋抢元、潘健民、赵鑫堂、董志仁、楼载沂、林炳华、许甘临、施容川、刘瑶栽等人,"鉴于西湖大好湖山,中医疗病处所之设,实刻不容缓",遂决定筹建"西湖中医疗养所"③,并将所址定在理安寺九溪十八涧、九溪茶场附近④。后来是否建成,不得而知。

抗战胜利后的 1947 年 2 月,杭州医药界又在西湖南山六通寺筹设"六通中医疗养院",成立了由王子沛、王惜寸、王晓簌、王邀达、毛凤翔、弘伞、史沛棠、余越园、余铁山、竺鸣涛、却非、周歧隐、陈子明、陈志赓、高介人、张顾甫、黄元秀、汤士彦、钦亮、智行、董志仁、鲍祥龄、钱正卿等23 人组成的董事会,余越园为董

---

① 罗君友. 对中医虚损疗养院以事实证明其腐败,请杭州市政府严加取缔. 广济医刊,1934,11(10):2-3.
② 韩达. 取缔中医疗养院后有所感. 广济医刊,1934,11(11):2.
③ 杭州国医界筹组西湖中医疗养所. 光华医药杂志,1935,3(2):69.
④ 西湖中医疗养所所址勘定. 光华医药杂志,1936,3(4):60.

事长,负责进行筹备工作①。

在依法向政府机关申请备案的过程中,因杭州市卫生局"未明中医师可设医院之法规,屡转卫生部核示。至准予备案、发给医院开业执照时,其间公文旅行,竟达四月之久"。

经过积极筹备与建设,充分利用六通寺多余的房屋,设立了特等病房十间、优等病房十间、可容纳二十张床位的普通病房一大间及会议室、院长室、医师室、护士室、挂号处、厨房、浴室、煎药室等,"布置井然,四面树木蓊葱,环境清幽,确为疗养之胜地"。聘请王遏达、史沛棠为院长,董志仁、毛凤翔为医务主任,杨树棠为

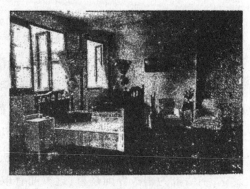

西湖六通中医疗养院病房

药务主任,汤士彦为医务顾问,范济民为驻院医师,张硕甫为特约轮值医师。

六通中医疗养院于1947年8月4日正式开业,各界人士二百余人出席了开幕仪式。全国商会联合会理事长王晓籁说:"西历纪年至今,不过一千九百四十七年,我国已有数千年历史,如果有人迷信西医,而不信中医,无异灭亡祖宗。中医在全盛时期,什么病都有治疗方法,现在却在退步中。所以有人说现代的中医是落伍,我认为不是落伍,而是退步。希望中药商尽量帮助中医师研究改进。"②

总之,西湖中医虚损疗养院及六通中医疗养院的建立,开创了集治疗与保健为一体、以中药为主治疗和康复各种慢性疾病的新模式,在近代中医药发展史上,留下了光辉的一页。

---

① 国内外医药界动态.健康医报,1947(19):4.
② 徐善根.西湖六通中医疗养院开幕记.健康医报,1947(37-38):5.

近代第一所针灸医院：
中国针灸学研究社附设针灸疗养院

针灸是中医的一种重要治疗手段和工具，方便快捷，经济价廉，对多种疾病有着独特的疗效。自隋朝开始，历代宫廷医疗机构均设有针灸科，但道光二年（1822）"奉旨：针灸一法，由来已久。然以针刺、火灸，终非奉君之所宜。太医院针灸一科，着永远停止"①，致使针灸的发展受到了严重阻滞。至民国初期，针灸已沦落为民间的雕虫末技，罕为民众所知晓与接受。二十世纪三十年代，涌现出了一位挽狂澜于既倒的著名针灸学家承淡安，不仅成立了近代第一个针灸函授教育机构——中国针灸学研究社、创办了近代第一种针灸专业杂志——《针灸杂志》，而且还于 1936 年主办了近代第一所针灸医院——中国针灸学研究社附设针灸疗养院。

成立中国针灸学研究社

承淡安出生于江苏省江阴县华墅镇的一个世医之家，19 岁时师从同邑名医翟简庄学习，打下了坚实的中医基础。以后，相继参加了上海马化影的大精神医学研究会主办的函授精神治疗法及汪洋举办的中西医药函授等，掌握了西医的诊疗方法，成为兼通中西医学的医生。

此时的承淡安，"学了些西医皮毛，认为针灸不过是在人身上乱挑乱刺，毫无道理，是一种野蛮行为"。自己开业以后，因"业务做不好，效果不大，看到父亲以针灸治病很

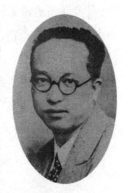

承淡安

① 任锡庚. 太医院志//沈云龙. 近代中国史料丛刊·第六十辑. 台北：文海出版社，1970：628.

有效,又加之自己害了严重的腰痛和失眠,治了几个月,中西药都吃到,一点不生效,结果是由父亲用针灸治好,于是转而绝对信服针灸,才开始学起针灸",并逐渐"放弃中西药物治疗,专用针灸治病"①。

为振兴针灸医学,培养针灸人才,建立针灸队伍,承淡安于1929年在苏州望亭发起成立中国针灸学研究社,设立函授班,这是近代最早的针灸学术研究机构,也是最早的针灸函授教育机构。

为吸引全国各地的学员加入函授学习,承淡安对"针灸诸书,无不搜求探讨,请益名师,寝馈数载,于以知针灸之学,实能起沉疴、疗痼疾,药力之所不逮者,无不奏效神奇"②,鉴于"书籍记载,经隧未能详明;刊刻图案,穴法尤多误谬。学者苦于穷究,因是习者渐少,行将失传"的现状,遂"搜集有关针灸诸书,去芜存菁,删繁节要,再本平素经验,用最新式之编法制纂成"《中国针灸治疗学》一书,于1931年秋天出版③,并公开"申明为读者解答书中问题,保证学会,引起各地很多读者来望亭当面学习"④。

1932年10月,承淡安将中国针灸研究社迁至无锡,规模有所扩大,学员有所增加,并于1933年8月正式设立通函科。为了交流各地针灸师和学员的学习体会和针灸知识,在以往仅限于社内交流的"承门针灸实验录"的基础上,于1933年10月创办《针灸杂志》,成为近代最早的针灸专业杂志。

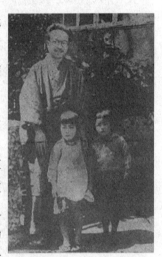

承淡安与子女合影

承淡安之所以矢志不渝地献身针灸临床与针灸教育事业,在1933年发表的《告中医各科同志书》一文中,有着详细的说明和论证:"中医之精神,在于治疗之有方,唯以近年药物,求过于供,以是药价日昂,更以伪药杂出,方效失准,一也;人心不古,妄施诽谤,加以律无保障,处方乃避重就轻,不冀有功,但求无愧,于是方无速效,病多缠绵,二也;药多煮服,煎不合法,饮不适时,效亦失准,三也。"承淡安

① 承淡安.自传//俞中元.中国百年百名中医临床家丛书·承淡安.北京:中国中医药出版社,2003:1-5.

② 中国针灸治疗学·叙言//承淡安.中国针灸治疗学.福州:福建科学技术出版社,2006:2.

③ 中国针灸治疗学·编辑大意//承淡安.中国针灸治疗学.福州:福建科学技术出版社,2006:3.

④ 承淡安.自传//俞中元.中国百年百名中医临床家丛书·承淡安.北京:中国中医药出版社,2003:9.

认为,与药物疗病相比较,针灸治病具有三大优势与特色:

一是经济价廉:"近世纪中,生活程度,日见增高,百物无不昂贵,其他不必论,但就病家服药言,以中医论,近年之药价,比二十年前药价,十倍尚不止,自西医药输入,已占去我医药业之一角,药当有过剩,而价当日落,今适得其反,无他,药物大宗出产之一——东四省,已沦异域,即以前亦操于外人之手,即川、云、贵、粤,相继用兵,民不安业,而税收之奇重,亦亘古所无,加以外人之大量采收,以是供不应求,价格胜涨矣。长此以往,一剂药草,动将半元以上,民众生活奇艰,其何以堪?即服用西药,价亦不弱,苟注射一针,即费都数元,若贫病,唯有呻吟床第,静待死神之引援而已。我医家如皆学习针灸,则备针数支、几许艾绒,即可应付百病。病之轻者,可以一刺而愈,毋须药物;即有重症,略助数味煎剂,或稍许丸散,即能霍然。其经济与用药物较,不可以道理计矣。"

二是起效快捷:"吾于内、外各科,俱喜研求,师承庭训,亦有数寒暑,然总嫌(使用药物)不经济、不速效、不简便。近数年中,参用针刺,病多应手,其效之速,竟有针未取去穴,而病已在刹那间去者。就实验上比较,于内、外、眼、耳各科,针灸竟无不能,且效倍速,可以立见。书中云如鼓应桴、如响斯应等形容词,不啻特为针道所描写也。"

三是简便易行:"我国治病,十之八九都用药物内服,为丸,为散,为胶,为饮,手续上之麻烦不胜言,即药肆固皆备齐,而煎服之费时,或火候之欠宜,与药效上发生问题,何如一针一灸,简而易行?数支金针,在医家携带,无往非宜,可称在治疗上之便利,莫逾于此。"

所以,承淡安大声疾呼道:"我医界诸同志乎,其欲谋业务之进展乎?欲速解除病家痛苦乎?欲以治疗见长,坚民众之信仰与彼以暴力压迫者相抗乎?欲与各科争一日之短长乎?幸弗以吾意为河汉,速行研习针灸之术也可。"①

东渡扶桑考察针灸学术

针灸自五世纪传入日本后,上下提倡,盛行全国,不仅办有多所针灸院校,而且培养人才也极为正规。而作为针灸发源地的中国,反倒因循守旧、停滞不前。承淡安对此不胜慨叹,出于"他山之石,可以攻玉"的愿望,特别想知道"日

---

① 承淡安.告中医各科同志书.针灸杂志,1933,1(1):3-5.

本针灸之昌明,究何法以致之,其学校之设备若何,教授之章法若何",遂决定亲自去日本考察。

为实地了解日本针灸医疗、教学、科研的发展现状,1934年10月底,承淡安从上海"乘轮东渡",先抵长崎,到长崎宇和川针灸学院参观:"这个针灸院,在关西是第一把交椅,学生颇多,病房很大,每天来求诊的也很多,的确算得是一个教学并进的研究场所。"

辗转到达东京,补习日语两个月后,"因为要想彻底明了他们的教学方法和着重讨论学理起见,特地进东京高等针灸学院的甲种研究科,重度着过去学生时代的风味"。在半年的时间里,以学生般的谦逊置身其中,对该校的具体办学体制和课程设置诸情形,尽得其详。其后,又参观了大阪、西京、福冈等地的七所针灸学校,除与宇和川、坂本贡、山崎良、猪又启严、二木、彬田、高桥、田中、高田喜多等诸多日本针灸名家切磋针道、听取高见,进行直接交流外①,有时也以看病为由,对日本针灸器具、针灸门诊进行实地考察。如"两国之回向院,在东京名最高,就诊者日有数百人。余亦曾往受中风预防之灸,去在上午九时,已挂去百四十八号矣。可见日人信仰力之深。每在公共浴室洗澡,其背部,十人中七人有灸痕"②。同时,还担任《光华医药杂志》驻日记者兼"和汉医学研究栏特约撰述员"③,翻译并发表了中山忠直的《汉方医学之新研究》等文章④。

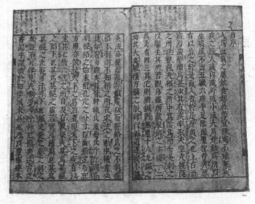

承淡安自日本携回之《古本十四经发挥》

1935年5月底,承淡安携带从日本购得的人体神经图、铜人经穴图、针灸器具以及在中国已经失传的全本《十四经发挥》在内的一批医学专著,离开东京,踏上了回国的征程。6月11日抵达长崎,转乘"上海丸",6月12日到达上海,6月14日回到无锡⑤。

① 承淡安.别兮东京.光华医药杂志,1935,3(1):85－88.
② 澹盦.东渡归来.针灸杂志,1935,2(6):138.
③ 承淡安任本社驻日记者.光华医药杂志,1935,2(6):64.
④ 中山忠直,承澹盦.汉方医学之新研究.光华医药杂志,1935,2(6):37－41.
⑤ 承社长已归国.针灸杂志,1935,2(6):29.

建成第一所针灸疗养院

承淡安回国后,一方面迅速出版了《十四经发挥》和《铜人经穴图考》,一方面把原来的中国针灸学研究社通函科扩充为针灸讲习所并于1935年9月1日正式开学①,设有两种不同规格的班级,即为期三个月的"训练班",学习内容为针科学、灸科学、针灸治疗学、经穴学、生理解剖学、消毒学、实习;学制六个月的"研究班",学习内容为内经、病理、诊断、生理解剖、针科学、灸科学、针灸治疗学、经穴学、消毒学、实习②。

为拓展诊疗范围、系统观察和总结针灸疗效以及为学员创造更好的临床实习机会,中国针灸学研究社决定将社址"东部空间多所,绘图建筑最高雅之疗养院",并很快建成了"地址幽静、疗养适宜、病房清洁、空气新鲜、治疗详密、收效甚速、取费低廉、合大众化"的针灸疗养院。同时,无

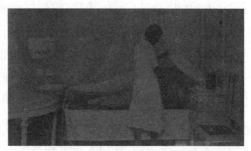

针灸疗养院病房

锡"总工会人数约六万、农会人数约十二万、公安局警士千余名",均特约针灸疗养院负责其治疗保健事宜③。

针灸疗养院院长由承淡安兼任,并成立了由张锡君、侯敬舆、薛明剑、孙翔凤、李惕平、陇体要、焦易堂、陈育初、徐赤子、钟元吉、唐朴安、张岐卿等人组成的董事会④。设有门诊部与住院部,收治对象限于"针灸擅治各症,其他烈性传染,如天花、白喉、疯癫、麻风等,概不收纳"。门诊就医,须先挂号,由"挂号处援与诊券一份。无诊券者,不得受医师诊治,并不得入诊室内"。门诊时间为上午8时至下午3时,出诊时间为下午3时至8时,"门诊二角,特号(逾时拔

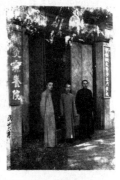

针灸疗养院

---

① 本社开办讲习所:九月一日正式上课,社员免学费之半数.针灸杂志,1935,2(6):29.
② 中国针灸学研究社附设讲习所简章.针灸杂志,1937,4(4):4–11.
③ 本社附设之针灸疗养院行将开幕.针灸杂志,1936,3(9):60.
④ 针灸疗养院院董.针灸杂志,1936,3(12):封底.

号或指定医师)八角;出诊,城内二元四角,城外三元六角,拔号加倍,乡区及外埠面议""急症随时诊治,深夜恕不应诊"。欲住院者,须经医师认为确有住院必要,并对其他住院者不致构成危险时,才能由"医师签发入院单入院"。病房分为三等,"头等病房,每日法币二元、膳费四角;二等病房,每日法币一元、膳费三角;普通病房,每日法币五角、膳费二角"。入院时,要先预缴住院费,"头等廿四元,二等十三元,三等七元。至出院时,有余退还,不足照补。每十日一结算,如超出预缴费时,即须继续缴付"①。

1936 年 7 月,针灸疗养院正式开业。不久,"院中各病房已有人满之患,每日诊疗之人,恒在百余号以上。实习学生,规定每日上午为门诊实习,下午为病院实习。治疗经过之成绩极佳,故闻风而来求治者,争先恐后,唯恐越过时间而致向隅"②。

为此,俞安之特作《金缕曲·咏疗养院病人住满》一词祝贺:"地据山川胜,喜交通轮轨便利,往来人盛。承子怀才,研绝学针灸,存心复兴。设学社,闻风求政,讲习所中频毕业。印专刊二次遥相赠,科学化,使人敬。民生不幸贫兼病,叹囊空,求医市药乏钱难倩。疗养院开,针灸巧,经验医师预聘,把诊例悉同订,疾病丛生房住满,这叫人不觉抽毫咏。偿志愿,应同庆。"③

针灸疗养院每日都对初、复诊患者数及病种、治疗次数、治疗结果详加记录,并定期汇总,通过《针灸杂志》对外公布。

1937 年,又将针灸讲习所扩充为中国针灸医学专门学校并于 2 月 25 日开学上课④。春末,承淡安将所有公积金、扩建金及二年来的图书版税金悉数用以扩建学校,动工添建七间三层大楼与大礼堂⑤。然不久抗日战争即全面爆发,无锡沦陷,所有建筑设施悉遭兵燹,多年心血,尽付东流。

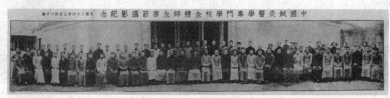

中国针灸学专门学校全体师生合影

---

① 针灸疗养院章程.针灸杂志,1936,3(11):17.
② 疗养院病人住满.针灸杂志,1936,3(11):35.
③ 俞安之.金缕曲:咏疗养院病人住满.针灸杂志,1936,4(1):2-3.
④ 中国针灸医学专门学校开学上课.针灸杂志,1937,4(5):53.
⑤ 建筑大礼堂教室宿舍数十间.针灸杂志,1937,4(10):71.

承淡安于 1937 年 8 月避乱西迁,途经安徽、江西、湖南等地,最后到达四川,辗转于重庆、成都、广安、德阳、简阳各地,一直坚持行医教学。先后在湖南桃源县举办针灸训练班,在成都开办针灸讲习所,在成都国医学校、德阳国医讲习所等处任教,讲授针灸、伤寒等课,直到 1947 年冬才返回无锡。1951 年,中国针灸学研究社在苏州司前街恢复社业。1954 年,江苏省人民政府聘任承淡安为江苏省中医进修学校校长,中国针灸学研究社也随之停办。

综上所述,中国针灸学研究社附设针灸疗养院是我国现代针灸专科医院的雏型,为针灸专科医院的创建进行了有益的尝试,并取得了宝贵的办院管理经验,在我国针灸史上留下了浓墨重彩的一笔。

近代第一所中西合璧的女子医科学校：
上海女子中西医学院

在中国古代，女子大都是没有接受教育的机会的，更不要说设立专门的女子学校了。二十世纪初，随着西方思想的广泛传播、社会风气的不断开放，特别是教会兴办的女子学校在中国的蓬勃发展以及男女平等的观念日渐深入人心，要求女子接受学校教育的呼声日益高涨，一些仁人志士更将兴办女子学校看作是救亡图存、改造社会、强种强国的重要手段，于是乎创办女子学校便成为最崇高的事业。其中，1905 年由李平书、张竹君创建的上海女子中西医学院是我国近代第一所中西合璧的女子医科学校。

建校背景

1904 年 10 月下旬，姚子让到江南机器制造局拜晤李平书时，谈及上海公共租界胜业里由广东人张竹君开设的育贤手工女学校，"成绩颇佳，惜乏经费，行将散学"。李平书听后，以为兴学不易，停办可惜，"颇动维持之念，爰偕往视察"。到达学校后，见"房主以欠租三月，声言钉门"，张竹君正"往外筹款，学生倍觉恐慌"。李平书先说服"收租人取消钉门之说"，并当场将"其他木器租金、庖人垫款，一一担任，学生心安"。由于李平书的慷慨资助，才使得学校得以继续开办。张竹君对此感激涕零，遂拜李平书夫妇为义父母。

李平书后来得悉张竹君"素习西医，毕业于粤东博济医院，于辨症用药俱有神悟"[①]的情况后，鉴于当时上海租界医院虽多，但都是外国人所开办，中国人住

---

① 李平书.且顽老人七十岁自叙//熊月之.稀见上海史志资料丛书·第三册.上海:上海书店出版社,2012:386-387.

院治病者饮食起居都非常不便,妇女尤不相宜,同时中国绝少女医生,妇女求医十分不便,"因悯中国女界疾病之苦、生产之危,创立女子中西医学院,招考女学生,延请名师,分授中西医学及各科学"①。

1905年1月24日,《警钟日报》刊载的《上海女子中西医学院简章》,对于创办缘起有着比较详细的说明:"中国医学日就荒芜,而于女科尤甚。古称扁鹊为带下医,其重女科明矣!后世医士专研女科者无人,而女子读书者少,习医者尤少。故从来医籍中,未见妇女所著之书,即有涉猎医书者,亦鲜通材绝学。近惟教会女士习西医者有之,然亦不能多觏。夫妇女所患之病多于男子,且往往有隐情不能言者。以男医审女病,不过十得其五,若外症之在下体者,更无论矣!伊古以来,妇女之枉折者,不知凡几,岂不大可悲耶!至收生一道,专付无知老妪之手,戕贼尤多。近虽知西医有收生妙术,而华人断不肯请西国男医收生。若西女来华行医,及华女之习西医者,惟海口及省会之地间有一二,内地无闻焉!每遇难产,名医束手,隐婆妄为,产妇幼孩,同归于尽。尤堪悯恻。是产科为女科最要,而女科非女子不能备学,而非兼中西学之不可。此所以急急于女子医学院之设也。"②

李平书与张竹君签订了为期六年的合约,规定"六年之内,李平书不出仕,不赴他省当差;张竹君不回粤办事,不住他处。各尽心力,务底于成"③。

创办人员

李平书,原名安曾,字平书,三十岁改名钟珏,号瑟斋,六十岁别号且顽。1854年1月14日生于江苏宝山县(今浦东)高桥镇,是近代著名的绅商,曾任知县、提调之类的官职,为沪绅中威望甚高的领袖。到1909年为止,"数年之间,先后创设女子中西医学堂、育贤女工艺学堂、上海电灯公司、华成保险公司、昆新垦牧公司、上海南市商团公会、城厢内外救火联合会、中国图书公司、上海中国品物陈列所、上海中西医院,又独力创办昆新蚕事试验场,附设女子讲习所,又倡议

---

① 上海李平书番禺女士张竹君合同稿//朱有瓛.中国近代学制史料·第二辑·下册.上海:华东师范大学出版社,1989:647.

② 上海女子中西医学院简章//朱有瓛.中国近代学制史料·第二辑·下册.上海:华东师范大学出版社,1989:646.

③ 上海李平书番禺女士张竹君合同稿//朱有瓛.中国近代学制史料·第二辑·下册.上海:华东师范大学出版社,1989:647.

赎回上海自来水公司。凡政界、学界、实业界以及慈善各事业,无不力任艰巨,殚心经营。海内外人士,识与不识,皆翕然称之。"①现将其与中医有关的活动简述如次:

李平书出生在一个医学世家,祖父芎琳"习医,年未三十卒"。父亲少琳,"性恬淡,不慕荣利,入邑庠后未尝一应省试。以体弱,泛览医籍。从青浦北簳山何端叔先生游,归而研究医理益精。戚友求诊,辄效。咸丰辛酉冬,李秀成别部自苏而下,避难于崇明。囊无长物,一家十口以医术养之。乱平归里,则兵燹之余,家产荡然。不得已乃以医为生计,远近求诊者踵相接"②。岳父赵少耕亦是世医,尤精于外科,李平书 12 岁时因指腹为婚就读于赵家,但他对医学尚无兴趣。直到 1882 年,由于祖母病死,感到自疚,才开始钻研医学:"自是不理举业,专求经世之学。因念先世习医,余以少孤,未承家学。此次祖妣之病,茫无所措,深用疚心。爰发先人所贻《内》《难》长沙诸书,潜心攻索,冀有所获。"③

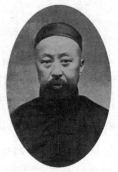

李平书

1900～1903 年,在武昌担任张之洞幕僚,因闲暇时间太多,1902 年"九月始,乃日以《素》《灵》为课,圈点浙江局刻本《素问》九篇。凡疑义,以张隐庵《集注》及钱锡之《校勘记》参考,成《读素随笔》两卷",并为人治病:"余初至武昌,罕有人知余研究医学。自土雪徽观察之如夫人患脚气攻痛,邀经诊治,服药有效,人皆惊异。其实亦属偶然。盖因是时,适在书肆购得日本人所辑《脚气类方》一书,舟中无聊,披览尽册。到鄂,适遇斯症,以《类方》所习用之苏茎一味为主药,用至一钱五分,服后痛竟减,气亦平。苏茎者,为苏梗旁枝,即苏叶之茎,必去叶用茎,乃《类方》中习见而他书罕有者。嗣后凡治脚气,用辄获效。虽曰偶然,正所谓开卷有益也。余在鄂三年,日必诊二三人,或四五人,于女科尤多见效。署中同事眷属有恙,鲜有不邀余诊者。因之尤不敢不博览周咨,期无贻误。辛丑二月,青浦陈莲舫先生莅鄂,治香帅病。余日往请教。莲老谓:阅《名医方论》,可以悟本草主治;阅《温疫明辨》,可以诊近来时症。又谓:近来霍乱难

① 沪绅李平书小影. 图画日报,1909(5):3.

② 李平书. 且顽老人七十岁自叙//熊月之. 稀见上海史志资料丛书·第三册. 上海:上海书店出版社,2012:249－250.

③ 李平书. 且顽老人七十岁自叙//熊月之. 稀见上海史志资料丛书·第三册. 上海:上海书店出版社,2012:259－260.

治，以脉皆伏而无寒热虚实确据可见，其见症之上吐下泻、口渴腹痛，无一症不同，是以益难辨别。凡此皆阅历有得之言。余以《读素随笔》请益，先生谓：此种工夫，用一分，得益一分，不可作辍。"①

1904 年，"与陈莲舫先生创立医学会于英租界小花园，研究医理，是为上海医会之权舆"。

1906 年 7 月，发起成立上海医务总会，任总理。

1912 年 8 月，成立中华医药联合会，为会长。

1922 年 7 月，组织江苏全省中医联合会，任会长。

1922 年 11 月，创办上海粹华制药厂，任董事长。

1923 年，集资刻印杭州王士雄、孟英辑，由自己校印的《潜斋简效方》一册。

张竹君，广东番禺人，被称为医学界女俊杰。1899 年，毕业于广州博济医院医科班。1900 年，在广州创办南福医院和褆福医院，担任院长，成为中国女性创办西医院的先行者。武昌起义后，发起成立赤十字会，组织并率救护队去汉口抢救起义官兵伤员，并掩护黄兴、宋教仁随队同往。战争结束，获起义军授予的"巾帼伟人"匾额。上海白喉流行、山东饥荒，奔赴灾区主持赈救。1937 年八一三淞沪抗战中，参与救伤。上海沦陷后，除在人和高级助产学校任教和偶尔为人治病外，息隐家园②。

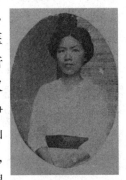

张竹君

办校经过

李平书出资 3 万两，租赁公共租界西区"新马路梅福里对门洋房"作为上海女子中西医学院校舍，并初步定于"光绪三十一年正月二十日开学"。以"贯通中西各科医学，而专重女科，使女子之病，皆由女医诊治，通恫而达病情"为办学宗旨，鉴于当时女子医校风气未开，决定先招 14～23 岁、资质聪明、身体健康、有一定文化基础的女子 40 名，为女医学奠基。

学院分正科、预科二部："文理已明，兼有普通学者为正科"，学习中医、西

---

① 李平书.且顽老人七十岁自叙//熊月之.稀见上海史志资料丛书·第三册.上海：上海书店出版社，2012：377－378.

② 广州市地方志编纂委员会.广州市志·卷十九.广州：广州出版社，1996：190－191.

医、修身、国文、算学、理化、西语、音乐八门课程,5 年毕业;"文理未明,须习普通学者为预科",课程为修身、国文、算学、理化、西语、音乐、中医七门,一年后升入正科,再习西医,6 年毕业。

学费"每年六十元,开学日先缴一年,中途退学者不扣还","膳费每月四元,宿费每月一元,三个月一缴,有事请假满一月者,膳费照扣,宿资不扣,不满月者膳费不扣"。

每年正月二十日开学,小暑后五天放暑假,立秋后五天开学,十二月二十日放年假,逢节、逢星期各放假一日,平时不得外出。

毕业时要想取得文凭,须经过严格的考试,"聘请中东西著名医士莅院,按照科学考试,合格者给予文凭,准其行医。如院中助教需人,须留堂充当教习,薪水优给"①。

学院的"一切经费及中医教术由李平书担任,西医教术及宿舍事宜由张竹君担任"。其他的国文、外语、理化、数学、修身、音乐等课程另请教员分授。

之所以中西医课程兼授,与李平书的中西医学观不无关系,他曾说:"尝涉猎西医译籍,屡思沟通中西医,以谓中医主气化,西医主血轮,显分两途。于是宗西医者,每以气化无形可睹为妄,不知气化虽无形,而徵诸病证,确有可据。但言气化者纠缠阴阳五行,愈讲愈晦,致为西医诟病。至体功之学,中不及西之徵实。余故欲以《内》《难》《伤寒》诸书为根柢,以《全体阐微》为参考,研究体功、气化、血轮,然后考定病名,博求方治,庶儿冶中医、西医于一炉。"②

据李平书回忆,学院于"乙巳三月",即 1905 年 3 月开学。同时还在学校旁边开办了一所附属女病医院,作为实习医院,"四五年来,住院生产,母子平安者五十余人"③。

1906 年下半年,长江南北发生了严重的水灾。十二月中旬,上海女子中西医学院的学生在张竹君的主持下举行赈灾演出活动,女学生们在演出自排的剧目中,"于灾民鬻女卖妻之惨象描绘入微",致使"闻者几为泪下",同时还表演

① 上海女子中西医学院简章//朱有瓛.中国近代学制史料·第二辑·下册.上海:华东师范大学出版社,1989;646-647.

② 李平书.且顽老人七十岁自叙//熊月之.稀见上海史志资料丛书·第三册.上海:上海书店出版社,2012;387.

③ 李平书.且顽老人七十岁自叙//熊月之.稀见上海史志资料丛书·第三册.上海:上海书店出版社,2012;387-389.

了"游戏、体操及种种跳舞术",而"是日男女来宾约有千人,捐输颇为踊跃"①。

因房屋狭窄,女病医院留治病妇并不多。李平书遂倡议从各省彩票中提捐以助经费,在南市建设医院,奉督抚批准后,又劝说杨斯盛(字锦春)捐助5000两,借用三泰码头积谷仓公地(今多稼路1号),从1908年7月开始动工到1909年5月竣工,建起了一座前进三层楼、后进二层楼、每层楼面九间房屋的大型医院——南市上海医院(今上海第二人民医院),外科手术室、厨房、浴室等一应俱全,先后花费五万元,每年就诊患者三万人左右。李平书记录医院制度云:"沪上医院多西人所设,故概用西法治病,而无中医。至各善堂送诊,又但有中医,而无西医。方今世界开通,不能拘守旧法,故上海医院中西并行。上午中医送诊,下午西医送诊兼赠药,独留院病人不能不专用西法医治,盖种种手续非西法不能稳妥。"②常驻中

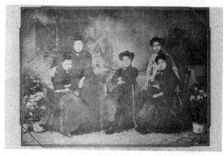

上海医院女医生

医是何懋甫、吴观涛二人,常驻西医是王维廉、张竹君二女医士。此外还有定期应诊中医,原定12名,一年后剩4名。

上海医院落成后,附建有校舍,上海女子中西医学院遂迁入,改名为上海女医学校,校长仍为张竹君。后又改称上海医院附设医学专修学校。1913年7月25日,李平书因参加讨伐袁世凯的"二次革命"失败,"知沪上已不可居,乃收拾行装,东渡"③日本。1916年4月,上海医院改名为公立上海医院,聘汪企张为院长,不仅中医课程停止,而且医院也完全西医化。

准确地说,上海女子中西医学院是一个专门培养中西医汇通产科医生及助产士的学堂,"造就女医,为各省倡",其中医、西医课程兼容并蓄的课程模式,不仅被后来民国时期成立的所有中医学校所沿袭,而且新中国成立后中医药高等院校的课程设置也不能不说没有受到它的影响。

① 申报.光绪三十二年十一月十六日.

② 李平书.且顽老人七十岁自叙//熊月之.稀见上海史志资料丛书·第三册.上海:上海书店出版社,2012:389-390.

③ 李平书.且顽老人七十岁自叙//熊月之.稀见上海史志资料丛书·第三册.上海:上海书店出版社,2012:422.

近代第一所中医函授学校：
黄墙朱氏私立中国医药学校

中医自古以来师徒相传，真正意义上的学校教育最早始于晚清，函授教育更是闻所未闻。现在通行的说法是：1910年丁福保首先在上海仿照实业函授学校之法，开展新医学函授；1916年汪洋在上海开办中西医药函授学校；1925年恽铁樵开设"中国通函教授学社"（即后来的"铁樵函授中医学校"）。其实，第一所中医函授学校应是1914年8月开学的黄墙朱氏私立中国医药学校。

招生广告

1914年6月30日的《申报》（14866号）第一版，刊有"黄墙朱氏私立中国医学校招生"广告：

鄙人家学习医，内外并治，于今五世，薄负时名，踵门来诊远道络绎。近以从游之渐众，乃立学校以育才，分目别科，编辑讲义，撷群书之精要，以经验为执中，树学子之模型，开吾邦之风气。慨自欧风渐被，中土医家几如刍狗。要之名贤继起，代有隽才，国粹精神大堪研究。鄙人不敏，请为前马。黄墙医生朱问倦启。

校址：嘉定西南黄墙，在沪宁铁路黄渡车站北首。附函授科讲义邮寄，通信报名本校，又上海白克路七零五号张寓。开课，阳历八月。课程科目另有说明书，函索附邮三分。

一年后，1915年7月1日的《申报》（15224号）第四版，又登有"黄墙中医学校招生"告白：

本校专授中医，编辑讲义，兼设函授，为吾国医界创局。兹届第二学年，续招新生。预科、正科随程度相宜，试验分班。有志者函索详章，须附邮票三分。

江苏嘉定黄墙医生朱阆仙启事。

上海通信处:白克路七零五号嘉定张芝荪医寓。本校讲义抽印本章二巨册作为样本,就正海内,回工料洋一元,不折不扣,邮费照加,邮票照收。

从招生广告的题目来看,这个学校的名称有二,一为"黄墙朱氏私立中国医学校",一为"黄墙中医学校"。学校名称究竟是什么呢?

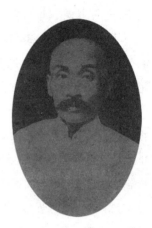

张山雷

张山雷在《疡科纲要》"自序"中说:"昔在甲寅之岁,先业师创设中医专校于家塾,命颐襄助为理,编辑各种讲义,实开近十年来中医之先河。"①在《兰溪中医专门学校同学录序》中又说:"尝于甲寅初秋,随侍先业师同邑朱阆仙先生,创中医学校于敝邑之西乡朱氏家塾。"②

这里的"甲寅之岁"即1914年,而"甲寅初秋"正与"黄墙朱氏私立中国医学校招生"广告的时间相吻合。幸运的是,张山雷的学生兼女婿邵宝仁于1989年将其保存的《黄墙朱氏私立中国医药学校宣言书》及《黄墙朱氏私立中国医药学校编制课程商榷意见书》公之于世,使得我们知道该校的全称应是"黄墙朱氏私立中国医药学校"。

办校经过

黄墙朱氏私立中国医药学校的创办者朱阆仙,是"百余年来,东南疡科首推黄墙朱氏"的第五代传人。关于其创办背景,《黄墙朱氏私立中国医药学校宣言书》开宗明义即云:"慨自欧风美雨浸灌亚东,凡百学术竞趋新化,唯兹医药亦复崇拜新名,鄙夷旧学。"而当时中医界的实际状况是:

士商失业,动辄悬壶,朝读方歌,夕已行道。《素》《灵》《内》《难》,本未知何种书名;张、李、刘、朱,雅不识何时人物。解得二三汤剂,公然自诩万能。此不学无术,误己误人,其蔽曰妄。

① 张山雷.疡科纲要·自序//陆拯.近代中医珍本集·外科分册.杭州:浙江科学技术出版社,2003:393.

② 王咪咪.张山雷医学文集.北京:学苑出版社,2011:317.

亦有名贤门下,负笈从游,弟子籍中,策名标榜,随同诊视,已是传心,敷衍年华,便称高足。耳未闻时贤之通论,目不见古今之专书,入主出奴,眼小似豆,依门傍壁,心塞于茅,豹窥管中,蛙藏井底,遂谓能是已足,毋乃故步自封。厚费虚糜,光阴坐误。此借重师门,不遑参考,其蔽曰偏。

又有父传其子,弟绍其兄,一系相承,辄矜家世。要知留侯同祖,学问与门第何干!赵括读书,知兵乃覆军根本。敢夸家法,已昧渊源,既诩先型,遑言研究。虽属先天之血统,难为临证之指南。此则谨守高曾,未闻大道,其蔽曰陋。

更有枕中玄秘,海上奇方,药到病除,覆杯得效,乃或则私为孙子贻谋之燕翼,或则恃为一生吃著之鸿谟。心地不公,渐多讹误,施行不远,浸至无稽。亦知天地精灵,岂容终闭,龙宫禁药,本是伪言。与其藏之一家,辗转有失传之虑,曷若公之万众,流行有普及之时。此则所见不明,褊心未泯,其蔽曰愚。

且有时下扁、仓,人中叶、薛,臣门如市,客坐不空,目送手挥,应接已虞,无暇疏方处药,心力何以能周!晷影如金,劳劳于车尘马足;盛名为宝,兢兢于浅近和平。价愈重而术愈穷,病益深而药益淡。既限于精神时刻,毋宁敷衍为良,雅不愿担荷仔肩,惟以轻浮塞责。味清似水,力薄于云,乃名下之专长,而时贤之惯技已。此又闻望日高,趋避日巧,于世何补,问心可诛,其蔽曰荒。

别有文坛健将,儒林丈人,饱读群书,涉猎方伎。恃其渊博,无往不前,逞其聪明,何坚不破。视方书为余事,借民病以发挥。《内》《难》《伤寒》,元元本本,四家八阵,炳炳麟麟。运气阴阳,随笔锋为鼓荡;经络气血,凭妙语以斡旋。立案固殚见洽闻,用药亦有条不紊。惜乎脏腑无语,不能迎合玄机;病证多歧,未必切中肯綮。此又壁间画饼,纸上谈兵,闭门造车,凿足适履,其蔽曰迂。

鉴于当时"东西各国,设立学堂,栽培后进""迨至毕业""寻常学理,固已胸有成竹",而中医界尚"未开风气,未立学馆,人自为师,家自为政,坐令良法美术,普及为难"①,于是"慨念于吾国习医,漫无定轨,以致学术诹陋,流弊滋多,雅不欲随俗浮沉,仅以侍坐写方为能事,思有以振刷激厉,造成通今学古之真才,因创设医药学校于家塾,率同贤郎巽初亲家,暨心肺、咏幽、海澄诸同学,分科授课,务达完美之目的"②。

---

① 张山雷,邵宝仁供稿,连建伟点注. 黄墙朱氏私立中国医药学校宣言书. 中医教育,1983(4):36 – 40.

② 张山雷遗作,邵宝仁供稿,连建伟点注. 黄墙朱氏私立中国医药学校编制课程商榷意见书. 中医教育,1989(1):41.

从《申报》刊登的两则"招生广告"中的"函授科讲义邮寄"及"兼设函授"来看，黄墙朱氏私立中国医药学校不仅招收在校学生，而且也开办函授教育。对此，《黄墙朱氏私立中国医药学校编制课程商榷意见书》有着较为详细的说明。

特设函授一科，以期推广医学也。医学乃斯民生命所寄托，显以为救苦济危之用，即隐以为卫生调摄之方。苟能普及斯人，岂非与国运民生大有裨益！固不当仅视为间接生利，足为实业之一部分也。吾师创立斯校，本欲渐图推广，以济斯民之厄，以扬国学之光。第念躬亲入校者，既无多人，则校外之有志未逮者，必非少数。因为附设函授一科，廉其纳费，寄以讲义，与在校者一体授课，果能潜心研究，其成效当与躬自入校者无甚差池。①

朱阆仙委托张山雷拟订教学规划，编纂课堂讲义。其基本的主张与方针是：

宗旨之须求实用也。医书烟海，遍读既苦其难；病变万歧，条举终嫌于漏。倘欲搜罗完备，终且游骑无归。况授课必有毕业之限期，则立校须守不移之宗旨。虽分科别目，论症辨方，本不能苟安陋略而计事程功，先因后果，亦讵容安事铺张。兹拟不炫高深，不矜泛滥，上稽古籍，下采新方，维求体贴真情，以冀效归实在，务必徵诸经验，庶几切实可行。

书籍之当知区别也。古今医籍，充栋汗牛，苟欲博采广搜，岂独力有未能，抑亦势必不可。何况鄙人家寒学浅，所见本是无多，奚敢信口侈谈，谬矜渊博。第仅就所见言之：书有言明且清，可为步趋之准则者；有碎金美锦，可供良工之翦裁者；亦有图书之府、宝藏之林，储蓄宏多，而不能悉为我有者；更有别具匠心，独开生面，偏锋陷阵，而时亦立奏奇功者。主义既殊，功效自别，倘令一陶同冶，益复眩目盲心。兹则就通行诸书，择其尤适于用者，以鄙见区而别之，分为主用、采用、参考三类。盖著者既有纯驳之等差，即读者当知缓急之次序也。编制课程，裒辑讲义，悉本斯旨，撮其要目，列表于后，附以拙见，就质高明。

古书之不可拘泥而新书之不可不知也。凡百事业，无不今古异宜，南北异辙，矧兹民病，自然与气运相推移，随方宜为变化。虽古方大可以治今病，然对病乃可以用成方，断不能印定古书，漫无权变。如伤寒自应温散，桂、麻、柴、葛，本是专家，乃今则时病多温，纵宜辛解，而温升悬为厉禁矣！如中风古用燥烈，桂、附、续命，成方尤多，乃今则纯是阴虚，岂宜刚燥？而潜镇遂为大家矣！其余

---

① 张山雷遗作，邵宝仁供稿，连建伟点注. 黄墙朱氏私立中国医药学校编制课程商榷意见书（续）. 中医教育,1989(2):38.

杂病,皆有变迁,以古准今,殊难吻合,他如痧胀则发明于清初,霍乱则流行于清季,而鼠瘟核疫尤为自古未有之名词,妄用古方,即是杀人利器。盖学医者本以疗治今人之病,岂笺经者必须墨守古人之言?况病变必随时局而递更,斯读书尤以近今为切用。兹则博采新书精义,冀与古籍相辅而行,非敢蔑古以伸今,藉以信今而传后,倘亦救世识时之要务,聊为食古不化之针砭。

医经之不可不读也。《灵》《素》《难经》,终是谈医之鼻祖;《脉经》《甲乙》,亦为吾道之大宗。虽皆采集于后人,要自贻传于上古。微言隽义,层出不穷;赏奇析疑,钻研无尽。维是几经编辑,大都搜集于断简残编;况复辗转传抄,尤多讹误于鲁鱼帝虎。注疏家失之穿凿,益滋附会支离;自用者谩肆诋谋,何异因噎废食。过于拘执,洵是太迂;竟欲破除,得毋太妄。兹拟削肤存液,卖椟留珠,下为后学昭示准绳,上为往哲保存精粹。断章取义,诚难免续凫断鹤之讥;纲举目张,或亦为酌古准今之用。

《伤寒》《金匮》之止可节取也。医之有方,以仲景《伤寒》《金匮》为最古,至今沿用,效验昭彰,洵吾道中百世不迁之宗也。顾《伤寒》自成氏作注以后,继起者数十百家,各抒胸臆,不脱注疏家如涂涂附之习,若欲寝馈此中,恐废十年心力,亦难融会贯通,此徐洄溪《伤寒类方》最为斩绝葛藤之无等等咒矣。兹为学者应用起见,不欲好高骛远,引入迷途,仿洄溪意,迳集成方,不读全论,唯采取其用方后主治,而划除其六经之繁文。《金匮》则古名《玉函》,今称《要略》,书出于南宋王洙所手录,其非全帙无疑。清初徐彬首为之注,而后起者亦以十数,晦涩之处,终难索解。兹亦以方为主,与《伤寒论》一例,廓清滋蔓,同履康庄。虽不无荒经蔑古之嫌,而颇得挈领提纲之要。若其论证之精义,则采入杂病各门,以详古人论病之规模,以备后学诊病之准则。

巢氏《病源》之宜知涯略也。《病源》一书,论症最详,而病名亦最多。虽时失于支离繁碎,要不愧为殚见洽闻。试观《千金》《外台》,鸿篇巨著,皆采此书以为冠冕,其为圭臬可知。即徐洄溪之高视阔步,吐弃一切,而《兰台轨范》尚采及于巢氏,则其精确又可知。不见此书,终嫌陋略。兹则删尽繁芜,独存精蕴,庶能开拓胸臆,免讥孤陋寡闻。

全体生理之借徵欧化也。欲阐病源,须明生理。官骸之结构,骨肉之枢机,气血之循行,脏腑之体用,吾邦医籍,但详其理,未尽其形。且以书缺不完,更难徵信。流传辗转,讹误滋多。乃自欧化东渐,精于解剖,穷形尽态,辨析毫芒,参互考求,推详确当。是以醉心西学之徒,群指华医之隙而揭其谬。实则吾华旧学,自具精微;彼国新名,备详体验。苟不师其确实,而犹信吾残编,几乎不为古人所欺,而更授人以谰謈之口乎!兹则采集剖解之标本,备陈制造之模型,博考新图,载稽旧译,取彼实测,证此传闻,集人之长,补吾所短,正可相观而善,是为借助他山。

脏腑体用之参合中西也。脏腑为内部之枢机,关系于生理者尤巨。部位之定体,功用之运行,《内》《难》诸经,言之已多,揆诸病态,宁尽无徵。乃剖解详于西人而形状更多实证,较吾旧籍,殊有不侔。盖由中土谈医,半由理想,较彼剖验,固自难符。然一由心理而体贴夫真情,一由目睹而备穷其状态。吾研其理,彼究其形,互有专长,岂宜偏重。虽分途而竞胜,要异苔而同岑。苟非融合为一家,奚以排解夫纷乱。兹拟化除畛域,撷取精神,融洽中西,务求翔实。非敢眩骑墙于两可,冀以溶成见于一炉。

经络穴俞之不废旧说也。经络十二、八脉奇经,《内》《难》开其源,至今沿其绪,实即气血流行之经隧。初不知据何征验,而分隶于脏腑,剖别乎阴阳。则虽遍读医经,究竟莫明所以。来源未析,疑窦潜滋。是以解剖之学昌明,而是说遂大受维新派之攻讦。要之,显分脏腑,于事实诚属难征;而指定阴阳,于部位未为无据。况乎循经用药,寒热绝殊;按穴寻俞,险夷攸别。古今陈迹,效验昭彰。凡在医家,敢言无据?良由中土医经,溯源上古,几经丧乱,残阙已多,致令西爪东鳞,莫能探源于星宿之海。所以经络之源委,俞穴之定名,依样葫芦,未由诠解。要之,诸经流注,如环无端,上下交通,内外递嬗,即证以西学之所谓发血管、回血管、大循环、小循环诸说,亦复息息相通,若合符节。岂能以无谓之讥评而谩与随声为附和乎!兹必备详其流注,考订其穴俞,于以见气血循行,确堪实指,病机变化,自有真源,可以参造化之精微,可以补西学所未备。

脉法之最宜明辨也。望问闻切,谓之四诊。但言切脉,犹为俗学。然望色闻声,备详经旨,临床问证,端贵知机,是在神明,难以言喻。惟辨脉一法,则微而知著,显而有徵焉。《内》《难》具其端倪,仲景示以涯略,至《脉经》出,而始罗罗如掌上之纹。然古籍所传,专言脉者,名家数十,今则自叔和以外,已少传书,而崔紫虚之《脉诀》、滑伯仁之《枢要》、李东壁之《脉学》、张路玉之《三昧》,尤为后来之佳著。二十八脉之定名,非胸中详悉,指下神明者,奚以决其疑似?苟不明为指示,何能默契心传?兹必博采名言,详征实验,参诸病证,不为浮光掠影之谈,剖析纤微,冀收明辨笃行之效。

舌色之确有实据也。医家四诊,本重望色。然色泽荣枯,须参神化,不能拘泥于迹象,岂易形容于语言。唯舌为心苗,苔为胃气,内有是病,即外有是苔。如鼓随桴,如响斯应,百端变化,信而有征。是以近今诊病者,无不注重于辨舌一端,实则形态百异,变迁万殊,果欲悟彻其真情,洞达其原委,亦非易易。考自古辨舌之法,仅仲景偶一言之,而《金镜录》《观舌心法》等书,非繁而不要,即简而不明。张氏诞先有《伤寒舌鉴》一卷,又多怪诞不经,未切时用。直至叶香岩《温病论》详析言之,而学者始有准绳可守。寄瓢子章实斋又递有发明,则皆翔实可信,然亦止偶举一隅,未能遍及。且又注意于时病,而杂病尚阒尔无闻焉。兹必罗列其状态,佐证以病情,本诸耳濡目染之精神,条列见舌知病之定理。虽非独开生面,要亦自具心裁。果能于辨舌中洞悉其玄机,吾知其诊病时十全八九矣。

本草之宜参活法也。用药治病,首重药性。然本草繁多,岂易记忆?况复愈多而愈歧,甚至自矛而自盾。苟唯古书尽信,势必执一难通。非临证之功深,终食古而不化。兹就诸本之翔实可信而切近于时用者,撷其要义,加以证明,准诸吾生阅历,一一衷其效力,著之于篇。外人尝谓吾国药物学不能考察性质,止知空言气味。要知历经徵验,穿凿者固自难免,而精确者宁尽无徵。愿与同志研求至当,庶几一雪此言。

内科证治之宜审源因也。凡百病证,胥有来源。但知头病治头、脚病治脚,此俗刻《药性赋》之徒滋流弊,而必不可以治病者也。夫外因于天,风寒暑湿燥火;内因于人,喜怒忧悲恐惊。致病既殊,治疗斯别,况复气血痰食、六欲七情之纠结纷乘者乎!徒曰头痛用川芎、臂痛用姜黄,宁不以死药治活病,而病之害人犹浅,药之病人更深矣!兹必审度其原委,详著其情形,既不欲泛滥而无归,又不敢胶柱而鼓瑟,庶不致因陋就简,敷衍塞责,贻误后生。

外科证治之宜挈纲领也。痈疽疮疡,名称繁多,顾名思义,目眩心惊,实则审定阴阳,判决虚实,已于此道得其涯涘,而犹有所最宜注意者,则不以形势辨重轻,唯以部位定夷险。果在肌肉,虽巨疡亦无碍生机;倘属枢要,即小疖亦多所变幻,此则临症时所历验不爽者。惜乎书籍流传,动多泛论,未抉精微,致令徐洄溪有"疡医必得秘授"之说。要之,因物付物,见病治病,亦不过惬理餍心,应有尽而已。唯吾师门,承五传之家业,历卅载之见闻,四方络绎求诊,经验最称富有。虽自问随宜疗治,本无甚奇诡惊人,而较之世俗流行,则实是别开生面。况复疡医诸书,罗列名目,既无提纲振领之指归,更少切实可行之方药。如果昔贤之秘不肯道,抑何所见之私而未公。要亦古今之气体不同,遂觉旧籍之不切时用。兹必指示来源,敷陈状态,备详其步骤,佐证以药方。内用汤丸,外敷膏散,悉以近今之应验,冀传斯世以流通,昭示大公无我之襟怀,用广救苦济危之要术,岂独为疡科树兹模范,倘亦为吾道开放光明。

女科之证治特殊也。妇女杂病,本与男子无异。自经、带、胎、产外,当无分别疗治之法。特以妇女数脱血,故恒有余于气,不足于血,所以女科百病皆与血病息息相关。良由心生血、脾统血、肝藏血,血分不充,斯心、脾、肝病又常相因而至。则疗治妇女者,又当于此加之意焉。且不独杂病门中每多是症,即时病中亦恒与此数者相互倚伏,伺隙环生,万不能与男子各科相提并论。兹于女科中经、带、胎、产既详证治,而于血病、肝脾诸病尤为反复阐明,备采前贤成法,疏通其治疗之用意,俾学者有举一反三之用,当于妇女一科,思过半矣。

幼科之门径宜别也。幼科夙号哑科,古称难治。精于此者,全在神色上用工夫。较成人之凭脉辨证,显分畛域,固不仅麻、痘、疳、惊为幼科之专门技术也。况乎稚阳未充,稚阴未长,即同一病情,而用药亦显与成人有别。试读钱氏小儿之方及叶氏幼科之论,此中条理,当已了然。苟非预为研求,则临证将何所审择!兹于幼科之辨症用药,大同小异、几微疑似之间,备陈源委,剀切详明,既不贻儿童以稚龄重药之忧,或亦挽斯世于札瘥夭昏之域。

喉科之证情宜审也。咽喉乃内病之一门,而有时须用刀针吹药,则又近于外科,是以专于内外者,类皆能治之。然病情之奇,变化之速,非审证明白,急起直追,则虽治法不差,而亦同归无救。按:近今盛行白缠喉、烂喉痧二症,虽曰一清一表,治法天渊,实则有时宜表,有时宜清,先后缓急之时间,最宜审慎。乃白喉之疫,以误表死者无算。至翌年而喉痧风行,医家鉴于白喉表药之误,而误于失表以死者又无算。岂天公之故作狡狯,以应浩劫耶!要亦医者之审证未确,胸中无主,有以铸成大错也。究之风毒、火毒,外感既殊;肺热、胃热,内证又别;且更有少阴水衰、虚火上浮之候。来源本异,见证攸分。苟非辨别于先机,奚以审决于俄顷。死生反掌,冰炭殊途。兹必博考群书,辅以阅历所得,备详其病状,敷佐以药方,俾学者识见既明,庶足为临时救急之用。①

古方之须知用意也。古人立方,具有真宰。对症用药,成绩昭然。乃后人则随意集合数味,便定一方,方愈杂而用愈微矣!苟不为之别择,则初学贪多务得,奚以探骊求珠?兹则采集名贤方论,必以功效章明,独树一帜者入选。而后

---

① 张山雷遗作,邵宝仁供稿,连建伟点注.黄墙朱氏私立中国医药学校编制课程商榷意见书.中医教育,1989(1):42-44.

人之随意加减,丛杂无纪者,万不滥竽其间。俾知一方自有一方之主裁,一药必有一药之功力,并非信手写来,三五药物即可嘤嘤然自号于众曰:吾用某方为加减也。上之可以为昔贤阐扬其作用,下之亦以为学子显示其方针。

今方之间有可采也。宋元以降,医方尤多,浅陋杂糅,诚属不少,然亦有戛戛独造,补古人所未有,开后学之法门者。况近今西学东来,彼国成方,亦大可以供吾人之研索,他山攻错,借助良多。兹凡近人撰述,果属信而有征,成效卓著者,亦必一例采辑,为之证明其功用,以广流传,以裨实验。

疡科丸散膏丹之别有效力也。外疡治疗,半重丹丸。内服则化毒止疼,退消提托;外用则软坚定肿,拔毒呼脓,以至化腐生肌,无不依赖于膏丹丸,以之与煎剂相辅成功。考之市肆所流行,书籍所记载,叠床架屋,几于美不胜收。就中似是却非,大同小异,亦复所在多有。况更有泥用古法,配合不良,非徒无益,而反为害者。盖内服之丸散,随经络为转移,上下浅深,已无一致,而外敷之药物,与血肉相粘合,和平猛烈,更难同科。从未有执一普遍之品,而可以遍疗外疡百病者。苟非用之有素,深知其功力运用,岂宜漫然轻投,转滋弊窦。而世间习惯,则一遇疮疡大症,无论病家、医家,率以六神丸、小金丹、醒消丸、点舌丹等肆中套药,庞杂遍尝,不独功效无闻,辄至耽误迁延,症情益剧,疗治益难,所见良多,殊为扼腕。兹就师门习用,万全无弊各方,为之笺释其性质,指示其功能,申明配合之机宜,各详宜忌之区别。虽仅百十成方,而内服则消毒化肿,固膜护心,清血定痛;外用则温散凉散,围毒移毒,以及提脓化管,去腐生新诸法,固已巨细毕备,左右咸宜,莫不应手呈功,覆杯得效。与世俗通行诸品实已显分畛域,别具畦町。

医案之可知权变也。医书论证,但纪其常,而兼证之纷淆,病变之递嬗,则万不能条分缕析,反致杂乱而无章。唯医案则恒随见证为迁移,活泼无方,具有应变不穷之妙用。俨若病人在侧,謦咳亲闻,而为之诊察其痛疴,调剂以药饵焉。所以多读医案,绝胜于随侍名师,直不啻聚集古今之无限良医而相与晤对一堂,以上下其议论,何快如之!唯非精于鉴别,亦难审择瑕瑜。兹特于课程中附列医案一科,务选古今杰作,示学者以随机应变之方。可以见因时损益之化裁,可以悟参互错综之运用。

新学之可资考证也。东西医药,日进高明,效验在人,固自不少。惜与吾华源流既别,体质又殊,致难一道同符,齐驱并轨。唯其所已发明者,则论证透彻,制药精良,固已有口皆碑,有目共赏。虽其内容缜密,非寝馈此中,未由窥其底蕴,无庸吾辈门外汉代为表彰。而第就译书所记述,求药品于舶来,功效既明,正可与吾人以研究。兹就耳目所及,取其治疗简捷,足以辅佐吾之所不逮者,随证采集一二,以扩见闻,以资多识,藉以考见彼中涯略,或亦为媾通界限之先机。如欲精究西医,醉心欧化,则功深费钜,非专心致志不为功,自有专家之学校,鄙人未达,敬谢不敏。

花柳病之治疗勿贪速效而坏心术也。花柳之病,始于经络而终于骨髓。当其发病之初,淋浊疳疮,毒在下焦,荡涤尚易。即渐至疮疡遍体,臭腐流脓,亦仅蔓延血络,搜逐犹易为力。唯江湖术士炼一种金石劫毒之药,外形固易见功,实在毒未外泄,反劫入骨髓之中,如面和油,不可复出。速则数月复发,缓亦数年再滋。则伏之愈深,发之愈重,不仅疗治甚难,多至沉疴莫起,甚且毒传妻女,祸延子孙。虽曰孽由自作,无可愧惜,然劫药酿成,医者之罪,亦上通于天矣!良心已死,因果奚逃?稍有人心者,当必不忍出此。吾师本长于疡科,治疗是症,自有和平良剂,可起危疴。兹亦吾无隐尔,愿与学者共知之,以杜术士险狠之心,以救青年沉沦之苦。

附设牛痘一科以冀普及也。痘科为人生一大关系,种痘之法,原本吾华。乃自英医改创牛痘而稳妥万全,迥出吾国鼻苗之上,久经定论,本为有识者所同钦。顾自通商以来,其道虽已大行,然亦唯邻近口岸者,始渐通行无阻,而内地未开化之区域,殆难偻指。有良法美术而不知用,反陷赤子于危涛骇浪之中,讵不可痛!尝考牛痘布种之法,手术本是最易,而既种之后,变化亦复无多。苟肯稍稍讲求,不难人人皆精此术。寿颐亦曾研究及此,布种不少,成竹在胸,久已洞窥此中真相。兹亦编入课程,详示以来源去委,非仅为俗子学医多一糊口之捷径,实欲为穷乡僻壤筹一保赤之良方。①

张山雷在《兰溪中医专校第二次正科毕业告诸生》中也说:"不才于甲寅之秋,襄助先业师敝邑朱阆仙先生创始黄墙医校时,即拟以生理、病理、脉理、药物、药剂、诊断、卫生七者为之经,而以素以研习之内、外、妇、幼、针刺五科为之纬,综撷往哲精英,分途纂集,冀以握二千余年国学之纲领,间亦旁及新学说,以与古训互为参考。"②在《治疗学讲义》又云:"惟时环顾通国,中医立校尚在草昧之天,讲堂课本全无凭藉,爰倡以卫生、生理、病理、脉学、药物、药剂、诊断为七

① 张山雷遗作,邵宝仁供稿,连建伟点注.黄墙朱氏私立中国医药学校编制课程榷意见书(续).中医教育,1989(2):37-38.
② 王咪咪.张山雷医学文集.北京:学苑出版社,2011:315.

大纲,冀以握内、外、女、幼之要领,先师颔之,遂不辞谫陋,草创编纂,藉以开通风气,为海内创,庶几抛砖引玉。"①

这些讲义,我们今天虽难以看到,但张山雷任教务主任的浙江兰溪中医专门学校所用课本,大部分都是在黄墙朱氏私立中国医药学校教材的基础上,补充完善修改而成的。张山雷于1926年曾说:"庚申春初,承乏本校(兰溪中医专门学校)讲席,即以此七经五纬,质正同仁,仰蒙许可,爰出从前旧稿,稍稍整理,作为课本,日积月累,于今年内约略告成。为目凡二十有余种,为册得七十余,向之所谓七经五纬者,至此乃粗有眉目。"②《本草正义》"绪言"也说:"是稿也,肇始于甲寅之秋,襄助吾师同邑朱阆仙先生创立黄墙中医学校于家塾,编纂以作讲堂课本。越六载而游浙之兰溪,忝任医校讲席,重订旧稿,印刷讲授。"③

黄墙朱氏私立中国医药学校于1914年8月正式开学。遗憾的是,"黄墙医校创始甫及再周,而先师遽于丙辰(1916年)秋仲竟归道山"④,"黄墙医校遂尔中辍,师之夙愿未尝,不无遗憾"⑤。张山雷不久也去沪行医⑥。1920年夏,由上海神州医学会介绍,应浙江兰溪中医专门学校之聘,任教务主任。

综上所述,黄墙朱氏私立中国医药学校虽然仅开办两年时间,但却是我国较早的中医学校,"自有黄墙中医学校之名称,而十余年间,沪埠杭垣,远暨晋粤,中医专校渐次成立"⑦。因此我们有充分的理由说:黄墙朱氏私立中国医药学校是我国近代最早开办函授教育的中医学校。

① 叶显纯.张山雷年谱及生平考证.中华医史杂志,1987,17(1):26-31.

② 王咪咪.张山雷医学文集.北京:学苑出版社,2011:315.

③ 张山雷.本草正义.福州:福建科学技术出版社,2006:1.

④ 张山雷.疡科纲要·自序//陆拯.近代中医珍本集·外科分册.杭州:浙江科学技术出版社,2003:393.

⑤ 张山雷.籀簃谈医一得集·自序//张寿颐.张山雷医书二种.福州:福建科学技术出版社,2008:62.

⑥ 张山雷《论医考证集》云:"丙辰八月,时寓沪西。"

⑦ 张山雷.疡科纲要·自序//陆拯.近代中医珍本集·外科分册.杭州:浙江科学技术出版社,2003:393.

近代第一所女子中医学校：
上海女子中医专门学校

中国古代的医学教育主要以家传和师授的形式进行,虽然自晋代以后,各朝均设有"太医署""太医局""太医院"之类的与医学教育有关的机构,但其主要限于宫廷医师的培养,基本不涉及一般民间医生的训练,显然与近代意义上的学校教育模式有着本质上的区别。女子以医为业者,自汉代就有记载,但实属凤毛麟角。欧风东渐以后,教会组织首先在中国举办女子学校教育。为紧跟现代步伐,追踪时代潮流,适应社会需求,一向以引领中医学术风尚而著称的上海中医学界,于1925年举办了近代第一个女子中医学校——上海女子中医专门学校。

持续的招生广告

在上海开设女子中医学校的动议,由来已久。1922年,上海中医专门学校的先后同学葛养民、叶指发、刘佐彤、何立三、唐吉生、毕霞轩、徐访儒、费立达、俞岐山、李天球、王一仁、孙榆春、秦伯未、吴杏芬、詹练一、孙蜇英等,鉴于"吾华医学,肇自神农,迄今已数千年,向无医校之设。近年以来,男校虽有创办,而女校尤有广为筹办之必要",遂"发起中华女子医学校,附设妇孺医院",并得到"沪上绅商赞助,暂设江苏全省中医联合会为筹备处"①。

但不知何故,中华女子医学校并未如期成立。除此

上海女子中医专门学校招生广告

---

① 中华女子医学校筹备先声. 医药杂志,1922,6(6):52.

筹备消息外,就查不到有关它的只字线索了。

1925 年,身为江苏全省中医联合会副会长的丁甘仁、夏应堂,"鉴于中国女医校之缺乏,特设女子中医专门学校"①。

1925 年 6 月 28 日的《申报》刊登了《丁甘仁夏应堂创设上海女子中医学校招生》的广告:"程度:国文清通、书法端正、品行纯和者为合格。年龄:十六岁以上,二十六岁以下。考期:阴历六月二十始,午后一点至四点为止,随到随考。报名:即日起,随缴证金五元,不取发还。地点:西门内石皮弄沪南广益医院内。开学:阴历七月二十。校址:劳勃生路沪北广益医院内。欲索详章,函至西门石皮弄本校,即寄。"

其后的 6 月 30 日和 7 月 2 日、4 日、6 日、8 日、10 日、13 日、15 日、17 日、19 日、21 日、23 日、25 日及 8 月 15 日、16 日、17 日、18 日、19 日,均登载同样内容的广告。

1926 年 1 月 26 日,上海女子中医专门学校在《申报》登出了春季招生广告:"程度:甲级插班生,须稍具医学根底者;乙级,凡国文清通、品行端良者。报名:自即日起随带报名费五元,不取发还。试期:丙寅年正月初五日至十五日止。考试地址:白克路人和里十八号。开学期:正月二十日。校址:劳勃生路十号广益中医院内。函索章程,附邮票三分。"

之后的 1 月 27 日、28 日、29 日、30 日、31 日及 2 月 1 日、2 日、3 日、4 日、16 日、17 日、18 日、19 日、20 日、21 日、22 日、23 日、24 日、25 日,均连续刊登相同内容的广告。

1927 年 6 月 26 日,《上海女子中医专校招收新生》的广告又在《申报》刊登:"程度:凡国文清通、品格端正、能恪遵校规者。学额:三十名。报名:自即日起至开学止,随带报名费五元,不取发还。试期:每日二时以前,随到随考。开学:阳历八月十七日,阴历七月二十日。详章:附邮五分,空函不复。考试地址:上海四马路西中和里丁医室内。校址:劳勃生路十号。校长:夏应堂、薛逸山、丁仲英,同启。"

此时,丁甘仁已经逝世,上海女子中医专门学校的财力可能已大不如前,故本学年新学期的招生广告只在 6 月 28 日、31 日及 7 月 17 日、19 日、21 日反复刊发过 5 次。但同时也有新的变化,即在开学前发布"开学通告"。8 月 11 日及 13 日的《申报》登载了《上海女子中医专校开学通告》:"本校定于夏历七月二十

---

① 上海女子中医学校成立. 江苏全省中医联合会月刊,1925(41):7.

日开学,凡新旧诸生必须准时到校。除另发通告书外,特再登报通知。"不知是本学期报考人数不太理想,还是其他变故的原因,8月24日及26日又再次刊登"开学通告":"本校定于七月念五日,即阳历九月一号开学。所有学生,务须开学前一列报到缴费,除函告外,特再登报通知。"

丰富的校园生活

上海女子中医专门学校的校址设在劳勃生路(今长寿路)沪北广益中医院内,当时该地区尚不繁华,处于城郊结合部,地近乡野,有清幽之气,对开设女子医学校可谓是"咀嚼灵素,固人地两宜也"。

女子中医专门学校于1925年阴历七月二十日(阳历9月8日)正式开学,首届学生"30余人"①。

最初由丁甘仁任校长,夏应堂任副校长,后改由夏应堂、薛逸山、丁仲英共同担任。总务主任徐访儒病故后,先后由费通甫、曹元湘继任。

由于丁甘仁、夏应堂"两先生,医林硕望,风声所播,闺秀淑援,负笈来学者,实繁有徒"。各科教师多由上海中医专门学校的任课教师以及沪北广益中医院的住院医师担任。女子中医专门学校的学制与男校(上海中医专门学校)相同,五年毕业。学习课程是:

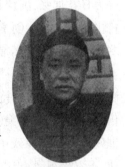

夏应堂

一年级:生理、本草、医语、国文、书法、缀法。

二年级:生理、本草、伤寒、方论、国文、书法、缀法。

三年级:金匮、明理论、杂病心法、温热、方论、国文、书法、缀法。

四年级:实习、温热、四诊心法、妇科、幼科、外科、医案、国文。

五年级:专重临诊②。

据说,因是以女子为招生对象,所以尤其注重妇产科和儿科的讲授。但具体情况,不得而知。

1925年夏,中华教育改进社在山西太原召开全国大会,会上有江苏全省中医联合会、浙江中医专门学校、山西中医改进研究会和湖北省冉雪峰等提案,要

---

① 上海女子中医学校成立.江苏全省中医联合会月刊,1925(41):7.
② 陇西布衣.上海七个中医学校的教程及兴亡.医界春秋,1928(20):2.

求中医加入学校系统。大会将各有关提案进行了整理,并附有详细课程表,呈请北洋政府教育部审议。同年秋天,全国教育联合会在长沙召开大会,通过了"请教育部明定中医课程并列入医学规程案"的提案,报呈教育部审批。然而,北洋政府教育部却以"不合教育原理,未便照办"为由,予以拒绝。全国中医界再次哗然,纷纷致电政府责询。上海女子中医专门学校学生会于1926年2月致电当时的教育总长章士钊,要求教育部正视现实,重新议决全国中医界的请求:

"北京教育部章总长电鉴:慨自海通以来,外力日益伸张,国粹日受摧残。我中医界经此打击,力谋振兴,创学校以造人才,设医院以济贫病。晚近若鄂若晋若浙若苏,学校林立,我女子中医专校亦应社会之需要而产生,力挽狂

上海女子中医专门学校致
山西中医改进研究会缄

澜,砥柱中流,其维持国粹之苦心,人所共鉴。在贵部当竭力提倡,庶事半而功倍,则中医不难媲美西医! 讵意贵部竟不允所请,歧视中医为不足提倡,而听其摧残乎! 要知摧残中医,即摧残国粹;国粹沦亡,国于何有? 本会受良心之驱使,不忍坐视,特再电陈请予照办,不胜迫切待命之至。"①

在女子中医专门学校成立两周年之际,《医界春秋》杂志社记者撰写了《励精图治之女子中医专校》一文:"虽生徒寥寥,而其教授认真,秩序井然。故其预科一二年新生,医理均极深邃者。自国民军抵沪后,其内部重新组织,悉改委员制,成立学生会,与沪南中医专门学校连贯一气,共同合作。而其最要者,即该校学生会预备出版刊物、成立图书馆。闻现已筹备就绪。四月十六日,该校会派学生十人,分为五组,分向沪上各名医处募捐,成绩甚佳。"②

与众不同的是,不仅在上海市内展开募捐,还向全国各地的中医学校、团体及名医,发出了"募捐函":"鄙校现拟创设图书室,以备学生研究医学、文史。特因鄙校财力不充,势不得不乎将伯之助。语云:百足之虫,死而不僵,为其辅之

---

① 力争中医加入学校系统之奋起. 申报,1925－12－9.
② 励精图治之女子中医专校. 医界春秋,1927(11):14.

者众也。今呈上募捐启一纸，倘不以无因而置之不答，是亦先生之善全公德也。"①

1927 年 5 月 9 日的《申报》登载了《上海女子中医图书室成立纪》："沪北劳勃生路上海女子中医专校为夏应堂及已故名医丁甘仁所创办，成立两载，成绩斐然。自国民军抵沪后，内部彻底革新，除出版校刊外，并闻图书室亦已组织就绪，刻方从事募捐运动。"

强烈的社会反响

上海女子中医专门学校的成立，在社会上引起了强烈的反响，认为是"上海中医界的奇突之进展，足以慰吾人之渴望"，可以"造就家庭医学，此非特为女子谋一独立生活之技能，抑且为未来之贤母良妻预备一种特殊学问，讲求生育卫生，其旨甚宏"(《申报》)。

不仅如此，还引发了中医学校能否兼收女生的争论。奉志在《中医专校兼收女生问题》一文中，"积极的主张中医学校兼收女生。倘这个问题成功实现的时候，我们敢信中医学校的发达，不止这样子!"其理由是："我们现在的中医，不是想振兴和改进吗？我们要想达到这么大的希望，单靠男子的力量，或许能够做得到，然而想中医能够长足兼程并进，急起直追的，在最短促的时间，希望获收发达普遍的效果，却非用协力主义，男女同负这个责任不可。为什么呢？现在男女平等，职业开放，妇女得到在社会服务的机会，他们的成绩，极大可观。现在西医的发达和进步，未始不是因男女合作的缘故。然西医在社会上，男女共同合作，又原因于他们学校开放、男女同学为基础。"②

凉月在《中医专校男女同学的我见》一文中，却持反对意见，认为"凡事应当三思而行，切不可一味盲从"。因为"在普通的学校，尚且不可以男女同学，何妨是我们医专呢？处处要讲到生理的作用，那青年气血未定的男女，混居一堂，谁能不被性的冲动呢？"③

李竞华的《驳凉月君"医学校男女同学的我见"》一文，极力主张男女同校，认为"凉月君恐怕对男女同学的真义，没有了解"，并反复质问凉月说："堂堂的

---

① 上海女子中医专校致本会缄. 医学杂志,1927(38):88.
② 奉志. 中医专校兼收女生问题. 医界春秋,1926(3):9.
③ 凉月. 中医专校男女同学的我见. 医界春秋,1926(4):10.

学校,神圣的教室,受过最优教育的教师,研究高深医学的时候,何以说到'混处一堂,谁能不受性的冲动呢'?试问凉月君,怎样叫性的冲动?什么地方可以性的冲动?男女学生,是性的工具吗?学校教室,是冲动的地方吗?讲解生理,是性的引诱吗?凉月君作如此想,不知何所据而云然。也太看不起学生的人格,而把学校当做野鸡华了。"①

由《医界春秋》杂志社主导的这场讨论,最终的结果是主张男女同校的意见占了上风。1927 年,王一仁、秦伯未、严苍山、许半龙、章次公等创办的中国医学院,在招生广告中,就以"男女同校"作为招徕,并首开中医学校男女同学之先河。

受此启迪与影响,加之生源、师资、财力、管理等诸多因素的制约与影响,1927 年底,上海女子中医专门学校与上海中医专门学校合并为一。但女中医学生依然受到社会的瞩目,1928 年 6 月 23 日出版的《中国摄影学会画报》,专门对"沪南中医专校女生所欢喜的"的"自由谈""快活林""洗手帕""剪头发"等课余生活进行了专题报道。

综上所述,上海女子中医专门学校虽然只招收了两届学生,不仅成为我国近代第一个女子中医专科学校②,而且还为后来的中医学校兼收女生奠定了基础,从多个方面进行了有益的探索和尝试。中医在传统概念里是男人的职业,继西医中的女医生、女助产士及女护士后,又出现了女中医,这也是近代中医应对环境的一次变革,也是对中医传统的又一次突破。

---

① 李竞华.驳凉月君"医学校男女同学的我见".医界春秋,1927(9):14.
② 1925 年 11 月 6 日,广州市政委员会委员长伍朝枢,根据广东省教育厅的意见,命令广州市公安局将四牌楼学宫街 25 号黎国慈、黄友笙主办的"女子中医学校"勒令解散并将各院校招牌除掉。省教育厅的咨文云:"现据省督学张资模、黄元友、冯启和等呈称,窃查本市四牌楼学宫街二十五号设有女子中医院一所,阅其章程,大书曾在内政部立案,并在本厅及市厅等各机关备案等语,嗣查档卷,有该校长黎国慈呈请备案文一件,经以未奉省长令到厅,不准备案批示在词,现该校章所刊,当系伪饰。至其他机关是否核准有案,本厅无案可稽。窃以本厅为全省教育行政最高机关,学校之设立,自当以本厅有案为据。督学等以该校张大其词,格外留意观察。现查明该校院实与一常人住家无异,门口挂晒衣服多件,内部亦不清洁;该女校院长黎国慈与男教务主任黄友笙同住,此外别无教员;校内见有幼年子女多口,据云系其子女,并有仆妇一二人;于正厅内,设有学生桌椅数具及黑板一方,略似学校形式而已;查其学生册,填有姓名十数人,年长未学者居多,惟不见有人上课,亦不见有人留防;询之,则云中医一门,讲授时间不在多,只令其自行研习可矣,来就医者则有求必应云;又询有无教科课程,彼且不知何指,解释后,答云:中医学识,三年可以毕业等语。督学等窃以中医传授,现不列学校系统,盖以此种学术,尚未组织完备,故不能独立成科,与西医并驾。虽整理国粹,为国民所应研求,而设立教科,岂庸下能胜此任?闻该校院长黎国慈识字无多,未必能明医理;教务长黄友笙曾充中医,惟素乏声誉,且毫无办学常识;至于国学根浅之女子,是否适充中医之材,又属疑问,诚恐藉校院为名,招摇敛财为实,则非独无益于中医之提倡,且将生社会之疾视。不予取缔,流弊滋多。"有人认为,此为近代最早的女子中医学校。但此说欠妥。因为这个所谓的学校,既无专门校园,也无教材,根本就不具备一个学校的基本条件。

近代第一所中医妇科函授学校：苏州女科医社

在近代，中医学界的仁人志士冲破重重阻力，汲取西方教育先进理念，举办了百余所具有现代教育模式的中医学校。其中，王慎轩于 1926 年创办的苏州女科医社是我国近代第一所中医妇科函授学校。

创办背景

王慎轩于 1925 年以上海中医专门学校第五届第一名的成绩毕业后，应苏州的浙江同乡之邀，赴苏州悬壶应诊。先在幽兰巷设了女科医室，翌年迁往临顿路西白塔子桥西（即西白塔子巷东），后又搬至阊门内吴趋坊 137 号（即同顺典当对面）。因其临证用药，药味少而配伍精，遣方用药灵活，辨证准而见效快，往往一味极常见的中药到他手下即能发挥出极大的效果，不久便声望甚隆，"远近妇女之蒙其救活之恩者，不知凡几"。鉴于国民政府歧视、排斥中医，致使中医江河日下，立志从传授中医知识入手，希望能振兴中医，遂于 1926 年创办"苏州女科医社"。

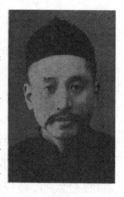

王慎轩

医社分设实习（即在校生）、函授两部，以"研究中西古今之医学，改进中国女科之学术，编辑讲义，切实讲授，以养成女科高等之人才，拯济妇女之疾苦为宗旨"。

医社的学制为 3 年，"凡年在十六岁以上、品行端正、国文清通、有志研究女科医学者"均可报名。函授部随时皆可入学，每学年分为两学期，每学期"学费六元，讲义费四元"。每星期给函授学员寄发讲义一次，每月考试一次①。

---

① 苏州女科医社实习函授部简章. 妇女医学杂志，1927（1）：10 – 13.

办学特色

苏州女科医社在办学方面的最大特色是函授课本均由王慎轩自己编辑,共计有 25 种,现将每种讲义的主要内容简介如下:

《内经生理学》,选取《内经》之生理,参入泰西之新说,提要钩玄,取精弃粕,仿大学讲义之式,编为讲义,使学者读此有明白了解之益,无苦涩无味之叹。

《女子生理学》,衷中参西,阐明女子之特殊生理。为女科医生及妇女必须研究之要书。

《内经卫生学》,卫生之法,可治未病,可治已病,实为医药学上之第一科学。《黄帝内经》首论卫生,精义妙理胜于西说。本讲义采集《内经》卫生之要言,详细注释,不特为学医者必读之书,且为卫生家必备之宝。

《女子卫生学》,中国对于女子卫生素少研究,故妇女每多疾病,且有病而不知调护卫生之法,每致轻病致重,重病致危,深可惜焉。本讲义详论女子卫生之法,明白简要,颇合实用。

《中国胎生学》,博采中国胎生之学说,用白话文切实发挥,使读者对于胎生之原理明晰无疑。

《中国药物学》,采取古今《本草》之精华,参以实地尝试之经验,定确切之气味,明实在之功用,兼及产地、制法、用量、禁忌等,分类编纂,极合实用,且曾经已故江苏全省中医联合会会长丁甘仁改正,洵为中国药物之善本。

《内科诊断学》,分望、闻、问、切四章,望诊中分面色、舌苔、口齿、耳目、举动等;闻诊中分声音、言语、咳嗽、呼吸等;问诊中分年龄、境遇、禀性、嗜好、旧恙、病因、病历、饮食、睡眠、痛苦、二便等;切诊中分诊头、诊手、诊足、诊腹等,俱以临诊之心得为主,并采中西之精华为辅,可作为诊病指南针。

《女科诊断学》,详论妇女诸病之诊断法,以心得秘传为主,兼采中西精华,明白精当,颇

苏州女科医社实习函授部简章

合临床诊断之实用。

《产科诊断学》，产科本属女科之一，但胎产疾病甚多，故特另著《产科诊断学》，详论妊娠、产育之诊断法，亦以心得秘传为主，与人云亦云者不同。

《难经脉法讲义》，诊寸口以决疾病之生死顺逆，始于《难经》，意旨精微，实为医家必读之书，惜乎古文深奥，读者苦之。采取其精华，发明其奥旨，编为浅明之讲义，俾使读者可得《难经》之精髓，能明诊脉之要诀。

《中西病理学大纲》，衷中参西，提纲挈要，能使学者读此易于明了一切之病理。

《女科病理学》，女子病理非常复杂，本讲义博采中西女科病理之精华，详其病原，明其病变，并以秘传心得为主，简明切要为本，务使学者研究之后，对于女子之病理明白了解，则女子之病不难治矣。

《产科病理学》，以绍兴钱氏《产科秘书》及苏州郑氏《济阴要语》为主，参以中西精粹及经验秘传，精义妙理，无不毕具，实为难得之书。

《伤寒纲要》，女科医社的教学课程虽以女科为主，然伤寒为男女所同，女科医家亦不可不知也。采取《伤寒》之精华，编为浅明切要之讲义，言简意赅，辞明义切，颇合实用。

《温病纲要》，温病亦为男女所同，采取古今温病之精华，编为简明实用之讲义，务使学者读此，易明温病之治法。

《杂病纲要》，杂病亦为男女所同，故女科医家亦宜研究。本讲义以寒热虚实为总纲，《内经》《金匮》为根据，临证经验为标准，提纲挈要，简明精当，颇合临诊之实用。

《医学摘要》，摘集医家应注意之要言，为临诊必需之秘书。

《女科医论》，选辑古今女科之医论，参以临诊之心得，以议论正确、切合实用者为主。

《女科治疗学》，以苏州郑氏《万金方》及王慎轩本人研究所得之经验为

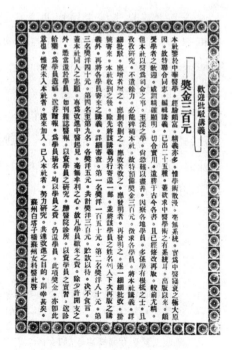

苏州女科医社《欢迎批驳讲义》启

主,参以古今女科治疗之精华,法无不精,方无不验。

《产科治疗学》,以绍兴钱氏《产科良方》及王慎轩本人研究所得之经验为主,兼采古今产科之治疗方法,秘诀奥旨完全公开,实为医书中不可多得之书。

《中医调剂学》,详述制方配剂之法,凡一万五千余字,俱系临诊处方之要诀。

《古方新论》,选取《内经》《金匮》《千金》《外台》等要方,明白发阐,使学者能运用古方,并附歌诀以便背诵。

《内科医案》,选辑古今一百余家之医案,以按语精确、药味切当者为主,每方之后均附按语,使读者易于了解。

《女科医案》,以王慎轩本人之医案为主,俾收一贯薪传之效而得临诊实用之益,且每方之后亦附按语,使读者开卷了然。

《产科医案》,亦以王慎轩本人之医案为主,并附按语,使读者读此,宛如临证实地练习,获益尤深①。

特色之二是除函授《讲义》之外,同时将编辑出版的《妇女医学杂志》分赠学员,作为"学生交换知识,发表心得之园地②",且多次刊登函授学员撰写的文章。

特色之三是函授学员毕业之后,为了使其"成为确能治病之人才③",可以再到女科医社"插入实习部三年级"④临床实习一年,然后即可"改给实习部毕业证书"。而且"毕业学员之姓名、住址、学绩,均刊入本社《杂志》,俾众咸知,以昭实至名归之益"⑤。

特色之四是函授学员如对《讲义》所述内容有疑义或不理解的,"尽可函问本社,即当详答,务使学者明晰"。为此,在女科医社主办的《妇女医学杂志》上特开辟"通函学术问答"专栏,针对函授学员在学习过程中提出的疑问和难点做出详细的解答。

---

①　苏州女科医社招收学员章程.妇女医学杂志,1928(5):11-13.
②　本校十年来之回顾.苏州国医杂志,1936(7):10.
③　苏州女科医社实习函授部简章.妇女医学杂志,1927(1):12.
④　苏州女科医社紧要启事.妇女医学杂志,1926(6):16.
⑤　苏州女科医社实习函授部简章.妇女医学杂志,1927(1):12.

结局影响

苏州女科医社"前后七阅寒暑，曾办毕业四届，学生之行道于社会者，计凡七百余，全国各省及日本、南洋诸岛，无不遍有本社学生之踪迹"①。

1933 年夏，遵照国民政府行政院的命令，取消函授部，改称"苏州国医学社"，添设内、外、小儿诸科目，并向中央国医馆、江苏省国医分馆、吴县县政府及教育局呈请备案，聘请前清举人唐慎坊为社长，王慎轩任副校长兼总务主任。

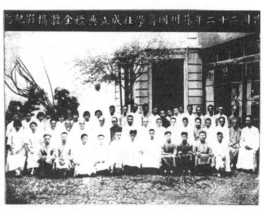

苏州国医学社成立典礼全体摄影纪念

1934 年冬，"苏州国医学社"遵照教育部颁布的私立学校规程，改组为"苏州国医学校"；1935 年夏，改为"苏州国医专科学校"，是近代堪称最为完善的中医学校之一。

何时希在《近代医林轶事》中说："上海女子中医专门学校，丁甘仁创于1926 年，国医函授学校恽铁樵创于 1925 年，皆早于苏州，是王慎轩闻风而动，其成绩则斐然可观者。"②

王慎轩创办的苏州女科医社，不论是办学宗旨、教育方针，还是学术研究、医学科普等诸多方面，不仅值得我们当今的中医药成人教育所效法，更堪为我们今天的中医药大学所借鉴。

---

① 本校十年来之回顾. 苏州国医杂志，1936（7）：10.
② 何时希. 近代医林轶事. 上海：上海中医药大学出版社，1997：81.

近代第一所公立中医学校：南京国医传习所

立学校、设学会、办杂志，一直都被近代中医学界视为振兴发展的"三大法宝"，其间诞生了至今被我们遗忘或忽视的第一所公立中医学校——南京国医传习所。

先期建成南京国医传习所

1932 年，南京"医药界巨子"随翰英、杨伯雅、朱子彝、张简斋、冯端生、张栋梁、汪绍生、包农辅、郭受天、胡子宪、王舜卿、程调之、周晋生、施子良、高锦堂、刘古衡、沈铸臣、陆勋臣暨"政界闻人"陈立夫、彭临九、陈文虎、杜同甲、傅选青、张宗成，"鉴于国医学术，向系人自为学，以致学说分歧，难收统一之效，当此学术竞争时代，不可不筹设医事教育团体，以谋国医学术上之补充"，共同发起成立南京国医传习所，推举随翰英、杨伯雅、朱子彝、张简斋、张栋梁、冯端生、程调之、施子良、周晋生、傅选青、张宗成为董事，张栋梁、程调之为常务董事，张简斋为董事长，负责筹备事宜，并以董事会名义呈请南京市政府及主管机关核准设立①。

当时，中央国医馆尚以暂借的"慧圆街杨宅"作为临时办公地点，为"推展馆务起见"，1932 年 8 月 15 日，商请南京市国医公会将所属天喜长生祠借

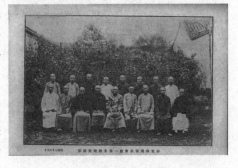

南京市国医公会第一届全体理事监事合影

① 国医传习所之筹备. 南京市国医公会杂志,1932(8):43 – 44.

用①,在"三年内暂借该处,常川办公"②。同时呈请南京市政府将原属南京市国医公会的位于十庙口三皇庙的地产发还,用作国医传习所建筑用地③。时任南京市长石瑛立即批准,但"仅就现有范围,不敷布置,殊有窒碍",建议从与长生祠紧邻的新廊小学"地界内划回三方,以资建筑",石瑛又派社会局人员"莅场会划"④。

为便于解决种种掣肘之琐事,加之中央国医馆早就有成立国医专门学校的规划与蓝图,遂有将南京国医传习所改由中央国医馆主办之动议。1933 年 9 月 26 日,在南京中央饭店召开首次筹备会议,焦易堂、杜同甲、张简斋、杨伯雅、随翰英、石瑛、陈果夫、陈立夫、赖琏、彭养光、傅焕光等出席。经过慎重研究,决定先在长生祠设立国医传习所,扩充现有国医传习所董事会组成人员,加推焦易堂、杜同甲、陈立夫、陈果夫、彭养光、石瑛、赖琏、傅焕光、叶楚伧、沈仲芳为董事,石瑛为董事长,焦易堂为召集人,并与张简斋、杜同甲、杨伯雅、随翰英一起,负责起草《国医传习所章程》及具体规划,提交下次会议讨论。

1933 年 10 月 1 日,在中央国医馆会议厅举行第二次筹备会议。同伯亭、张简斋分别就《国医传习所章程》拟订情况、《修改国医传习所章程》及经费预算做了说明,会议推举张简斋为所长,随翰英为教务主任,傅选青为事物主任,并再次议决"先办国医传习所,俟《国医条例》通过后,明年即办学校,招收正班学生"⑤。

为加紧进行筹备工作,成立了以焦易堂为主任,杜同甲、傅选青、沈仲芳等为副主任的筹备委员会。自此以后,南京国医传习所的主办单位升格为中央国医馆,并由此而奠定了近代第一所公立中医学校的地位。

1934 年 5 月底,在南京国医公会长生祠旧址开始校舍建设,将于 6 月竣工,"大约九十月,决可开校上课"⑥。呈请南京市社会局核准备案后,决定先行开设"医学正科"与"补习班"各一班,"以科学方法,研究中国医药,改善疗病及制药方法,养成国医专门人才"为宗旨,"有初中毕业资格及相当学历者,可入正科

---

① 函南京市国医公会请借用长生祠为本馆办公处文. 国医公报,1932(创刊号):62 - 63.
② 函南京市国医公会拟暂借长生祠常川办公希查照见覆文. 国医公报,1932(2):37 - 38.
③ 函南京市政府请发还本市医药公会地产以便办理国医传习所文. 国医公报,1932(创刊号):62.
④ 函南京市政府请饬行社会局派员将医会原接新廊小学地界会划以资建设国医传习所文. 国医公报,1933(10):25.
⑤ 中央国医专校与医院之筹备经过. 光华医药杂志,1933,1(1):57 - 58.
⑥ 南京国医传习所将开办. 光华医药杂志,1934,1(9):1.

修业,五年毕业;参加南京市国医检验考试,无论已否及格而有志补习者,均可报考补习班修业,二年毕业"①。学习课程分为两种:"必修科目"包括党义、国文、理化学、生物学、解剖生理学、卫生学、医学史、病理学、诊断学、药物学、处方学、内科学、小儿科学(附痘疹科)、妇人科学(附产科)、外科学、临症讲义(医案)、临症实习;"选修科目"包括喉科、眼科、正骨科(附金镞科)、法医科、按摩科、齿科、花柳科、针灸科②。经过先后两次招考新生,最终录取"正科四十名,补习班三十名",于1934 年 9 月 19 日开学,24 日正式上课③。

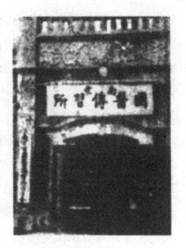

南京国医传习所

此时,南京国医传习所的设施尚未"周备",随着"各种筹备,渐臻完善",董事会决定"补行开学典礼"④。

1934 年 11 月 14 日,隆重举行开学典礼,党政要人、医药俊彦及新闻记者一百余人参加。南京市党部常委周伯敏劝勉"国医须要科学化,不矜己长,以力求进步;不没人善,以吸收新知":"现海禁大开,西医流入我国,与中医有发生竞争现象。我们设立国医传习所,教授学生,应当用科学方法,做有系统的研究,把学术重新整理,以杜外人口实,且继往日伟大的成绩,振兴轩岐绝学,庶几我国民族的健康,得有保障。"⑤

南京市市长石瑛致辞说:"学问是公开的,自己好处要保存,人家好处要学他。既不可自视太卑,亦不可夜郎自大。我们中国医学,有数千年的历史,经过古来多少名医研究试验,始得到这样的结果。处现在科学发达的时代,西医每自矜有生理解剖学等,说是它们有科学系统,有实地试验;中国只有国药可用,国医是靠不住的。这是岂有此理的话!没有国医,这个国药如何能知道用法呢?不过,国医故步自封,不求猛进,为人诟病,这是不肯勤学的毛病。据上

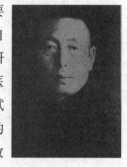

石瑛

---

① 南京市国医传习所:中央国馆主办,推张简斋任所长. 广济医刊,1934,11(9):4-5.
② 首都国医传习所续招男女生,定于九月中旬开校上课. 光华医药杂志,1934,1(11):50-51.
③ 南京国医传习所开学上课. 光华医药杂志,1934,1(12):48.
④ 南京国医传习所将补行开学典礼. 光华医药杂志,1934,2(1):92.
⑤ 南京国医传习所举行开学典礼. 光华医药杂志,1934,2(2):52.

两点看来,国医要自己虚心求学,打破故步自封及不肯勤学的陋习。须知国医学理是一种高深的哲学,含蕴精妙,不易研究。现传习所共招学生两班,'本科生'多系中学毕业,于一切普通科学,皆具有相当的程度,入学前一二年,教以理化、生理、解剖、卫生等,树立医学的基础;再进而研究医理、病理、药性等,把从前已发明而散失的,一一整理起来;未发明而需要的,努力精求实现,发挥而光大之。诸生虽只有五年毕业,但是毕业后,仍望继续研究,学有心得,再资遣出洋,学习西医的长处,触类旁

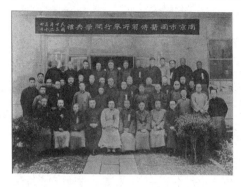

南京国医传习所开学典礼来宾合影

通,中西一贯;到那个时候,便无所谓中医、西医,就是人类最需要的医学罢了。这是对于日班本科的希望。'夜班补习生'都是已经学过多年,于一切医药书籍,读得很多,自然是要提高程度,然不得良师指导,终难探得医学源流。例如古今中外注释《伤寒论》者,凡一百三四十家,议论纷纭,莫衷一是,且多互相攻讦,使后之学者读之,如大海一筏,茫无津涯,所以必赖名师,就其经验所得,告以某家注释为是,某家注释为非,抑某某两家学说,立言虽异,而理实相通,'去紫夺珠''去瑕存瑜',诸生必须学有根柢,乃能知所抉择,方足以济世活人;并希望本京一般年轻的国医,晚间多多来所补习,得到许多益处。这是对于夜班补习生的希望。本所诸生果能一致努力,日求进步,预祝将来必能收获很大的效果。”

陈立夫作为董事代表也发表了演讲:“研究中医与批评中医之言论,均未能中肯。西医云三指切脉,茫无所据,未免强词夺理;中医云以机械疗疾,背乎气化,亦属主观太深。何者?六脉配合脏腑,病因确有根据;器械测验症状,能助四诊不逮;各是其是,中西不能融化,两有裨益,均属一偏之见。医者治病,须知《易经》阴阳之理。夫阴阳时令,阳为物质,阴为精神;时令循环,病体寒热。凡医家临床,当分膏粱藜藿、地方南北、时令之寒暑、躯体之少壮等事,面面兼顾。中医出神入化,须具有活泼灵敏之天资,乃能胜此重任。近

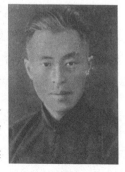

陈立夫

年西医,突飞猛进,中医则日渐消沉,其原因何在? 盖西医掠我之长,补己之短,

如美日之研究《本草纲目》、法德之研究针灸治疗,风起云涌,日有进步;中医不但弗取他人之长,反被他人窃我之长,使轩岐四千余年之结晶,日益退化,放弃教育,是谁尸其咎呢? 况醉心欧化者,每曰中医不合科学化,仍以欧美所有者,吾当舍己从人;欧美所无者,吾当弁髦摈弃。是非倒置,实背总理保存固有文化之遗训。要知吾国医学之价值,是从数千年人民疾病经验得来,即历代无数名医惨淡经营,耗去无量的心血换来。简言之,直不啻以千百亿兆的生命,试验牺牲换来。是此伟大成绩,吾四万万七千万人民,当赖之为'托命符'。彼等淡焉漠焉,反以为无足轻重,尊人贱己,真岂有此理! 现在国医传习所成立,莘莘学子,精勤研究,但须从根本上做起,并要迎头赶上去,取他人之长,舍他人之短,再加用己身之长,去己身之短,不宜妄自尊大,更不宜妄自菲薄。妄自尊大,是谓自暴;妄自菲薄,是谓自弃。自暴自弃,均为不可。若从现在努力去做,须先明了大体的趋向,然后局部的进步,自然有基础。"①

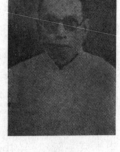

周柳亭

1935 年 8 月,南京国医传习所再次招收新生,"第一次招生,已于八月二日考过""月底将再续招"②。

1936 年,第一届"补习班"临近毕业之际,国医传习所呈请中央国医馆派人监督毕业考试:"定于六月十九、二十两日,举行毕业试验,并缮具分科试验表,送呈钧馆鉴核。届期仰祈派员莅所监试,以昭郑重。"中央国医馆特派秘书主任周柳亭作为代表"莅场监试"③,"经各科教授评定甲乙,均尚及格,随填毕业证书三十张,呈奉社会局盖印发还"后,又加盖了中央国医馆印章④。

1936 年,焦易堂鉴于"中医伤科为吾国固有国粹,成效卓著,现为应付非常时期,此项人才尤须积极造就,以谋利社会",在征得张简斋所长同意后,决定开办伤科班⑤。但是否举办,不得而知。

① 南京国医传习所举行开学典礼各来宾谢词. 国医公报,1934,2(2):1-4.
② 南京国医传习所续招新生. 光华医药杂志,1935,2(10):53.
③ 南京国医传习所补习科毕业呈请中馆派员监试. 光华医药杂志,1936,3(9):56.
④ 令南京市国医传习所据呈据补习班毕业证书请加盖馆印应予照准文. 国医公报,1936,4(2):11.
⑤ 南京国医传习所将开办伤科班. 光华医药杂志,1936,3(11):1.

筹而未竟的中央国医专校

南京国医传习所建成以后，中医学界兴办中央国医专门学校的愿望与理想，终民国之世，一直都在不断努力争取实现。

1937 年 3 月，卫生署中医委员会成立后，"以《中医专科学校教学规程》业经中央政治委员会议决：'交教育部会同委员会妥为订定'，特商请卫生署指派随翰英、张锡君前往教育部会商进行办法，并一面草拟国立中医专门学校预算，请卫生署商教育部于下年度开始时，在首都筹设国立中医专门学校"①。

所拟订的预算草案，共计国币 24.6 万元，包括临时经费 15 万元（建筑费 10 万元、设备费 3.5 万元、筹备费 1.5 万元）及第一年度经常费 9.6 万元（俸给 7 万元、办公费 1.2 万元、购置费 1.4 万元）②。无奈此时抗战的烽火已蔓延至南京，并被迫迁都，开办中央国医专门学校的计划遂搁置下来。

1939 年 4 月 22 日，国民政府教育部公布《中医专科学校暂行课目表》并令各省教育厅查明中医学校办理情形，但延宕数年，却迟迟未见有任何主办公立中医学校的举措。

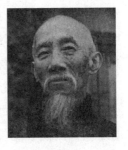

孔庚

在 1942 年 10 月召开的国民参政会第三届第一次大会上，孔庚、曹昌宾分别提交了《为请求政府讯予创办中医专科学校以促进中医学术，并令卫生署于各省市县乡镇之卫生所、卫生院、卫生处兼用中医人才以利病家，减少漏厄案》及《请政府设立中医学校，用示教育平等，以重民命而利抗战案》，孔庚更是提出了《限期成立国医专科学校，造就中医人才案》："请行政院令饬教育部迅速延揽中医学者，集思广益，编辑教材，并限期一年内成立中医专科学校，普及各省市设立分校或训练班，以发扬民族固有医药。"

大会将以上提案，合并讨论，议决如下："以科学方法，研究我国原有医术及药材，为卫生行政机关及医药学校亟应切实注意之事，本案送请政府参考。"③

---

① 中医委员会建议创设国立中医专科学校. 光华医药杂志，1937，4（8）：1.
② 国立中医专校积极计划进行：张委员拟就预算，刻已送教育部审核. 光华医药杂志，1937，4（9）：3.
③ 国民参政会第三届第一次大会中医学校提案全文. 华西医药杂志，1946，1（9）：51－53.

相关部门不但不予采纳,反而采取了一些倒行逆施的措施。1946 年 2 月,国民政府教育部命令上海市教育局取缔上海中医学院、中国医学院及新中国医学院,公然否定已经颁布的《中医专科学校暂行课目表》;同年 6 月,卫生署命令各地卫生局,规定中医不得再称医师,自我违背 1943 年公布的《医师法》。面对政府机关"前后言行之不符,实使人痛心疾首"的情势,"上海市中医药界积极自筹十亿元,以期建立国立中医专科学校",并"会同首都中医药界向政府请愿""结果尚称圆满,不日将展开筹备工作"①。但囿于种种原因,最终未能实现。

抗战胜利以后传习所复课

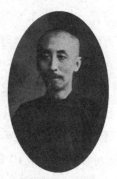

张简斋

抗战胜利后,停办已达十年之久的南京国医传习所,在张简斋所长的积极努力及南京医药界的募捐帮助之下,重新修葺被敌伪焚烧的长生祠并增加其他建筑设施,经过一年多的筹备,在向南京市教育局备案后,于 1947 年 6 月开始招录学生,报名者不仅男女均有,而且还有开业已数年的医师,但多数为抗战前在该所就读而未毕业者②。

当时,上海中医学院、中国医学院、新中国医学院已被当局勒令关闭与停办,"在今日中医药教育摇摇欲坠之势,国医传习所能够复校上课,也是中医药界中一朵奇异光彩之花。"为此,医声通讯社南京分社社长兼特派记者张德培在开学前夕专访国医传习所,"报名上课者,大半为该所旧生""此次甄审者七十多人,及格者六十人。女生王问儒、王慧智、梁玄亭、沈慧君、蔡香帆五人,男生芮心斋等五十五人;系下午制,授课时间为每日下午三时至六时,教材大半均由该所自编,内设教导处、事务处,其讲义为内科、外科、妇科、幼科、生理解剖、病理、诊断、方剂学、药物学;期间六个月,期满之后,即行重招新生,依旧为四年制。"③

1947 年 7 月 1 日,南京国医传习所正式上课。除集中 1934 年和 1935 年录

① 中医药界一致要求建立国立中医专科学校.吴兴医药月刊,1947,复(13):20.
② 德培.南京国医传习所复课.医声通讯,1947 – 7 – 22.
③ 张德培.南京国医传习所复校一夕访问记.华西医药杂志,1947,2(6 – 7):42 – 43.

取的学生分别组成"特别训练班"外,还开始了向社会公开征集图书并筹备出版杂志等工作①。

其后,因国内时局紧张,有关国医传习所的讯息未见报道。南京解放前夕,张简斋携家人前往香港,南京国医传习所也曲终人散。

---

① 京国医传习所征书出刊. 医声通讯,1947 – 7 – 29.

近代第一个中医学习西医班：江苏省立医政学院卫生特别训练班

西医东渐后,迟至清末民初,质疑中医不合科学的言论甚嚣尘上。二十世纪二三十年代以后,不论是"废止中医派",还是"拥护中医派",甚至中医学界自身,都主张中医必须"科学化"。1934年,刚成立的江苏省立医政学院就举办了第一个中医进修学习西医班——卫生特别训练班。

主办缘起

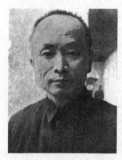

陈果夫

1934年5月间,时任江苏省政府主席的陈果夫鉴于"国内医科学校,限于治疗疾病之学,又惟笃信西洋医学,我国数千年来医学之宝贵遗产弃如敝屣,既未能为医事作整个之推动,又未能兼采中西所长,创造中国之新医学"①,提出在省会镇江筹建最高医药学府的议案。5月15日,江苏省政府委员会第658次会议,决定"先办医政学院,造就卫生行政人员,以为本省各县改进医政之用"②。9月1日,江苏省立医政学院正式成立,公推陈果夫兼任院长。学院设有三科一班,即医科、卫生行政科、卫生教育科和卫生特别训练班。

陈果夫在谈到创设卫生特别训练班的初衷时说:"该班专为训练中医而设。中医用其老法,虽每年亦能医愈若干人,但其本身对于生理解剖及卫生方面,往往多不明了,故令其补习。"③

---

① 陈果夫.江苏医政学院之过去与将来.医育,1939,3(2-3):1.
② 江苏将先办医政学院.新医药,1934,2(4):411.
③ 苏陈主席对医政学院之希望.光华医药杂志,1934,1(10):36.

若干年后,陈果夫在回忆江苏省立医政学院时又说,医生应分高级、中级、初级三个等次来培养,为培植服务城市人民的高级医生,江苏省立医政学院设立了医学本科;低级医生是专门医治地方病及服务农村大众的,江苏省立医政学院特地举办了农村医药初级服务员训练班;中级医生怎么培养呢?当时"江苏全省登记中医,达六千余人,分布社会,至为普遍,最适合人民一般治疗需要。故中级医生,即以登记中医,加以训练充任"。所以又"设卫生特别训练班,训练科目均为科学基本知识,如物理、化学、生理、细菌学等,以补充中医现代科学之不足"①。

当然,之所以特地开设卫生特别训练班,是与陈果夫关于中西医学的一贯认识与主张分不开的:"中国文化中之最科学化者,莫如医学。科学之成就,不外演绎与归纳二途。中国医学,以哲学为演绎之本,以数千年来临床诊疗之结果为归纳之资料。世界科学中,其研究历时之久、试验之

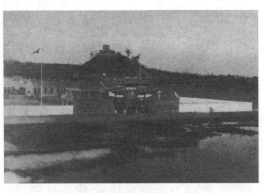

江苏省立医政学院

多,孰有逾于此者! 虽因时代关系,中国医学有待整理与研究者固多,然以为毫无价值,不值一顾,诚所谓'下士闻道而大笑也'。"②但遗憾的是,"我国已战败于法,再战败于日,我国人以前的自尊自力心理十分坚强,此后的情形则不啻由'了不得'的地位降为'不得了'的地位了。五四一时期,尤为划分时代的一个界石,就以前所固有的悉数摧毁,不留余地,而昔日自尊自大的心理,一变为自轻自贱的心理"。就医学来说,"我国的医学,历史之悠久,事实之应效,其间必有可以研究之处。今若舍而勿用,自灭文化,是又何异把整个国家送入坟墓中去。可是,一般拘泥信古的人们,一味保守,不知利用世界最新方法去深究,以为古所有者无不是,外所来者无不非,此种心理一日不打破,即中医一日不能显扬于世""保持中医的现状则必亡,用西洋的方法来研求则必昌,未来的新医学必然是中医和西医的化生物"③。所以,"主张中西医打成一片,现时中西医往

① 陈果夫.江苏医政学院之过去与将来.医育,1939,3(2-3):1-2.

② 陈果夫.江苏医政学院之过去与将来.医育,1939,3(2-3):2.

③ 陈立夫讲,叶劲秋笔记.医药之将来.光华医药杂志,1934,2(1):12-13.

往互相轻视,其实均各有所长,最好能贯通为一"①。

举办经过

卫生特别训练班是江苏省立医政学院特有的编制,"其设立之宗旨,乃招收三十五岁以下在本省开业三年以上之中医,授以各种基础的科学医之知识,导入科学化之途径"②。"其年龄规定三十五岁以下者,盖恐逾此则思想迂腐,不堪再造";"其规定开业三年以上者,取其有相当之经验耳"③。

1934 年 8 月 12~15 日,假江苏省立医院举行卫生特别训练班入学考试,科目为《伤寒概要》《内难概要》《本草概要》;20 日揭榜,共录取 60 人④。

1934 年 10 月 10 日,第一届卫生特别训练班举行开学典礼⑤,12 日正式上课。学习课程:《党义》《解剖学概要》《生理学概要》《病理学概要》《免疫及细菌学概要》《药物学概要》《个人卫生学概要》《公共卫生学概要》《卫生学概要》《传染病概要》《医药常识》《急救法》《医学史》《隔离及消毒》《诊断及鉴别诊断概要》《日文》及生理学实习等⑥。

该班不收学费,每学期只需缴纳伙食费 30 元、制服费 20 元、讲义费 2 元⑦;最初确定的学习期限为半年,将届期满时,"校方鉴于各学员亟谋深造",经呈奉江苏省政

(镇江通讯)江苏省立医政学院,係培养医政人才之学府,开办以来,学生极为发达,兹将其医科与衞生特别训练班招生规则撮要摘录于后,俾投考者咸能明瞭也。

(甲)医科与衞生特别训练班,「資格」1.医科公立或经立案之私立高級中学毕業者,2.衞生特别训练班,在本省開業或曾在近三十五岁以下者,「報名手續」1.填寫履歷表,2.附繳最近四寸照片三張,3.繳納報名費二元,「考試科目」1.医科國文、数学、物理、化学、生物學、口試,2.衞生特别训练班國文、外國文(德文或英文)、衞生概要、本草概要、口試,「修業年限」1.医科四年實習一年,2.衞生特别训练班二年,

蘇省醫政學院招生規則摘要

江苏省立医政学院招生规则摘要

---

① 中西医科目并备之苏省立医政学院开学志盛.光华医药杂志,1934,2(1):89-90.

② 江苏医政学院小史及设施概况//王东胜,黄明豪.民国时期健康教育文集.南京:江苏人民出版社,2008:247.

③ 吴涵秋.镇江医学院参观记.明日医药,1937,3(1):81.

④ 江苏医政学院前日在镇江举行入学甄别考试.新医药,1934,2(6):606.

⑤ 江苏省立医政学院开学.民生医药,1934(3):17.

⑥ 江苏省最高医药学府之江苏省立医政学院.江苏教育,1935,4(11):157.

⑦ 善哉!江苏省立医政学院之卫生特别训练班.明日医药,1935,1(2):79.

府批准,延长为一年①。1935年7月7日,第一届卫生特别训练班举行毕业典礼,并为前三名学员颁发奖品,"第一名为湖笔四盒,上镌姓名,挂表一具;第二名为湖笔两盒,自来水笔一支;第三名为湖笔一盒,《辞源》一部"②,陈果夫院长为57人亲授毕业证书:

张锡君	石玉成	许子评	张济成	陈伯涛	袁仲华	李石安	曹棣轩	袁以群
陈安民	李振庭	王治权	汤念慈	潘玉藻	杨兴祖	金浩如	殷振华	李大川
黄鹤松	曾惠民	倪云岳	林雅庭	姜贯虹	褚绍庭	徐苇江	李子仪	蔡体元
叶劲秋	蒋再春	陈祖绳	汤葆光	耿鉴庭	陈振缨	陈观义	沈 俊	顾鹤声
潘辰生	蒋怀民	许丽天	曹奂成	陈 东	艾树桂	朱拔群	严执中	曹 夫
向德修	强光鉴	杨文修	马果超	张尧钦	赵秋生	黄云生	缪欲之	王植庭
宋济仁	张明谦	郑 重③						

之所以入学60人、毕业57人,是因为江苏省立医政学院对学生的学业考察十分严格,除临时考试、学月考试、学期考试、毕业考试外,陈果夫院长为汇通中西医学起见,命令卫生特别训练班的学员根据平时的学习研究心得,写成论文,经童志青博士为主席、陈果夫及胡安定为评委的学术委员会审查,合格者57篇④。

1935年,通过考试再招收58人⑤,为"力求认识西医之所长",使学员毕业后"执行业务时,得本其真理,而以中西药物并治",延长"修业期为二年"。第一学年讲授基础医学知识,第二学年则专授临床医学,如《内科学》《外科学》《产科学》《小儿科学》《皮肤科学》《花柳科学》《眼科学》《耳鼻喉科学》《看护科学》及内外科

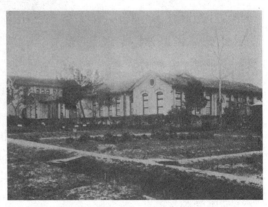

教室及药用植物园之一隅

① 医政学院卫生特别训练班延长修业期限. 光华医药杂志,1935,2(6):70.
② 江苏省立医政学院卫生特别训练班毕业典礼. 光华医药杂志,1935,2(9):62-63.
③ 前江苏省立医政学院各科毕业同学名录. 国立江苏医学院院友录. 重庆:国立江苏医学院,1942:54-56.
④ 江苏省立医政学院卫生特别训练班毕业盛况. 医药新闻,1935(22):封面.
⑤ 苏省医政学院招生规则摘要. 光华医药杂志,1935,2(8):61.

实习等,使毕业后可作为正式医师的助理人员。1937 年 6 月 14～22 日,第二届卫生特别训练班举行毕业考试①;6 月 29 日,举行毕业典礼,共有 53 人获得毕业:

许 文	许懋德	陈曼生	杜列五	毛祥滨	陈治平	高肇基	陈甲联	陈书培
孙存康	秦纯一	龚文秀	田春旭	郭荫昌	朱震午	汤泽民	毛南松	唐国藩
丁佩泉	崔枕流	项晋湘	陈健秋	颜公才	吴士珍	曹业哉	唐焕才	喻国安
崔叔周	程民章	陆 达	赵遴升	陆金昌	周元声	杨仁得	安平均	陆希羽
宋里千	马恒富	周中光	唐克明	王少白	张纳川	孙 飞	朱锡棠	王叔扬
王南山	孙萃卿	殷寿国	程锡爵	黄雨时	李盛唐	贺沛霖	邱弼臣②	

　　需要指出的是,江苏省立医政学院的毕业学生,均按其学习成绩,分配江苏各地服务。第一届卫生行政科、卫生教育科学生毕业后,由民政厅、教育厅分配。淮阴城区卫生实验区、镇江乡区卫生实验区创设后,以卫生行政科毕业生分任主任、课员,余均委为县公安局卫生技术员。卫生教育科毕业生,由教育厅委任充当

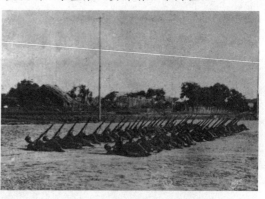

江苏省立医政学院学生军事训练

省立民众教育馆及县教育局卫生教育指导员。但卫生特别训练班的学员,毕业后仍自行开业。

　　抗战军兴后,镇江告急,陈果夫辞去院长,由胡安定继任院长,卫生特别训练班也停止举办。1937 年 11 月 23 日,江苏省立医政学院奉令转移,初迁往湖南长沙,后转移至湖南沅陵。1938 年 8 月 9 日,与南通学院医科合并,改名为国立江苏医学院。

　　综上所述,江苏省立医政学院卫生特别训练班实质上就是中医进修学习西医班,虽仅主办两届,但"成绩甚佳,其能潜心研究、举一反三者,获益尤多,将来

---

　　①　江苏省立医政学院第二届卫生特别训练班举行毕业考试.国医砥柱,1937,1(7):56.
　　②　前江苏省立医政学院各科毕业同学名录.国立江苏医学院院友录.重庆:国立江苏医学院,1942:56－60.

中医教员或于此辈学生中可以选任也"①。时人评价说:"卫生特别训练班的创设,实开历来公立医校科目的新纪元""开我国医药科学化的先河,将来在医政史上,定能留着光荣记录的一页"②。

① 陈果夫.江苏医政学院之过去与将来.医育,1939,3(2-3):2.
② 善哉! 江苏省立医政学院之卫生特别训练班.明日医药,1935,1(2):79.

近代第一个外科中医进修西医班：江苏省立医政学院外科中医训练班

早在周代，中医即有"疡医"之设；《后汉书》更有华佗采用"麻沸散"进行"开肠破肚"的记载；隋代以后，太医院均设有"疮肿(疡)"一科。但中国古代在医学分科上，从未使用"外科"作为分科名称。在传统中医知识体系内，凡皮里膜外(胸腹膜腔之外)的各种有形疾患均归属于外科的范畴；以研究与治疗各种疮疡、皮肤病、瘿瘤、痔瘘、损伤等为主要内容；其特点是在理论、治则、用药等方面均注重内、外的结合与统一。西医东渐后，很快便以外科手术、新法接生、隔离防疫等"奇技淫巧"征服了民众，并在中国学术界占据了医学主导地位。中医外科因基本不具备近代意义上的"细菌消毒"等弊端，颇受世人诟病。为帮助传统外科中医提高自身素质，以便成为"现代化之中医"，江苏省立医政学院于1937年举办了近代第一个外科中医进修西医班。

举办缘起

1933年10月，陈果夫出任江苏省政府主席。基于自己长期以来对中医与西医治疗效果的亲身感受及体会，陈果夫认为，当时的"中国，无论哪种医生，都很幼稚，也可以说，均还处在小学程度……西医平时所应用而有把握的药，只有三数种为特效药，但就可以医好许多人的毛病，将这几种流行病可以防止；其他各种方药均在试验之中，虽然有可以治病的，但是也不过碰碰运气……中国医学并不是不好，现在所用各种各类的药，都是许多年来以人为试验而来的，但因其偏重理想，缺乏科学的实验，各个人所用的材料，各各不同，各人又只相信各人自己的医理,所以弄得很不一致,因此减损了中医的功效"①。

正因有如此认识,于是乎陈果夫在自己的职权范围内,做了两件迄今为止中医学界还没有充分意识到是意在"暗中支持中医"的两件事情。

其一,制定了就各个方面的条件和要求来说,都相对较为宽松的中医审查及检定规则。1934 年 4 月 17 日,江苏省政府委员会通过《江苏省管理中医暂行规则》。5 月,开始登记,发给开业执照,领照中医极为踊跃。1935 年 2 月 5 日,江苏省政府委员会第 723 会议又通过了《修正江苏省管理中医暂行规则》,具备下列条件之一者,经民政厅审核合格后可给予开业执照:"曾在公立或私立已备案之中医学校肄业二年以上,领有毕业证书者;曾领有本国卫生主管官署颁发医师证书,或开业执照者;从师三年以上,在一定地方开业五年以上,确有学识经验,得原业师之证明及同境领有执照中医三人以上之书面保证者;有中医著述,经民政厅审核及格者。"②在 1936 年 1 月《中医条例》颁布之前,江苏省的中医从业人员领有开业执照者,共 6537 人③。一方面为广大中医的生存提供了出路,同时又为中医的后续发展保存了有生力量。

其二,开设了近代第一个中医学习西医班——江苏省立医政学院卫生特别训练班。陈果夫曾说:"这是一个以一省之力主办的,而一切均按着我的理想做去的一个学校。"因为"近几十年来,中国的医药界有相当的混乱,中医和西医、国药和西药,不问在理论上和实际上都有相当的摩擦"。在这种情形之下,"不独增加病人的痛苦和不幸,并且阻碍医药事业的发展"。陈果夫"有鉴于此,因有江苏省立医政学院的创设"。所持的基本态度是:"对于中西医无所偏倚,都在研究之列,进而设法使其融通调和。"

但陈果夫同时也认识到:"各地开业中医,人数既多,漫无稽考,其能操业治病,固不乏人,而学识浅薄,贻误病家者,亦所在多是。"特别是"各县中医,类多私家传授,各秉师承,无论已否领照,其程度极为参差"④。

尤其是传统外科中医,普遍"缺乏科学常识""对刀割割洗,尤不知注重消毒方法,往往病不足致人死,而因无消毒设备,传染更重于疾病,误人生命者,时有所闻"⑤。"为使现在执行业务之外科中医,增进医学技术,接受科学知识,成为

① 知医与行医:江苏省主席陈果夫先生在医政学院演辞.国医正言,1936(18):13 – 14.
② 修正江苏省管理中医暂行规则.医醒杂志,1935(创刊号):45.
③ 陈果夫.江苏省政述要.台北:文海出版社有限公司,1983:53.
④ 陈果夫.江苏省政述要.台北:文海出版社有限公司,1983:52 – 53.
⑤ 苏省中医外科将分批集省训练.国医素,1937(2):37.

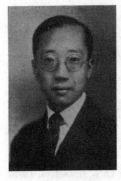

童志青

现代化之中医起见"①,江苏省政府决定首先对外科中医实施培训,饬令江苏省民政厅与江苏省立医政学院共同负责办理,在江苏省立医政学院附设外科中医训练班。

1936年5月15日,江苏省政府委员会第830次会议,通过了《外科中医训练大纲》。明确规定:江苏各县持有省民政厅所颁发的开业执照的外科中医,除年龄在50岁以上并体弱不堪者外,都必须听从安排,分期集中于省会镇江江苏省立医政学院,接受为期四个月的培训;50岁以上并体弱不堪受训练者,采用函授方法进行培训;凡故意逃避培训的外科中医,由所辖地县政府勒令停止开业,并吊销其执照;培训期满,经考试及格者,发给结业证书;培训期间,所需旅费,各县政府可酌情给予补贴,但伙食费由各学员自理②。

此后,江苏省立医政学院即着手拟订具体的培训计划及课程内容,院长陈果夫委派"医科专任教授"童志青博士担任"外科中医训练班"班主任;同时,因需要接受培训的人数众多,原有的教室不敷应用,"特兴建新课室"③。

各界反应

江苏省政府针对外科中医进行西医培训的举措,经媒体广泛报道后,在社会上引起了强烈反响。赞同者有之,商榷者有之,认为没有必要者亦有之。

淮阴中医沙亦恕,"聆此消息,不胜唏嘘与兴奋。盖鉴于中医之训练,其须要、其迫切,已非笔墨所能形容!吾人感觉到今后中医,受训之实现,始可言提高中医地位,始可为中医筑成立足于社会健全之基础!在中医之立场,应牺牲一切,发奋图强,而博到受训后对社会做伟大贡献之荣誉"。之所以这样说,是因为"中医以往无训练、无系统、无组织,散漫各地,各事

外科中醫訓練大綱

(江蘇省政府第八三〇次委員會議決議通過)

(一)本省爲使現在執行業務之外科中醫,增進醫學技術,按受科學知識,成爲現代化之中醫起見,特訂定本大綱,(二)凡各縣外科中醫,領有本省民政廳頒業執照者,概須聽候分期召集訓練,(三)外科中醫除年齡在五十歲以上,並體弱不堪受訓者外,概須分期集中省會,受醫學衛生訓練,訓練期間,暫定爲四個月,年齡五十歲以上,並體弱不堪受訓者,用函授方法訓練之,(四)規避受訓之外科中醫,由該管縣政府勒令停止開業,並撤銷其開業執照,(五)外科中醫訓練滿,經考試及格者,發給證明書,(六)外科中醫受訓時,所需之旅費,

外科中医训练
大纲

---

① 江苏省政府公布各县外科中医训练大纲. 医界春秋,1936(114):34.
② 苏省府公布训练各县外科中医大纲. 卫生教育,1936,1(3):25.
③ 江苏外科中医训练筹备紧张. 光华医药杂志,1936,3(8):72.

其是。吾人对此种问题,曾在国内各大医刊一再论列,认为中医之需要甄别与训练,已有刻不容缓之势。盖居今日以应付潮流,摆脱环境,任何方面苟无相当进取之心、革新之实,将何以在此进取社会中谋生存?"①

益林中医张治河不仅极其赞同,而且对"训练办法"提出了两点改进建议:"对于受训之资格,应请不必限于登记与否、开业与否,一概听人自由。但训练期满,必须严格考试";"函授范围,应当从宽",对那些"业务甚多,社会抱病者不能一日相离之中医""应请其许入函授之列。函授毕业,再为严加考试,甄别其优劣,而定其奖惩"②。

被誉为近代中医界"喉舌"的《医界春秋》杂志,其主编张赞臣则认为毫无必要:"中医积数千年经验而得之医学技术,伴民族而生存,其固有之价值,凡留心国粹者,自有相当之认识。西学东渐以来,国人之心理,以涉及一个西洋或东洋便认为科学,奉为神圣,视国货为不摩登。此最大错误也。就医术而言,一般民众之眼光,莫不言:内科西不如中,外科中不如西。此皆耳食之徒、肤浅之见,不足与言道。譬如疔疮、背痈、臁疮、瘰疬,皆外科之恶症,西医每苦无办法,妄施手术,有祸变立生、危险立见者;中医用药,不动刀针而立愈。断骨、中弹,西医骨科有不能彻底时,中医伤科以古法、秘法施之,多收神奇之绩者。若引事实为之证明,则罄竹难书矣。政府之教育,对中医弃之门墙之外,然中医只凭个人之经验,尚不失去民众之信仰;西医即受政府优越之爱护,然民众未必认为天之骄子。其故何在? 曰:技术与经验有以致之

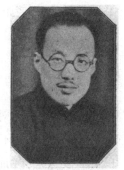

张赞臣

耳。苏省府有见及此,有集中外科中医训练之举,值此国难临头,外科中医不乏有用技之机会。中医同人,其勉之哉!"③

化名为"今日生"者,则又苦口婆心地劝说道:"国医馆虽成立了多年,代价亦不为不少,可奈整齐不成国医界的步伐。江苏省政府主席陈果夫氏深慨夫我国国医界的举措太不齐一,乃有中医调省训练的实施,以不统一中求其统一。闻将逐科分别训练,是诚改善国医界最善的实际工作。国医们幸勿多所猜疑,

---

① 沙亦恕. 训练为中医之先务. 寿世医报,1936,2(5):1.
② 张治河. "训练为中医之先务"书后. 医界春秋,1936(114):6-7.
③ 张赞臣. 中医训练(一). 医界春秋,1936(114):封面.

应当体谅当局者一片改善的苦心,用雪无组织、无系统的奇耻大辱。"①

杨舒荣一方面认为"训练中医的目的,在灌输新知、增进技术,于中医本身确有不少利益",且"政府之维护中医地位,提高中医程度,赤忱至意,诚深为感篆于整个中医界之内心矣";另一方面

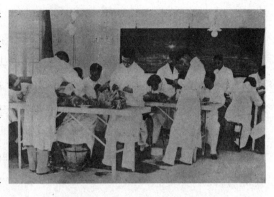

江苏省立医政学院解剖实习

又认为"如要使中医现代化,既须循序拾级而登之时日,复不妨碍中医业务之牺牲,以收培植人才之实效,则莫如函授:抉取科学新知之精粹,编为讲义,分期发给各中医,作业余之进修,间发试题,每年订定日期,集中省会而考试,将考试成绩,定其优劣,优者给予证明书或举行毕业式,劣者仍予继续修学机会"②。

最后结果

虽然社会各界对"外科中医训练班"既充满期待,又议论纷纷,但不知何故,原定于1936年8月就开学的"外科中医训练班",未能如期举行。直到1937年5月14日,江苏省政府委员会第904次会议才决定正式开办。为期四个月的"外科中医训练班"的日常经费预算为3344元、开办费预算为1090元,从省总预备费中列支③,并通过了《江苏省立医政学院附设外科中医训练班简则》。开设课程:《党义》《外科概论及实习》《消毒法》《急救法及绷带术》《医药常识》《解剖学概要》《微生物学概要》《病理学概要》《生理学概要》《卫生学概要》《军事训练》④。训

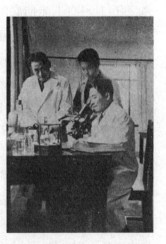

江苏省立医政学院微生物实习

① 今日生.中医训练(二).医界春秋,1936(114):1.
② 杨舒荣.中医训练办法之商榷.吴江国医学报,1936(2):3-4.
③ 本府委员会第九〇四次会议记录.江苏省政府公报,1937(2583):17-18.
④ 江苏省立医政学院附设外科中医训练班简则.江苏省政府公报,1937(2583):16-17.

练班学员"免收学费、讲义费及杂费",仅承担伙食费和制服费。

1937 年 9 月 1 日,第一期"外科中医训练班"正式开学,但未及 3 个月,江苏省立医政学院就因日寇即将攻陷镇江而迁移至湖南。多年以后,陈果夫回忆说:"办中医外科短期训练班,教以消毒、绷带、生理、卫生及普通西药之应用等,共训练六十五人。后以战事发生,不及续办,然前经训练之六十五人,又以镇江紧急而遣散。近闻服务于后方医院者颇多,已稍收补充军医之效。惟全省中医六千余人,训练者不及什一,尚待将来继续举办,使苏省中医皆兼西医基本知识,不特病家利赖之,且可为中西医学初步之沟通。"①

综上所述,"外科中医训练班"与"卫生特别训练班"是陈果夫为使"中医科学化"而在江苏省立医政学院举办的两个特殊班级,自此以后,民国时期的中医学校都普遍开设西医课程,并一直延续至今。

---

① 陈果夫.江苏医政学院之过去与将来.医育,1939,3(2-3):2.

近代第一座中医学校药用植物园：苏州国医学校药物试植场

　　药用植物原本广布于山林野外，但由于不少药草的植株具有观赏价值，所以早在战国中期，秦孝公就建有栽植天下州府进贡的花木果蔬的"上林苑"。汉建元三年（公元前138年），汉武帝重修"上林苑"，"群臣远方，各献名果异卉三千余，种植其中"①；并为移植岭南和越南药食两用植物起见，特地兴建扶荔宫"在上林苑中。汉武帝元鼎六年，破南越，起扶荔宫。以植所得奇草异木：菖蒲百本，山姜十本，甘蕉十二本，留求子十本，桂百本，蜜香、指甲花百本，龙眼、荔枝、槟榔、橄榄、千岁子、甘橘皆百余本……荔枝自交趾移植百株于庭，无一生者，连年犹移植不息。后数岁，偶一株稍茂，终无花果"②。

　　晋代开始出现"药圃"记载，东晋太宁三年（公元325年）晋明帝在都城建康（今南京）覆舟山下建北郊坛，"东近青溪，其西即药圃地"③。隋唐时期，不但出现了药园、药栏、药院、药畦、栽药圃、采药圃等称谓，太医署还加强了中药材种植、鉴定管理和药学教育，并创建了种植药材供应朝廷所需的国家药园："隋又有药园师、药生等，皇朝因之……

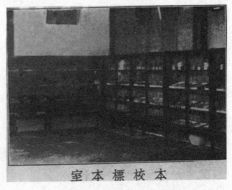

苏州国医学校中药标本室

药园师以时种莳、收采诸药。京师置药园一所，择良田三顷，取庶人十六以上、二十以下充药园生，业成，补药园师。凡药有阴阳配合、子母兄弟、根叶花实、草

---

① 《三辅黄图·卷四》
② 《三辅黄图·卷三》
③ 《建康实录·卷七》

石骨肉之异及有毒无毒、阴干曝干、采造时月,皆分别焉,皆辨其所出州土,每岁贮纳,择其良者而进焉。"①但太医署毕竟还不能称作现代意义上的学校,西学东渐后,我国现代著名生药学先驱赵燏黄于1927年在《药学专刊·创刊词》中大声疾呼"中央应设中药研究院、中药试验场、中外药用植物园"。这是迄今为止,"药用植物园"一词的最早出现。颇令我们中医学界引以为豪的是,早在1936年,有"最为完善的中医学校"之称的苏州国医学校,就建成了我国第一座近代中医学校药用植物园——苏州国医学校药物试植场。

建立目的与经过

1933年9月7日,王慎轩将创立于1926年的苏州女科医社,"扩大范围,添设内、外、小儿诸科"②,在苏州穿珠巷成立苏州国医学社。鉴于"从前医生,有只能书方而不能辨认药物者",即在校园内辟建"药园,选择土性相宜,易于滋长者,按时种植",以使学生"得以认识各药之形象"③。同时还专门设有"国药标本室","有国产药物七百余种,每种均附以简要之说明,极便学生之研究。其有数种应辨真伪者,即附以赝品,使学者得有鉴别之经验"④。

1934年冬,经中央国医馆批准,苏州国医学社改称苏州国医学校。1935年春夏之交,李观明参观该校时,特别记述其"国药园"云:"园中稜畦整齐,盆盂杂陈,种植国药数十种,正在欣欣向荣之际。"⑤

随着苏州国医学校办学规模的不断扩大,"原有校舍,遂感简陋,如无适当之运动场,不宜于体育之实施;三年级实习开始,原有诊疗所嫌其狭隘,且施药室缺如,不能使诊疗所有充分之发展;学级加增,教室不敷分配;宿舍不多,远道学生负笈来校者,不能尽量容纳;原有标本室,仅具规模,原支药物未能罗列;植药圃太小,不克多所栽种,以供研究之用"。经过多方考察与洽商,决定搬迁至苏州长春巷原全浙旅苏同乡会馆。此会馆有"正屋凡五进,皆极高敞;客厅在其

---

① 《新唐书》的记载基本类似:"京师以良田为园,庶人十六以上为药园生,业成者为师。凡药,辨其所出,择其良者进焉。(太医署)有府二人、史四人、主药八人、药童二十四人、药园师二人、药园生八人。"(《新唐书·卷四十八·志第三十八·百官三》)。

② 本校十年来之回顾. 苏州国医杂志,1935(7):10.

③ 杨梦麒. 苏州国医学社之概况. 国医学社第一学期纪念刊,1934:13.

④ 李观明. 苏州国医学校参观纪. 医界春秋,1935(102):37.

⑤ 李观明. 苏州国医学校参观纪. 医界春秋,1935(102):37.

左,花园在其右;有花厅四所,有侧厢两行,有长廊数带,有精舍三楹,有修竹千竿,又有高崎之台、翼然之亭;而叠石为山,凿地为池,鸟语花香,幽趣天然"。在规划建设新校园的过程中,"利用花园余地为植药园,移植山楂、半夏、南星、山漆、天仙藤、龙眼、萱草等鲜药百余种"。

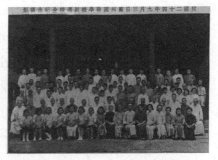

苏州国医学校新迁校舍纪念

1935 年 9 月 3 日,苏州国医学校迁入新校址。一方面,将"第三进大厅"辟为"标本室,装置巨大玻璃箱橱,凡盛药锦盒以及玻璃、陶瓷各种瓶、管,无不焕然一新。原有标本、器械,尽因陈腐淘汰,另向各地搜采动、植、矿物之新鲜标本以代之,并将原支、片剂、粉剂、赝品及精制品,同列一盒为一组,各贴说明标签,详载品名、产地、科别、学名等,以资识别"①;另一方面,"为使学生明了药物之科属、形态以及研究其培植方法起见",在校园的西部着手建设药用植物园,"以供师生实地之研究,而谋改良之方法"②,并选派专门采药人员,"分赴杭州、吴兴、南京、上海、镇江等处,选采种子、苗木,着手试植"③。

苏州国医学校副校长兼总务主任王慎轩"对于种植国药,颇感兴趣",但因"对于药物栽培学缺少经验与学识",以致不能很好地种植与栽培。而江苏省立医政学院在 1935 年 3 月即建成了面积达六十多亩、种植药物二百余种的"药物试植场"④。1936 年春季,在江苏省立医政学院的指导与帮助下,苏州国医学校"药物试植场"正式开始建立。立即派人"选购附近空地,以备辟植外,即指定校园中隙地六方(六处地方,笔者注),鸠工恳治,建设篱笆,增添山土,先行试植",并通过"公情私谊,向川、滇、湖、杭等地,征求种子"。

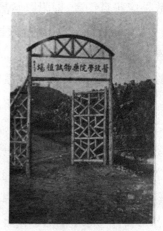

江苏省立医政学院药物试植场

① 张又良.本校迁移之经过.苏州国医杂志,1935(7):1-2.
② 李静子.鲜药展览会开幕前奏.苏州国医杂志,1936(11):30.
③ 本校鲜药展览会宣言.苏州国医杂志,1936(11):28.
④ 于达淮.江苏省立医政学院附设药物试植汤过去一年之工作概况.医事公论,1937,4(15):17.

"药物试植场"虽然是"专供学生研究形态、性味之用"，但也非常注意研究各种药物的栽培方法："每种药物之栽植，其时间之迟早、入土之深浅、施肥之多寡，均审其性质而适应之。并将经过状况加以记录，以为将来改良之凭藉"；同时，每种药物栽植以后，就委派专人"时时注意其发育形态及全盛状况，一一记之，以供参考"，还在每种药物的"枝茎之上，标以签条，凡品名、学名、科别、功效、产地等，均详加填明，俾学生得一目了然之益"①。

经过苏州国医学校全体师生一年多的积极努力，共征集到600余种药物的种子或苗木，但因水土、气候不相适宜的缘故，有的药物的种子"未发芽"，有的药物的幼苗"中途枯萎"，最后引种成活者共三百八十余种。

举行鲜药展览会

药用植物园略具规模、基本建成后，"负有以科学方式改进国医药之使命"②的苏州国医学校别出心裁地准备举办一场"鲜药展览会"。以今天的眼光来看，所谓的"鲜药展览会"，其实就是普普通通的"校园开放日"，但主办方却将其目的与意义发挥到了极致。

第一，可以提振国民经济，杜绝漏卮，防止侵略。当时世界各国不仅十分重视研究中国所出产的药物，而且出口到中国的很多西药，其主要成分即提取自由中国购买的药物，往往获利几倍、几十倍甚至上百倍；而我国却不注重对中药药理及栽培方法进行研究，致使有些中医临床使用非常普遍的中药材有渐趋仰仗进口的现象，在学术与经济上造成了双重损失：

晚近西洋医学，经科学家孜孜兀兀之钻研，对于生理、病理可谓已臻登峰造极之境；至于治疗，则多数疾病均尚无特效之药。中华国产药物，虽未经科学研究，不明其理，然凭数千年经验之累积，得知其确具奇特之功效；世界药学专家莫不竞相研究其药理与栽植之方法。兹就其最著者言之：英国弗贝尔博士特赴四川峨眉山，采集新奇药物；德国认藿香为能治百病之圣药，近正辟地种植藿香草；美国加利福尼亚医药家信仰大黄治病神效，亦在广辟场地，实行试种；法国政府鉴于越南人民每年需要价值八十余万关平银之中国药材，明令奖励民众种

---

① 张又良.本校添设药物试植场之经过与现况.苏州国医杂志,1936(11):29.

② 本校鲜药展览会宣言.苏州国医杂志,1936(11):28.

植中药;日本三共药厂,制茵陈草为黄疸新药,制麻黄为治咳圣药"发多馨",一面更下令朝鲜、中国台湾普遍种植汉药。近则据昭和九年之统计,年产生药五千零六十五万零七百八十九公斤,值洋八百二十三万六千三百二十八元。

回视我国,以天产药物冠绝世界之国家,只因药理之不加研究、种植之墨守成法,以致出品不良、产量不丰,非但销路日见退缩,而厚朴、川椒、独活、当归、川芎等药,反有仰给外人之势矣。坐令大好天然产品,渐遭废弃,民生疾苦,借材异邦,学术、经济两受损失,实至可笑而复最可叹也。①

第二,可以帮助医生认识药物,防止被药商蒙骗,提高治疗效果。当时的开业中医,大多不能辨识药物的真伪与优劣,而贩运药材的不良商贾往往以假乱真,以次充好,致使中医临床治疗效果大受影响:

古时之医,多自备药物,搜采炮制,必皆躬亲,其于药物之形状、产地,固知之甚详;其所用药亦必真而无伪。后世人事渐繁,医药分途,而药之采集种植、运返销售,成为药贾之专业,医者惟知其性味、功效而不复究其收采、炮制、形态、产地矣。故今时之医,大多不识药之真面目;甚者,动、植、矿而不能分,更无论药之真伪矣。而习俗相沿,每有名实不同者,如苏地白薇为白前,以白前为白薇,以相思子为赤小豆,且商人重利,多以伪乱真、鱼目而充明珠,令人莫可究辨。益以药之种植、炮制,未能悉合其法,性味不免少异,其治疗之价值因以大减。至于今日,国药之混杂凌夷,可谓至于极矣。②

第三,可以提高中医学术水平,传承中医,振兴中医。当时"废止中医"的不和谐之音尘嚣甚上,中医处于风雨飘摇之秋,频遭物议,而能卓然屹立于社会并得到广大群众所信任者,端赖中药;但由于普遍缺乏对中药栽培种植的研究,长此以往,不但不足以与西药相争衡,而且先人留传下来的学术精华,恐怕也将消失殆尽:

回顾国医与国药,昔者,医自采药,备以取用,药者即医,医药无所分,故医者咸知药之真伪精劣,且炮制修合之法,亦能为之;疗治之际,自无医药隔阂之弊矣。迨乎宋元以后,医药分歧,于是为医者但以研究药物之功效,为医疗施治之张本;医不备药,而药物之采备、炮制,悉以药工任之;其间流弊百出,亦勿之顾也。降至今日,为医者不但药物炮制修合之法,固无所知。即其真面目之能识得一二者,盖亦稀矣。夫医者既不识药,则药物之形态、形状,全无所晓,遑论其他研究之道哉!研究之道

---

① 本校鲜药展览会宣言.苏州国医杂志,1936(11):28.
② 李静子.鲜药展览会开幕前奏.苏州国医杂志,1936(11):29-30.

未由,则对于国医唯一之生命莫能保,其不灭亡者,更待何时耶? 故为今之计,宜作彻底研究之办法,以提倡种植鲜药为要务。凡医者,应将各种药物提倡自行种植之,宜其土壤,适其栽培,干则依法收之。如是者,则药物之宜燥、宜湿、适寒、适热,皆得以详审,而对于医疗作用上之研究,殊有不少之资助也;且药物之种植既多,其产量亦增,大可供尽量科学者之研究也;如分别其形态科属,化验其成分结构,推究其药理作用,证之以古人经验载述,庶中国之药物得以阐扬光大于世,亦即国医之基础巩固,而数千年之学术方能永传不替,固不仅目前之危局得以免也。①

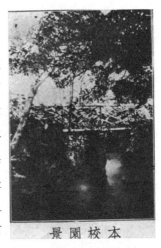

苏州国医学校校园

第四,可以向民众宣传普及中药常识,激起社会对中药研究的兴趣和重视,"如有热心人士,继起提倡研究,俾国药效能,日益发明;国药制品,日益精良;国药生产,日益丰富,则不特我国医药界之无上光荣,抑亦中华民族之无穷福利也"②。所以,"将所植药物,公开展览",可以增进"各界人士于认识研究国药之前途,而为整理改进国药之张本。若谓本会之举,不过供一时之欣赏,则大非本会之主旨"③。

于是,"为唤起国人对于国药研究与栽培之兴趣,俾挽救民族经济之衰落起见"④,苏州国医学校于1936年10月3日在校园内举行了"鲜药展览会"。上海《新闻报》记者朱君宜对此报道说:"鲜药展览会,在我国还是一个创举","引起了全国国医界热烈的兴趣。三日来,京沪一带名医参与斯会者,达五百余人之多;南京方面,还有许多西医特地赶来参观,造成了空前未有的盛举。"⑤

总之,"鲜药博览会"取得了圆满成功,在社会上引起了极大轰动,大大提高了苏州国医学校的知名度和影响力。

---

① 本校鲜药展览会之意义.苏州国医杂志,1936(11):31.
② 本校鲜药展览会宣言.苏州国医杂志,1936(11):28.
③ 李静子.鲜药展览会开幕前奏.苏州国医杂志,1936(11):30.
④ 本校鲜药展览会宣言.苏州国医杂志,1936(11):28.
⑤ 朱君宜.鲜药展览会归来.苏州国医杂志,1936(11):34.

近代中医学校第一次异地见习：苏州国医研究院旅行见习团

苏州名医王慎轩是中医近代史上至今尚未得到充分重视与彰显的一位重要医家,不仅创办了"最为完善的中医学校"——苏州国医学校、主办了近代第一种中医妇科杂志——《妇女医学杂志》、举办了第一所中医妇科函授学校——苏州女科医社、建成了第一座近代中医学校药用植物园——苏州国医学校药物试植场,而且还组织了近代中医学校第一次异地见习——苏州国医研究院旅行见习团。

成立研究院

1936 年 1 月 22 日,《中医条例》正式颁布实施,标志着"国医学校已得到政府有力的保障,国医也从此有了法律上的地位"。值此大好机遇,苏州国医学校副校长王慎轩为"提高国医程度"①"补救国医教育的缺点"②"造就国医教育师

---

① "中国医学正需要有高深医学知识的人才,以科学方法来整理与改进。而这严重的使命与艰巨的工作,并不是浅学者所能完成的。现在本校及各地的许多国医学校,都以造就开业医生为目标,而对于改进医药学人才之培养,则尚未注意及之;当这《中医条例》公布,政府正在提倡国医学术的时候,设立研究院,招收国医学校优秀生及毕业生或已开业的青年医师,在许多医学名家的指导之下,从事各科专门的研究,以便他们将来可以负起改进国医学的使命,这实在是日下最需要的事。"//王慎轩.苏州国医研究院创办动机及筹备经过.苏州国医杂志,1936(11):4.
② "现在许多国医学校的课程,大都自四年级起,偏重临诊实习,对于学理方面则放任学生随意看书,而不加以负责之指导,虚度青年宝贵的光阴,这是最可惜的。设立研究院以后,则每天除由医学名家轮流讲演外,复规定文献研究、临证研究、医论撰述等工作,庶可得到更高深的医药知识和熟练的疗病技术。"//王慎轩.苏州国医研究院创办动机及筹备经过.苏州国医杂志,1936(11):4.

资"①"甄拔私家传授的优秀青年"②起见,向学校董事会议提出了设立苏州国医研究院的建议,当即获得通过,并选举唐慎坊兼任院长,王慎轩兼任总务主任,负责着手筹备。

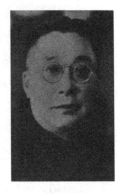

王慎轩接受委托之后,"忠心耿耿,日夜筹划""或为研究院向中央备案事,亲赍呈文,专赴首都;或为聘请各科主任及讲师事,往返宁、沪、杭、湖等处,不知耗费了多少的精神和物质"③,历经半年多的努力,于1936年7月正式成立。

苏州国医研究院"为苏州国医学校所设立,以科学方式研究高深国医药学术,造就国医高等人才及养成国医教育师资为宗旨"。招生对象是:"已经政府审查合格,领有开业

唐慎坊

执照者;曾在国医学校或国医学院毕业或肄业三年以上,领有证明文件者;从师学医四年以上,由业师及已领开业执照之国医三人填具证明书,或由各地之国医分馆或医药改进分支会、中医公会、中医学会保送者。"不具备以上免试资格者,须经加试医经、本草、方剂、诊断等"必试科"及内科、外科、女科、幼科等"选试科"后,合格者方能入学。并同时规定"苏州国医学校四年级学生,除校中原有实习时间外,均须入院研究,免收研究费"。

因招收的都是中医学校优秀生及毕业生或已开业的青年医师,已经具备相当的学识素养,所以"采取分科研究制,暂设内、外、女、幼四科,每人至少须研究两科。研究期间以一年为限,分二学期。如欲研究三科以上者,须延长其研究时间"。

---

① "目前国医学校之教师,因为时代所限,大多数仅受旧学说的陶冶,缺乏科学的素养,要他们负起培养新中医的使命,恐怕不容易实现我们的理想,而国医学校毕业生又因为学验不丰,也恐怕不能胜任。如果再受研究院的高深教育后,那么就可以胜任国医学校的教师,而为中医革命的先锋军了。"//王慎轩.苏州国医研究院创办动机及筹备经过.苏州国医杂志,1936(11):4.

② "查最近公布《中医条例》第一条第三款:'中医学校毕业,得有证书者,经内政部审查合格,给予证书后,得执行业务。'照这样说来,私家医室传授出来的学生,如果没有该条第四款'曾执行中医业务五年以上'的资格,岂不是很大问题的吗?而且他们在求学的期间,不像学校教育那样的有规定的功课,学识的偏狭和技术的过于单纯,是必然难免的。如有贤明的同道,能把他们医室内比较优秀的几位学生,出具证明书,保送到研究院来,经本院考试及格后,准予入院深造,既可以提高治病技术与学识,而且还可以免除开业上的一切困难。"//王慎轩.苏州国医研究院创办动机及筹备经过.苏州国医杂志,1936(11):4-5.

③ 王慎轩.苏州国医研究院创办动机及筹备经过.苏州国医杂志,1936(11):3-5.

学习课程,采取文献研究①、临床研究②、学术讲演③三种方式,其中最具特色的是临床研究,包括三种形式:"院内实习——由各科实习导师指导学员各自诊病,以资实地之研究;院外实习——派往各名医处轮流实习;旅行见习——每年二次,由实习导师率领学员,旅行外埠,分赴名医诊所见习临证。"④

杭州见习团

苏州国医研究院"为增加学员研究兴趣,并求得更丰富之经验起见,特于院内实习、院外实习外,更规定旅行见习,每年二次由教授率领学员,旅行外埠,沿

---

① "为养成各生整理文献之经验,以札记为练习","为规定标准,划一体例起见,爰订简约如下:(一)研究生每人应有札记。札记以整理先医研究某一病症之文献,集中其精义为主。应札记之病症,由研究生自行择定。其札记之资料,见于何处,均须注明。(二)札记应由学校规定簿式为之,眷写采用直行,以归一律,依下列分类记载之:(1)病名(2)病理与原因(3)病状(4)合并症(5)诊断(6)预防(7)治疗(8)附方(9)备考。病名,宜采用通俗习见者为标题,其各书有不同之名称者,应将异名一一附注于下;病理与原因,先医无严格划分,应混合记录;症状,专载该病之全身一般状况;合并症,记载一般合并发生之各种病症,如无合并症者,缺之;诊断,将此病特有之症状、类似病症之鉴别、病变部位、预后等分条记载,无者缺之;预防,记载一般预防方法,无者缺之;治疗,应包括各种疗法,如针灸、熨帖、方药等,详细分别记载,如应用整个成方时,只须注明方名主治;附方,除载明方名外,应注明出于何书及其药味、用法等项,能每方附以各家学理的说明,以资参考,尤佳;备考,如研究生对于西医学有相当认识,发现该病似与西说某病相当,或方药合理之处,均可记入,但不得涉于空泛,须有相当证明,并述明理由,否则宁缺毋滥。(三)札记应注意分析归纳之准确,如原文系混合叙述,难以分类归纳时,择其确有价值者,亦得列入备考。(四)札记各家学说或方药等,每节应自成段落,以一、二、三等数字,依次标明于首,并于每节之末附注书名著者,或引用何人学说及见几卷几页,或某章某篇,以便查考。(五)札记由研究生一人或二人为之,每二星期应交阅一次。"//徐名山.苏州国医研究院之创办经过及现况.明日医药,1936,2(4):348-349.

② 包括院内实习、院外实习、重病研究及旅行见习。"院内实习:本院设有大规模之诊疗所,规定每日上午七时至九时,为学员分组实习之时间。凡学员所处之方,须经实习导师严格之复核签字后,始发还病人至施药处取药。至临证成绩,亦由实习导师逐日填报,总务处统计之。院外实习:每日九时起,全体学员分组赴苏州各名中医诊所及西医医院实习。重病研究:本院诊疗所备有手术台及各种西医所用之诊断用具,如遇有疑难重症,为中医之诊断术及中医之治疗术所不能解决者,则请西医专家会诊及共同治疗之。"院内实习导师:丁竹友、王志纯、王慎轩、王逸儒、祝曜卿、施毅轩、唐慎坊、张又良、叶伯良、叶橘泉、刘子坎、刘涤新、潘国贤、颜星海。院外实习导师:王慎轩、曹鞴侯、许鹤丹、程文卿、经绶章、郑燕山、顾允若、顾福如、李畴人、钱伯烜。//徐名山.苏州国医研究院之创办经过及现况.明日医药,1936,2(4):350-351.

③ "每日下午聘请中西医学专家来院讲演,其讲演材料,或由讲师预先将讲稿寄赠,油印,分发各学员,或由讲师临时决定材料,由学员笔记之,其笔记须经讲演者阅过,认为与本人之意完全无差后,再油印分发各学员。计往去所讲演者有:陆渊雷先生之《怎样研究内科学及附子对于心脏衰弱》、王慎轩先生之《当归之研究》、叶橘泉先生之《国医文献研究之我见》《研究药物的方法和步骤》、祝怀萱先生之《千金外台研究法概论》、余无言先生之《外科研究第一讲》、潘国贤先生之《内经解释》、王志纯先生之《腹痛诊治之经验》、西医张卜熊博士之《中医与西医》及《输血术》《外科手术》、王几道博士之《猩红热》、施毅医师之《子痫》等。"//徐名山.苏州国医研究院之创办经过及现况.明日医药,1936,2(4):349-350.

④ 中央国医馆核准设立苏州国医研究院招收学员简章.苏州国医杂志,1936(11):78-80.

途访谒名医,藉增见闻"①。

按照预定计划,1936 年 11 月 7 日,第一次旅行见习团由唐慎坊、王慎轩、叶橘泉作为领队,率领八十余名学员"赴杭州各名医处实习,并将参观胡庆余堂等国药修制情形及杭州民生药厂制药之新设施"②。

在时间安排上,"每日上午,学员分组赴杭市各名医诊所见习,以采取各家之特长与经验;下午则逐日参观中西医校、药号、药厂等有关医药学术之机关与处所,以增见闻"。

8 日上午,学员分为十二组,赴杭州名医王邈达、裘吉生等诊所见习。下午,邀请中西医药学家在杭州青年会礼堂作学术报告,西湖医院院长杨郁生③、民生制药厂厂长周师洛④、浙江省国医分馆学术整理委员会委员蔡松严、浙江省立医药专科学校医务主任傅炳然及沈仲圭、王一仁、汤士彦、王君毅、孙里千、陈道隆、董志仁等三十余人,"均有极诚恳精辟之演讲"。

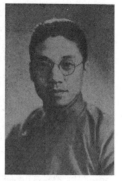

叶橘泉

---

① 徐名山. 苏州国医研究院之创办经过及现况. 明日医药,1936,2(4):350.

② 苏州国医研究院组织旅行见习团赴杭州实习. 吴兴医药,1936(4):5.

③ 杨郁生说:"无论是中医,是西医,它的目的总以维护民族健康为出发点,其不能治愈疾病的,则无论为中医,为西医,都不能够存在而成立;其能治愈疾病的,则无论为中医,为西医,都有成立的可能……我以为国医是哲学的思想,西医是根据着物理、化学实际上得来的。现在我想把中西的医学来参通一下,使做西医的不要忘记了中医治疗的长处,做中医的不能疏忽了西医理论的切实。而大家互相合作起来,采你的长处补我的短处,以我的长处来校正你的短处,像这样子做下去,方才能够使得医学的成绩臻于完美……中国医学有数千年悠久的历史,治疗药物俱有相当的经验和功效,但是中国医生总不肯公开讨论以图改进,只晓得各承家技,守秘不宣,使有效药物及良好的治疗方法,幻灭于无形。医学上的进步,遂由此中止,殊为可惜!可是,无论是中医,是西医,都没有到彻底的完善地步,还须继续努力才好。因为中西医学尚在幼稚的时期,万不可侈然自满,而停止向前的进行啊!"//狄嘉箴. 杭州西湖医院院长杨郁生先生对本校旅行见习团演讲词. 苏州国医杂志,1937(13):56-59.

④ 周师洛说:"中国数千年来的医药学术,皆不依科学而迈进。如《本草纲目》的内容,合于科学者固有,而大多不合科学的程序。故凡事之不能依据科学的立场者,其进步必鲜。所以,中国的医药学术依旧是陈腐不堪,很少新的发现……研究生药的方法,应先调查它的分类,然后再用化学的方法提出它的成分,及理学的方法和元素分析,研究它的构造,如芳香体、脂肪体等,有几个困核及分子量等,并其构造,或加以光学的方法研究,观察它对于光学的感应如何。至此,则生药之原质已明,而研究生药之能事完矣。此皆药学家之职责。至若应用于治病,则须赖医师之帮助,加以生理及药理的试验,非药学家之事也……我希望大家不要存着门户之见而分着东西的派别,应打破一切的隔阂,努力研究,务以复兴民族,使登健康之道为宗旨。昔年,政府为征收营业税,命新药业为西药业公会,兄弟据理力争,极力反对,故仍改为新药业公会。因为,在中国的地方,由中国的人,用中国的原料,来制造药品,以供国人应用,何得名为西药?医学亦然。故兄弟的意思,亦不应该有中西之分。我很希望大家,根据科学,共同研究。研究的人愈多,则医药之前途进步愈速。而药的方面,将各种生药都经科学的整理,使成科学的制品,俾我国药品能不至仰给于国外。"//袁云瑞. 周师洛先生对本校旅杭见习团讲辞. 苏州国医杂志,1936(12):9-12.

9 日下午,参观浙江中医专科学校,"一部分同学被该校学友邀作友谊的篮球比赛",其余人员则在该校教授方亦元的引导下,"参观各教室,并说明其课程之分配与教材之编辑"。此后,还分别参观了浙江省立救济院育婴所及著名的胡庆余堂:"先观养鹿棚,栏以木栅,每栏内有鹿一或两只,鳞接排比,如回廊曲折蜿蜒,无虑数十百只;旋观各工场,如炮制部、切片部、磨药部、制丸部等;嗣请其出示珍奇稀见之药材,以资鉴识,乃取出马宝、牛黄、猴枣、狗宝、鹿胎、雄精等"。

10 日下午,先参观民生制药厂,"入内部机器制药室,首先映入我人眼帘者,为巨大之国药制剂安嗽精浸取机""系一大筒形器,盛生远志、桔梗、贝母等,以酒精为溶剂,其下部由蒸汽管通以热力,溶剂蒸发后,则由冷凝器再回复至盛生药之容器,复蒸发再达冷凝器,再回至盛药之容器,如此循环不息,直至生药中之有效成分完全被浸出为止"。"他如轧片机、打丸机、糖衣机等,各工人均在工作,出品殊快捷";"楼上为安瓿消毒部、装液部、封口部、复检部、安瓿印字部、包装部等,纯由女工操作,尤见精致严密";"又出示其所制之许多生药切片标本,给我侪于显微镜下检视大黄切片之组织,能见其构造上之特征,可据此以辨析毫厘,于是知研究生药,于肉眼所见之形态、科属的分别外,鉴定其类种,又非解剖其内部,以显微镜的鉴别不可也"①。见习团的带教老师陈硕人参观之后,颇有感触地写道:"中国现在的情形之下,一般药剂师、化验师的工作,好像是专为供给西医的需要,这是尤可讳言的事实。他们一年一年的研究,渐渐地把我们国药的宝藏开发起来,不断地供给西医。一方面,现在的西医,也渐次觉悟过来,竟知道中国的草药功效远胜于矿物类的西药,渐渐地接收国药的宝藏,改善他们的治疗方法,假使我们还是株守着以往的丸散制剂的老法子,不设法改良,到那时我们的宝藏,全被西医所摄取,我们自己还是高唱着中医治疗可靠的论调;一方面,医学的行政仍旧任凭西医去主持,那时候的新医便是现在西医,而中医自身便有灭亡的危险!在整个的国家言,本无所谓中医与西医,谁能够努力,谁就是将来新医药界的主人翁;中国药材,本不是中医的专有品,而西医能够接收国药的宝藏,改善治疗,再不做洋药的买办,当然是中国的幸运,然在我们中医界言之,岂不是自暴自弃吗?"②

---

① 叶橘泉. 旅杭记略. 苏州国医杂志,1936(11):12－18.
② 陈硕人. 参观民生药厂以后的感想. 苏州国医杂志,1936(11):19.

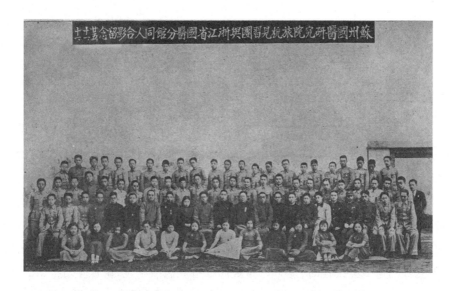

苏州国医研究院旅杭见习团与浙江省国医分馆同仁合影

其后参观浙江省立医药专科学校,"印象最深者,为解剖标本陈列室",并观瞻了生药陈列室、药物种植园、生药有效成分化验室等处。药学系主任于达望对见习团人员说:"我从前的研究药学,是偏于西药方面的。因为我以前的观念,只晓得西药确有治疗疾病的功效,而以为中学皆是草根树皮,不足以取效验,所以对于中药的功能,不得知其底蕴。后来,虚心观察,中医治病的确有效。我的思想便渐渐地改变过来。在最近几年中,乃从事研究中药工作,用种种方法,化验中药的成分,作种种试验,证明中药的效果。经几番化验和实验之下,觉得中药的的确确有非常的效验。我预备在本校特设之中药研究馆成立时,纠合几个志同道合的同志,来着着实实地研究一下,以期将来对于中国及世界有相当的贡献。"见习团的指导老师狄嘉箴听了这一番话后,"不禁回顾到现在的中医界,研究药学,还是持着那红色入心、白色入肺的谬论""而西医却偷偷地在把我们的药物在拼命地研究,不久的将来,西医有撷我们的精华取国医之地位而代之的可能。所以我们须得大声疾呼:快起来努力科学化,振起那一线断断续续的中医的生命,不要到呜呼哀哉、寿终正寝以后,再回过头来叹着悔不当初的怨气"①。

见习团的部分成员还参观了浙江文献展览会,其中有柯韵伯《古今名医汇

---

① 狄嘉箴.参观医专听见关于药学方面的几句话.苏州国医杂志,1936(11):25 – 26.

粹》原稿本、吴贞《伤寒指掌》原稿本、《傅青主女科》抄本等珍贵古医籍①。

南京见习团

1937 年 2 月 8 日，国民政府教育部第 291 号部令云："查国医学校之设立，在教育法规中既无规定，亦不适用研究院名称。该厅辖境内如尚有是类校院。应即令饬改称学社。"遵此命令，苏州国医专科学校遂改为苏州国医学社②。

1937 年 4 月 21 日，第二次旅行见习团由王慎轩及各教授率领，前往南京，"备受中央国医馆、南京市国医公会、南京市国医传习所等机关热烈欢迎。每日除分赴京地各名医医室见习外，又参观中央国医馆、卫生署，谒陵，游览名胜。二十五日归途中经镇江时，复下车参观江苏省立医政学院，游览金、焦二山"③。

1937 年秋季开学之前，"淞沪会战"爆发，苏州处于战争的前沿地带，苏州国医学社被迫停办，并向各位学员发出通告："近因暴日侵凌，沪战爆发，苏沪相隔甚近，敌机屡次攻袭，以致本校教职员纷纷辞职返里，势已不能开学，且因开支浩大，历年填款颇巨，际兹时局紧张，无法继续填款，只得暂行停办，但为顾全学生学业起见，凡一二三年级学生欲转学于其他医校者，准发转学证书，惟四年级学生及研究院学员，因教育部规定各校不能收最高年级之插班生，本校当设法补授完竣（俟开学有期，再行通告），以资毕业。"

总之，王慎轩创办的苏州国医研究院，"专备各省医校毕业学生上进之用，一年以来，归者不可数计，诚中医教育之盛事"④。不仅组织主办了近代中医学界第一次异地见习团，而且其院内、院外、异地实习的培养模式，对我们今天的中医人才培养仍有借鉴和指导意义。

---

① 徐名山. 参观浙江文献展览会以后. 苏州国医杂志, 1936(11):21.
② 苏州国医研究院部令改称学社. 国医砥柱, 1937, (4):46.
③ 苏州国医专科学校近闻三则. 国医砥柱, 1937, 1(7):57.
④ 苏州国医专校因沪战停办. 吉祥医药, 1937(12):2.

近代第一个中医教育研究团体：
中国医药教育社

民国以降,直至新中国成立之前,中医学界为争取加入国家教育系统进行了不屈不挠、艰苦卓绝、可歌可泣、胡炳千秋、永载史册的斗争。在此期间,诞生了我国第一个中医教育研究团体——中国医药教育社。

成立经过

自 1912 年"教育系统漏列中医案"发生后,中医界就展开了上书请愿、集会游行的不懈努力,但直到 1938 年,虽然已有众多的私立中医学校,但中医还依然没有被纳入教育系统。当时被公认为"中医领袖"、担任中央国医馆副馆长及教育部医学教育委员会常委的陈郁,"认为要彻底革新中医学术,那么从教育着手,实在是最基本、最合理的办法",于是就联合饶凤璜、张简斋、陈逊斋、时逸人、曾义、王药雨、胡书城、陈震异、高德明作为发起人,于 1938 年 10 月 12 日,共同向国民党中央执行委员会社会部递交了《为组织中国医药教育社报送会章申请备案呈》:

"查中国医药学术,应编入教育学制系统,前经中央政治委员会第三十九次会议决议,并由国民政府于二十六年四月二日以第二二一号训令,令行政院分行教育部及卫生署遵照办理在案。惟事关建立及刷新中国医药教育,所有教育上应有之一切措施,如教学方法之订立、课程标准之草拟、各科教材之编纂、师生资格之规定,苟非有专门研究机关或团体,从长究讨,慎重研究,决难期其周密。发起人等有鉴于斯,爰纠合全国对于中国医药教育富有经验学识之专家,组设中国医药教育社,拟对上列各项问题,加以合理之讨论、具体之筹划,并将研究所得,公诸社会,或备政府咨询,庶中国医药教育得以导循正轨,迈步修途,实于医药学术、教育设施,两有裨益。兹经拟具本社《章程草案》十二条,除呈教育部备案外,理合检同原《草案》,呈请鉴核,给予许可证,实为公使。"

1938 年 11 月 11 日,中央社会部许可成立。11 月 13 日,召开发起人大会,推选陈郁等 7 人为筹备委员会委员,着手进行筹备工作,修正《章程草案》,分别呈请社会部、内政部、教育部备案①。经核准后,于 1938 年 11 月 20 日召开成立大会,并推选陈郁、曾义、高德明、张简斋、饶凤璜、时逸人、王药雨、蓝伯熙、陈震异为理事,陈郁、曾义、高德明为常务理事;陈逊斋、邱啸天、胡书城、王伯陶、高星垣为监事。聘请陈立夫为名誉理事长,焦易堂、何键、朱庆澜、凌璋、颜福庆、彭养光为名誉理事②。

组织规程

中国医药教育社以"研究并刷新中国医药教育"为宗旨,主要任务是:"中国医药教育问题之研究改进""中国医药学校教学方法之设计及材料之编订""中国医药图书馆陈列所及展览会之筹设""中国医药教育团体及工作人员之调查统计""其他有关中国医药教育改进事项"。

凡富有中医药之经验或学识者,经该社会员 2 人以上介绍,提请理事会审查通过后,即可成为正式会员。设立理事会,监事会综理、监督会务,由会员大会选举理事 5～9 人,监事 3～5 人。经费除会员费及其他收入外,并接受卫生及教育机关团体的补助③。通讯地址为重庆市长安寺半边街 15 号④。

主要工作

中国医药教育社成立后,有目的、有计划、有组织地开展了诸多工作,举其荦荦大者,约有以下四个方面。

---

① 中国第二历史档案馆.中华民国史档案资料汇编·第五辑·第二编·教育.南京:江苏古籍出版社,1997:689 – 693.
② 中国医药教育社第一届职员名录.复兴中医,1940,1(1):47.
③ 中国医药教育社章程.复兴中医,1940,1(1):46 – 47.
④ 国民党中央社会部编.全国性特种社团一览(1941 年 3 月 3 日)//中国第二历史档案馆.中华民国史档案资料汇编·第五辑·第二编·文化.南京:江苏古籍出版社,1998:278.

第一，拟订《中医学校教材编纂标准》并编纂教材。

教材是学校的骨干，没有教材就根本谈不上学校。而当时全国中医学校虽然数目众多，但却没有一套统一的教材，致使"凡是在中医院校当过教授的人，一谈起教材，没有不头痛的。选用旧有的书吧，实在太陈腐了，那么就用现代的读物，却又觉得和中医学术毫不相干。以上是教授的苦衷。至于学生呢？今年在甲校所读的，也许是'阴虚阳盛''肝木克土'，明年转入乙校去读，所讲的说不定会变成'循环障碍''神经刺激'，也同样地弄得有苦说不出"[1]。中医教材为什么不能够统一？主要原因就是缺少一个全国一致的教材编纂标准。于是，在 1938 年 12 月 11 日召开的第二次理事会会议上，中国医药教育社成立了教材编纂委员会。

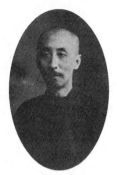

张简斋

主任委员　张简斋

委员

陈　郁	曾　义	高德明	饶凤璜	时逸人	王药雨	蓝伯熙
陈震异	陈逊斋	邱啸天	胡书城	王伯陶	高星垣	侯蒸楫
胡光慈	江龙柏	康昭谨	谢祖熊	王德君	张轼儒	谢利恒
沈仲芳	丁仲英	顾渭川	魏志学	徐少圃	徐相任	龚醒斋
冉雪峰	承澹盦	郭若定	谭次仲	吴涵秋	陈封怀	王从道
王福民	戴虹溥	陆继韩	沈仲圭	胡颂芬	邹云翔	许锡彦
唐世丞	刘仲舆	李文彬[2]				

并专门拟订了《教材编纂标准》：

总则

一、本社医药教材之编纂，以采取应用科学方式，阐明中国医药学术精义，使纳入现代教材规范，并创造综合性中华新医学为宗旨。

二、教材包括主要教本及参考书籍两大类，概依专门著作体裁，分门编纂，以供中医专校讲授或学者研究参考之需。

三、编纂教材，力求态度平正、体例谨严，凡所持论，概依真理实象为依归。

四、病名以中医习用之名称为主，但得注以西医病名，其在中医尚无正确病

①　高德明. 中国医药教育社的成长与发展. 新中医，1946（1）：6.

②　中国医药教育社第一届职员名录. 复兴中医，1940，1（1）：47 – 78.

名者,得暂用西医病名。

分则

一、下列各科教材,可利用现有书籍,暂不另行编纂。

1. 物理学 2. 化学(包括分析化学、有机化学)3. 生物学 4. 解剖学 5. 生理学 6. 生物化学 7. 细菌学 8. 寄生虫学 9. 实验诊断学 10. 放射学 11. 法医学 12. 战时救护训练

二、下列各科教材,应尽量采取中医实用资料编纂,并得略参西籍补充。

1. 生药学(特别注重中药之鉴别、用法等)2. 药化学(特别注重中药之化验结果等)3. 药理学(特别注重中药之生理作用等)4. 方剂学 5. 病理学 6. 物理诊断学(特别注重症候鉴别)7. 内科学 8. 外科学(包括正骨科及伤科)9. 小儿科学 10. 妇产科学(产科宜兼采西医手术)11. 皮肤花柳科学 12. 眼耳鼻喉科学 13. 精神病及神经病学 14. 针灸科学 15. 按摩科学 16. 中国医学史

三、下列各科教材,就同仁研究所得,分别编纂,以为学校教科选材或参考资料。

1. 中国药学史 2. 中国疾病史 3. 中国医政史 4. 中国药产调查 5. 中药名称订正表 6. 其他

附则

一、中医学术中,如五行生克、五运六气、司天在泉、河图洛书、太极八卦等学说,在中国医学上,占有相当地位,惟非初学者所能领悟,拟就各家主张另行专门研究。

二、《内》《难》诸书,文义深奥,历代翻刻,不无错简,欲责初学了解,殊非易易。除采取实用资料分别编入教材外,仍将原本及各家评释,作为参考用书①。

依照上述标准,中国医药教育社尝试编纂了多种教材,如谢观与秦伯未等合编的《内科学》、胡光慈编的《小儿科学》、康昭谨编的《诊断学》、刘仲舆编的《针灸科学》、许锡彦编的《时病讲义》、高德明编的《实用方剂学》、陈郁编的《妇产科学》等。在教材尚未全部编纂完成的时候,就选择几种呈送教育部审查,总的评价意见是:"查该社所呈七种,以《实用方剂学》《针灸科学》及《妇产科学》之关于'备考'部分、《诊断学》之关于'望诊部分',均尚多可取之处;其余各篇,尚应再加研究。"②

---

① 中国医药教育社教材编纂标准. 复兴中医,1940,1(1):49-50.
② 高德明. 中国医药教育社的成长与发展. 新中医,1946(1):7.

第二，制订《中医专科学校课目表》。

早在1937年3月24日，国民党中央政治委员会第39次会议就决定由教育部会同卫生署中医委员会，参照《医学专科学校暂行科目表》，拟订《中医教学规程》①。因全面抗战开始，政府迁都，此案遂被搁置。中国医药教育社成立后，"觉得仅仅自己几个人编些教材，这对于整个中医教育，显然不会起多大的改进作用"，为使全国中医学校的教学科目趋于统一、规范，以保证教育质量，由陈郁、高德明作为负责人，拟订了《中医专科学校暂行科目表》②，并于1939年4月由教育部公布，使得中医在名义上已经列入国家教育系统。

第三，主办中医研究班。

中国医药教育社在申请成立之初向中央社会部递交的《章程草案》中，"训练医疗技术人员"就是其宗旨之一。因当时中医教育尚未被国家所承认与认可，所以在经社会部、内政部、教育部审查后，正式公布的《章程》中删去了这一宗旨。

1939年3月，卫生署中医委员会委托中国医药教育社训练中医人才，经理事会决议，在重庆设立中国医药高级讲习所。正准备开始招生时，适值日寇对重庆进行大轰炸，各机关团体都奉令疏散，举办讲习所的事宜自然不得已而停顿下来。

1939年11月，重庆的安全状况略为改善与安顿，即着手准备继续开办事宜。但鉴于此时日寇仍不时进行轰炸的客观形势，为了适应环境便利和进行起见，中国医药教育社建议改用"研究方式训练"，卫生署对此表示赞同，遂于1940年春，开设了"中国医药教育社研究班"。当时报名参加者，非常踊跃，达四五百人之多，但因对报名者提交的代表其学术水平与素养的著作或论文的审查比较严格，最后只录取了三十多人。

研究班以"启发与自动并用，以养成研究员自动研究之能力与兴趣"为主办目标，学习科目为病理学、诊断学、药物学、方剂学、内科学、外科学、妇产科学、儿科学、针灸按摩科学。学习过程分为两个阶段：第一阶段注重医药理论学习，"采用综合及分析方法"；第二个阶段注重临床技能培训，"采用实验及统计方法"。学习方式采取"通讯""集合""实地"三种形式：

"通讯研究"，由指导老师编撰学习资料，印发各学员学习，如有疑义或其他

---

① 卫生署中医委员会会同教育部拟订中医教学规程. 光华医药杂志，1937，4(6)：封1.

② 高德明. 中国医药教育社的成长与发展. 新中医，1946(1)：7.

不同见解时,可以通过信函的形式径直向原编撰人员质疑或提出意见。

"集合研究",由中国医药教育社每月指定一日或数日,作为学员"集会期",口头交换平日学习心得及疑义,并请指导老师参加,或答疑,或释义,或指点迷津,务使学员焕然冰释。

"实地研究",由中国医药教育社会商卫生署中医救护医院或重庆其他设施完善的中医院,将研究班学员派送其处临床实习。

可见,该研究班是集函授教育、集中培训、临床侍诊于一体的中医教育模式。应该说,这种因时因地制宜的办学模式,在抗日战争的特殊时期是非常适宜的,并取得了不凡的成绩与效果①。

1944年9月,中国医药教育社又与卫生署陪都中医院合办中医高级研究班,陈郁理事长亲自主持,胡光慈任教务主任,也分为理论与临床两个阶段,"专任讲师:陈逊斋、邱啸天、高德明、王福民、李汝鹏、刘仲舆、许学源、刘郁周,特约讲师:张简斋、宦世安、郑曼青、张友之、卓海宗、殷升平、唐阳春、曾义、濮青宇、张茂芹";第二学期,为进一步"注重临床学科"学习,聘请原江北卫生院院长程荣梁担任生理解剖学、病理细菌学教师,常续和讲授诊断学②。1945年7月29日,在重庆青年宫交谊厅举行毕业典礼,毕业学员七十余人③。

第四,举办陪都中医内科治疗所。

为促进中医科学化及提高医疗效率起见,1943年4月卫生署委托中国医药教育社在重庆市区筹设陪都中医内科治疗所④。起初,中国医药教育社并不想接受这项任务,觉得主办治疗所好像不是自己应有的任务。但后来仔细一想,认为办教育不一定要拘泥于教学的形式,随时随地都可以运用不同的形式和阵地来开展教育工作。于是,立即草拟了一个筹办计划呈送卫生署审核,并积极着手筹备工作⑤,并于1943年6月21日正式成立⑥。

治疗所所长由中国医药教育社理事长陈郁担任,卫生署中医委员会委员高德明被卫生署任命为副所长。治疗所的应诊医师共有二十余人,凡是当时在重庆的著名中医,如张简斋、陈逊斋、邱啸天、胡书城、张锡君、宦世安、郑曼青、胡

① 高德明.中国医药教育社的成长与发展.新中医,1946(1):8.
② 中医高级研究班下学期已经开学.新中华医药月刊,1945,1(2-3):35.
③ 中医高级研究班举行毕业典礼:毕业学员七十余人.新中华医药月刊,1945,1(7-8):10.
④ 卫生署委托筹办陪都中医内科治疗所.广东医药旬刊,1943,2(1):25.
⑤ 高德明.中国医药教育社的成长与发展.新中医,1946(1):9.
⑥ 陪都中医内科治疗所于六月二十一日开幕.新华日报,1943-7-2.

光慈、康昭谨、方丙寅、董立侯、邹云翔、刘郁周等,差不多全被罗致。

陪都中医内科治疗所虽然从开办到停业不足八个月,但却办的红红火火,风生水起。1943 年 10 月 3 日《新华日报》报道:"中医内科治疗所公布治疗统计,百天内应诊二千六百人。"至 1944 年 2 月 15 日停诊时,共计诊治患者 5129 人(《全国卫生行政工作会议上的报告》)。更重要的是,治疗所在举办形式与方法等方面,有着诸多的特色与创新。

其一,处方笺比较详尽,除了记载病名、症候、诊断、疗法、方剂、调剂及服用方法、服药宜忌各项外,还附有"服药后报告",由病人填写服药后的病情变化,并寄回治疗所,以便统计治疗效果。

其二,医师之间互助合作,不仅杜绝了过去中医同仁最爱批评别人的药方不对,以显示自己高明的坏习气,而且在治疗上表现了充分合作互助的精神。如高德明对于消化系统疾病治疗经验丰富,凡是遇到胃溃疡、肠癌的患者,治疗所的医师就让他来帮同诊治;胡光慈对于麻疹、肺炎,很有经验,方丙寅对于神经或运动障碍疾患,能用针灸提前治愈,当遇到这些疾病的时候,就让他们两位诊治。这样,效果自然很好,病人当然满意,治疗所的信誉也不断提高。

其三,在诊断与治疗方法上,完全采用新的理论与技术,大受病人欢迎,尤其是公务员和学生,对治疗所非常信赖[1]。

抗战胜利后,中国医药教育社迁往南京,没有固定的办公场所,通讯地址是南京七家湾 24 号侧门陈郁宅[2]。1946 年,计划开设中国医药人员训练所,分医学和药学两班,分别培训高级中医师和中药调剂人员,但囿于时局,未能举办。南京解放前夕,陈郁迁往香港,中国医药教育社遂自行解散。

综上所述,中国医药教育社在特殊的年代与环境里,为摸索与推动中医教育事业发挥了不可磨灭的重要作用,也为新中国成立后中医高等教育院校的建立与发展奠定了基础。

---

① 高德明. 中国医药教育社的成长与发展. 新中医,1946(1):8-9.
② 社会部直辖普通自由职业团体通讯一览表(1948 年□月□日)//中国第二历史档案馆. 中华民国史档案资料汇编·第五辑·第三编·文化. 南京:江苏古籍出版社,1997:806.

近代第一个中医教育委员会：教育部中医教育专门委员会

　　自 1912 年"教育系统漏列中医案"发生后，中医学界为争取早日加入国家教育体系，展开了有目的、有策略、有联合、有斗争的全方位工作。其中，1939 年成立的近代第一个中医教育委员会——教育部医学教育委员会中医教育专门委员会，为推动中医教育最终被政府所认可做出了重要的贡献。

背景与目的

　　为谋划及改进医学教育起见，1929 年 2 月，国民政府教育部会同卫生部组织成立了医学教育委员会。主要职责是："拟订医学教育计划，审议医学课程及设备标准，建议与医学教育有关之一切兴革事项，审议教育部长之交办事项。"[①]

　　医学教育委员会虽然是一个咨询机构，但是权利却不可小觑。因第一届主任委员为"反中医"的著名人物褚民谊，所以在其任期内相继出台了将中医学校改称"传习所"及"学社"，企图从根本上将中医摒弃于教育系统之外的政策与命令。

　　1934 年 4 月 5 日，医学教育委员会第二届第一次会议召开，推选金宝善、黄建中、颜福庆为常务委员，颜福庆任主任委员，决议《关于中国固有医学之整理及研究初步计划及预算》。颜福庆虽然一向支持和同情中医，但因医学教育委员会没有中医界人士，致使中医学界争取纳入教育系统的

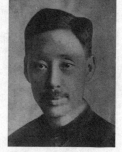

颜福庆

　　①　教育部医学教育委员会章程//刘燡元，曾少俊.民国法规集刊·第十四集.上海,上海民智书局,1330:321.

正当要求很难获得教育部的通过和认可。如1937年2月焦易堂等53人向国民党第五届中央执行委员会第三次全体会议提交了《请责成教育部明令制定中医教学规程编入教育学制系统以便兴办学校而符法令案》，而教育部医学教育委员会讨论后认为："医学与民生关系至大，旧术已将失传，新学未臻上理，希其各尽所长，固不应歧视；惟均宜深造，始可问世，不若其他职业学校，得有不同程度，便可操业；医无中西，已成双方共同之论，《条例》既有二，暂作过渡之办法；《规程》不可再有二，庶合平等之原则。查部颁《医学专科学校暂行课目表》，并无限制，与《原案》所列基础学科及应用学科两相对照，科目大致相同，惟温病学与针灸学、按摩、正骨数种，不妨定为特殊科目，开办学校时，准其向教育部备案，谨将审查意见报告如下：养成医师之学校，在学制系统中，应遵专科以上学校之规定，以收受高中毕业生为原则；《教学规程》不必另定，参照《医学专科学校暂行课目表》办理，得加设特别科目，呈请教育部及卫生署核准备案；本国药物应特别注意，由教育部指定研究机关切实研究。"①意思是说，虽然在法律上分别制定有《中医条例》与《西医条例》，这只是特殊时期的一种不得已而为之的权宜之策，但完全没有必要在《医学专科学校暂行科目表》之外，再另行制订《中医学校教学规程》。

中医学界为加入学校教育系统之内，"早想建议政府设置一个中医教育机构来设计领导，哪怕就是一个很小的机构，也比没有强"②。同时也清醒地认识到，必须在教育部争得一席之地，才有可能使中医教育被政府部门所认可。

1938年3月7日，陈立夫正式就任教育部长后，立即宣布改组教育部医学教育委员会，加聘焦易堂、陈郁、饶凤璜为教育部医学教育委员会委员，并指定陈郁为七名常委之一。经陈立夫、陈郁两人多方的争取与努力，1939年2月25日，医学教育委员会第三届第四次常务会议，终于同意增设中医教育专门委员会③。

①　中国第二历史档案馆.中华民国史档案资料汇编·第五辑·第一编·教育.南京:江苏古籍出版社,1994:358.
②　高德明.中国医药教育社的成长与发展.新中医,1946(1):8.
③　陈邦贤.近十年来医学教育大事记.医育,1939,3(2－3):20－44.

职责与任务

中医教育专门委员会隶属于教育部医学教育委员会，根据 1940 年 4 月 16 日公布的《教育部医学教育委员会中医教育专门委员会章程》，其主要任务是：研究中医教育计划及实施方案；审议中医学校课程及设备标准；编纂中医学校教材；建议关于中医教育一切兴革事项；议复教育部及医学教育委员会交议事项①。

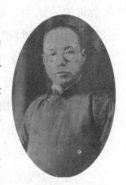

陈郁

中医教育专门委员会的编制，设有委员 9 ~ 11 人，由教育部长聘任或派充；另设秘书 1 人，掌理会议记录及接洽事务，由教育部长指派委员兼任。首届委员会委员 11 人：王药雨、邱啸天、胡书城、胡光慈、高德明、陈郁、张简斋、康昭谨、许锡彦、郑曼青、陈邦贤②。第二届委员会委员 7 人，陈郁、张简斋、胡书城、郑曼青、高德明、陈邦贤、沈仲圭③。两届委员会的主任均为陈郁，陈邦贤均兼任秘书。

中医教育专门委员会为顾问性质，委员任期为 1 年，但可以连选连任。委员均无薪职，每半年召开一次常委会议，议决事项均须由医学教育委员会呈请教育部核准后方可施行。

业绩与影响

中医教育专门委员会成立以后，从多个方面开展了卓有成效的工作。总体来说，主要有以下几个方面。

首先，制订《中医教育五年计划纲要草案》。

总的目标是：建成中医专科学校五所，并于"五年内将中医专门教育之程度刷新并予提高"；在"中央设立中医师资养成所一处，藉以培养善良师资及中医研究人才"；在各地"设立中医训练所二十处，使中医均具有实用医疗技术及现

---

① 教育部医学教育委员会中医教育委员会章程. 医育,1940,4(2):75.
② 教育部医学教育委员会中医教育专门委员会委员名单. 医育,1940,4(3):78.
③ 教育部发表中医教育委员会新任委员. 复兴医药杂志,1942,2(1-2):47-48.

代科学知能"。

　　具体计划是:确立"理真效确"为中医教育方针及整理中医学术标准,"理之真否? 决于实验,效之确否? 决于统计。实验与统计,实为整理中国医药学术之有效方法,亦为促成中医科学化之唯一利器";宽筹中医教育经费,因中医教育已经被列入教育学制系统,自应改变过去教育经费中不列中医教育经费的做法,"且中医教育方在建立及改进时期,所需经费当较其他部门为多,故中医教育经费必须酌量宽筹,庶可减少发展阻力而奠定科学化中医教育之基础";编辑中医实用教本,由中医教育专门委员会搜集古今中医图书,就其经验法则及实用部分加以科学整理,阐明其精髓,汰除其玄说,在三年内编成中医各科实用教材,分发各中医学校采用,"俾学说不致分歧,而医学系统亦可因之统一";筹设中医专科学校,各地开设的中医学校,虽然为数不少,但各种设施尚未符合现代教育规范,应由政府在四川、广东、湖北、河北、南京筹设五所中医专科学校,所有设备、课程均按照《中医专科学校暂行科目表》及《专科学校规程》办理,每个学校开办费 15 万元、日常费用每年 10 万元,"于五年内次第完成,用立楷模,藉示倡率";培养中医善良师资,现在各中医学校所聘教师,多为当地执业中医,在临床技术上或许有较丰富的经验,但在理论学养方面,因未受合理的训练,以致经常会有不合科学之论调。应在中央设立中医师资养成所一处,开办费 1 万元、日常费用两年 6 万元。"凡现任或曾任中医学校教员及研究中国医药学术确有成绩者,得考选为中医师资进修员,入所学习。进修期间二年,于修业期满,派赴各处训练当地执业中医及中医学校学生,期于最短期间促成普遍改进之宏效";调整私立中医学校,在此中医教育基础尚未巩固、确立之时,对于现有各私立中医学校不能"任其凋零,亟须加以扶持与调整"。由中医教育专门委员会派人视察各私立中医学校,除确属无法改善者,令其停办外,"办理较完善者,准其立案,或改为公立"。对教学方法不当者,指导它们加以改良;对设备简陋者,设法帮助改善。由政府拨款 40 万元,作为补助各私立中医学校设备改善专用经费,"总期在一调整间,而使本昔简陋欠善之中医学校尽成良好之中医学校";训练各地执业中医,现在一般中医的缺陷在于不善理解中医高深学理、不擅运用中医优良技能,"致遭外界物议,良可叹惜"。补救方法,唯有针对中医自身的缺陷,由政府在重庆、成都、西昌、贵阳、昆明、桂林、长沙、西安、洛阳、兰州、南京、上海、天津、北平、杭州、安庆、厦门、广州、汉口、南昌等重要城市次第设立中医训练所二十处,每所开办费 1 万元、日常费每年各 1 万元,分批调集各地年龄在 40 岁以内的执业中医,进行为期 1 年的培训,"用最经济、合理、迅速、有效之方法,讲习中医实用之学理技术,以补救过去学术修养之不足,并授以现代基础医学及卫生、救护等学科,俾可协助推进地方卫生事业及战时救护等工作"①。

其次,促成教育部公布《中医专科学校暂行科目表》。

1937 年 4 月 24 日,国民党中央政治委员会举行第三十九次会议,汪精卫、叶楚伧、何应钦、邹鲁、居正、梁寒超、王伯群、王宠惠、陈璧君、王陆一、李文范、钮永建、覃振等人参加,汪精卫任会议主席。决议"《中医教学规程》由教育部会同卫生署中医委员会,参照《医学专科学校暂行课目》拟定"②。

卫生署中医委员会立即指派随翰英、张锡君赴教育部接洽。1937 年 6 月 22 日,教育部医学教育委员会第二届第十七次常务会议,遵照教育部指示,讨论制定《中医教学规程》③。正在进行之际,八一三淞沪之战后,全面抗战开始,政府西迁,不得不搁置下来。

焦易堂在辗转迁往重庆的过程中,于汉口遇到了时逸人,并告诉他:"将来陈氏立夫,有长教育讯。中医校立案,指顾可期。"于是,时逸人与冉雪峰、谢汇东等人"一同赴川,专办中医校立案进行之手续"。"及至万县小住,又承焦君(易堂)函邀至渝,委以专办中医校立案事宜"。不久,陈郁也抵达重庆,"谓此事重大,宜召集中医教育专家多人,共同商定"。遂于 1938 年 4 月 25 日在中国制药厂召开了由焦易堂、陈郁、冯志东、饶凤璜、冉雪峰、胡书城、张锡君、时逸人参加的会议,推定冉雪峰、胡书城、张锡君、时逸人负责起草《中医教学规程》。"几经讨论,历时多日,方告完成,由中央国医馆及卫生署函送教部"④。

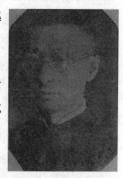

时逸人

1938 年 10 月 8 日,教育部长陈立夫令饬医学教育委员会拟订比较合理之中医课程。很快,10 月 19 日召开的医学教育委员会第四届第二次会议,便推定陈郁、曾义、赵士卿、孟目的、汪元臣等组织小组委员会,拟定中医教育问题及比较合理之中医课程⑤。

① 中医教育五年计划纲要草案. 医育,1940,4(3):18-19.
② 中政会决议:中医教学规程由教育部会同卫生署中医委员会拟定. 医界春秋,1937(121):41.
③ 陈邦贤. 近十年来医学教育大事记. 医育,1939,3(2-3):20-44.
④ 时逸人. 教育部公布中医校课程之经过. 复兴中医,1940,1(2):1-2.
⑤ 陈邦贤. 近十年来医学教育大事记. 医育,1939,3(2-3):20-44.

1939年2月，教育部医学教育委员会第三届委员会专门讨论《中医专科学校暂行课目表》。焦易堂说："本人赞同以科学方法，改进中医学术，由中医设立学校，即依原拟课表试行，凡中医所不能担任之科目，可酌聘西医教授，有人主张在西医学校附带研究中医，此项办法，阎百川曾在山西试验，结果全校中医，概被摈斥，此议断难赞同；准许中医设立学校，系中央代表大会决定之原则，此项课表，乃由教

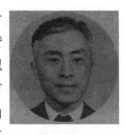

陈立夫

育部交会咨询意见，故本会只能审议课表是否合理，不能在原则上再加讨论，有人主张此案提付表决，万一否决，将令教育部无法应付，故如决定表决，本人一定退席。"

陈郁说："闻本日教育部长官致词，谓中医譬如土法采矿，西医譬如机器采矿，目前应令中医力求进步，不应根本排斥，本人此次草拟中医课表，即本此项原则，令学生先习基础科学，再研究中医学术，参采西医技能，以期合于现代教育轨范，即使土法开采之矿，渐次改用机器之意；表内所列科目，虽未标明中医字样，但说明（九）产科兼采西医手术教授、（十一）外科兼采西医手术，即可证明其他各科，均以中医学术为教材；无论中医西医，均应以病人为对象，中医如能研究解剖学、生理学、细菌学、放射学等，则检查方法自较完密，甚于病人有益，断然无疑。有人谓新旧学理，合演一堂，恐学生将无所适从。不知中医除去五行生克、五运六气等一部分学说，在学校当然不必提倡者外，其他均与科学法则，毫无抵触，不至有矛盾之嫌；表内所列内、外、妇、儿等科及药物学，拟即采用历代医药书籍，及现代研究中国医药刊物，分别编纂教材，犹之国文教材，开采之于经、史、子、集，而课目则不妨用国文二字也。有人谓药物学应改为本草字样，内、外等科应改用《内经》《伤寒论》等字样，虽意在表现中医特色，实转以妨阻中医进步，与吾人主张中医科学化之原则相反，绝对不敢赞同。"

饶凤璜说："本人赞同将中医各科学术，分门整理，编为课本，并讲求以科学方法，将所有中药化验精制，以显固有之特长，而济西医之匮乏。盖数千年来，吾国人内、外各种病症，均恃国医、国药为治疗，以保持民族之生存健康，不过最近始参用西法治病，此为最显著而不可掩之事实。中医自有中医之内科、中医之外科，故中医学校，绝对须讲习中医各科学术。其所以参究物理、化学者，亦犹西医之利用科学方法，为试验改进之工具耳，若谓即以现有之各医科学校内外课本为教材，则非中医学校矣。本会陈委员受教育部之委托，依照中央代表

大会决定设立之中医专科学校,编定课表,本会职权,只能审议已编成之课表,不能涉及职权外之问题也。"

颜福庆说:"中国固有医药,有研究之价值。"

李宗恩说:"要研究,还是中药。"

戚寿南说:"该校教员,聘用中医,抑聘用西医?教材用中医课本,抑用西医课本?所为基本科目,中医学科与现代学科,能否打成一片,不发生冲突?"

胡定安说:"教材内容,学理上能否不发生冲突?应如何使青年思想,可以向真理探讨为原则;主张由原提案人将课目再加以深切之研讨,以表现中医的特色。"

此次会议,除焦易堂、陈郁、饶凤璜三位中医界委员坚定支持外,颜福庆也表示同意,李宗恩不置可否,加之"中医设校一案,前经中央政治委员会议通过,并奉行政院转令遵照办理"。此案上报后,教育部长陈立夫认为已公布之《医学专科学校规程》,并未明定西医或中医,设置中医学校可依据该规程。中医教学科目与西医自有不同,可制定科目表及课程大纲,以资实敦。教育部遂于1939年5月正式公布了《中医专科学校暂行课目表》,"并令各省教育厅查明各该省中医学校办理情形,其办理比较优良者,准照章办理立案手续"①。

最后,敦促成立中国医药研究所。

设立医药研究所是中医学界很久以来就有的夙愿。早在1931年,"用化学方法化验中药并改良膏、丹、丸、散制法"②,就是中央国医馆的蓝图与规划之一。1934年3月9日,立法院第五十次会议甚至通过了《国立中医研究院组织条例》,该院隶属于内政部,主要职责是"以科学方法整理及改善中医中药","指导奖励中医中药学术之研究"。研究院"按医学分科,并得设所研究,及附设医药学校及医院"③。但掣肘于各种因素,只是一纸空文,未能付诸实施。

中央药物研究所原隶属于内政部卫生署,以"研究全国药材,发扬我国固有文化"为宗旨。因"药物之研究,在与学术有深切之关系",该所附设于卫生署内,与各学校及其他研究机关不易取得联络,中医教育专门委员会成立后,为推进中药研究,适应战时需要,即敦请教育部"商得内政部同意,会呈行政院将该所改隶教育部,以便研究中国药材资源,深造药学人才,俾能更进一步发扬光大

---

① 教部最近公布中医专科学校课目表. 新中医刊,1939,2(3):42.
② 设立国医馆原提案. 国医公报,1933(1):10.
③ 立法院通过《国立中医研究院组织条例》. 神州国医学报,1934,2(7):1.

中国固有文化"①。

1942 年 3 月 10 日，中央药物研究所易名为中国医药研究所并在昆明成立，聘请经利彬、刘绍光为正副所长②。"通讯处为昆明城内东升街二十四号，办事处及研究工作分设于大普吉、陈家营、苏家村三处"。设有文书、出纳、出版、庶务四个科室，会计主任 1 人。研究分四组：医学组、药物化学组、生理组、药用植物组，每组设主任研究员 1 人。有职员 17 人，研究人员 19 人③。

到 1942 年 12 月，研究工作"已完成者，药用植物组进行西南采集工作，研究西南药用植物，不久即可出《滇南本草图谱》；生理组研究土大黄之效用、昆明市郊之营养问题、白血球数、血型。正在研究中者，医学组研究本草各药对于人体之作用，整理旧医案等工作；化学组研究本草各药之成分，提取有效物质等工作；植物组采集标本、鉴定、绘图等工作；生理组研究本草药性、西南营养问题等工作"④。

为培植及提炼云南道地中药起见，与云南省建设厅合作于 1943 年成立了云南药物改进所⑤。人员、经费均由中国医药研究所承担，经费不敷时由云南省建设厅按月酌予补助，专门办理云南药物生产及改进事宜，并由大普吉农场拨地十亩作为栽培药物之用⑥。

1945 年 3 月 9 日，行政院临时院务会议根据国防最高委员会的指示，简化机构，将中国医药研究所交由中央研究院化学研究所接办⑦。裁撤时有研究员、副研究员、助理研究员各四人⑧

① 中央药物研究所划归教部管辖：便与各校取得联系. 新中医刊,1940,2(8):18.
② 成立中国医药研究所. 高等教育季刊,1942,2(2):115.
③ 国立中国医药研究所概况呈报表//中国第二历史档案馆. 中华民国史档案资料汇编·第五辑·第二编·教育. 南京：江苏古籍出版社,1997:620.
④ 国立中国医药研究所概况呈报表//中国第二历史档案馆. 中华民国史档案资料汇编·第五辑·第二编·教育. 南京：江苏古籍出版社,1997:620. 吴征镒在《西南联大侧忆》中说："1942 年后经利彬开办中国医药研究所，经全家亦住村内。我和匡可任、简焯坡、蔡德惠、钟补勤就在大殿的泥菩萨前开展了石印版《滇南本草图谱》的工作，自画自写自印，惨淡经营，三年出了一本，而该研究所也就作鸟兽散了。"//中国人民政治协商会议云南省委员会文史资料委员会编. 云南文史资料选辑·第五十三辑·内迁院校在云南. 云南人民出版社,1998:46.
⑤ 中国医药研究所与云南省建设厅合组云南药物改进所. 高等教育季刊,1942,2(3):145.
⑥ 抗战期中行政史实建设部分分稿·云南省战时农林行政. 云南档案史料,1985(9-10):51.
⑦ 政院决议减政//中国第二历史档案馆编. 中国民国史料长编·三十四年一月份.427.
⑧ 1945 年 4 月 27 日《教育部检报国立专科以上学校教员及国立研究机关科研人员统计总表呈》。附注云："国立中国医药研究所及国立敦煌艺术研究所两机关已奉令裁撤，惟本年上季仍需支给研究费，且其业务将交由中央研究院接办，故仍列行人。"//中国第二历史档案馆. 中华民国史档案资料汇编·第五辑·第二编·教育. 南京：江苏古籍出版社,1997:810-811.

此外,中医教育委员会还开展了其他方面的一些工作。如"中医专科学校、中医职业学校设立之建议,中医训练班、国药训练班之筹设,中国药物研究所之成立,中国医学史教材为各医学院校之必修科目,中医书籍之编辑设计及中医书籍之审查改进"等。

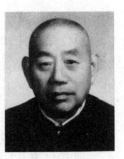

陈邦贤

1943 年 2 月,陈邦贤调任国立编译馆自然组编审。1944 年底,陈立夫卸任教育部长。厥后,中医教育专门委员会基本上就不开会议事,工作陷于停顿。其原因,"一则各委员均甚忙碌,开会时不易完全出席;一则关于学校教材之编辑,殊少交卷,致使此巨大之专委会不能依理想中之成长发育"①。1945 年 10 月 16 日公布的《医学教育委员会组织条例》,规定该会设立"医学教育组、药学教育组、护士教育组、助产教育组、卫生教育组"②,而没有中医教育组或委员会,说中医教育专门委员会已被撤销。

总之,中医教育专门委员会"刚成立时,各委员都抱着希望的热忱,在尽最大的努力,如《课程标准》的草拟、《教材大纲》的编纂、中国医学(药)研究所的筹设、国立中医专校的促成等,凡与中医教育有关的事项,无不竭智殚虑地在商讨计议,可是因为种种关系,致令一切决议都不易兑现"③,结果是困难愈多,热情愈减,总的来说是"议论多而成功少",但不论如何,它的成立及其《中医专科学校暂行课目表》的颁布,标志着中医学校已正式纳入国家教育体系。

---

① 陈邦贤. 教育部中医教育委员会史略. 新中医,1946(1):5.

② 中国第二历史档案馆. 中华民国史档案资料汇编·第五辑·第三编·教育. 南京:江苏古籍出版社,2000:56.

③ 高德明. 中国医药教育社的成长与发展. 新中医,1946(1):8.

近代第一份中医大学生自办刊物：
《上海中医专门学校恒星医报》

在当今的中医药大学里，学生社团林立，自办刊物风靡，但相信很多人并不知道，早在1923年，我们的先辈——上海中医专门学校的在校生就创办了我国第一份由中医大学生主编的刊物——《上海中医专门学校恒星医报》。

创刊缘起

上海中医专门学校成立的1917年，上海地区的经济与文化已空前繁荣与活跃，西方文明对东方的扩散、交融或冲击也极为显著与激烈。具体到中医来说，关于其存废、融合发展的问题及其中医学界为此而进行的抗争，亦日趋激烈而尖锐。

上海中医专门学校学生的年龄在16~20岁，正值思想活跃、精力充沛的时期。在这些莘莘学子之中，不乏才华横溢、能写善辩，具有很强组织能力的活跃分子。于是，他们在刻苦努力学习医学知识之余，充分发挥自己的创造性与主观能动性，或积极组织开展各种学术活动，或结社立团，出版刊物，为中医的生存与发展振臂高呼、出谋划策。

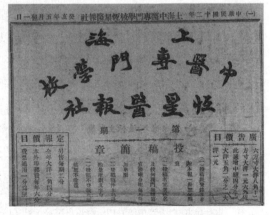

《上海中医专门学校恒星医报》报影

在此背景之下，紧跟时代步伐的《上海中医专门学校恒星医报》（简称《恒星医报》）在承载着中医保存与发展历史重任的上海中医专门学校这个大舞台上，应运而生了："鉴大道之沦丧，痛国学之衰微，身当期境，义难旁观。爰集合同志，组织《恒星医报》社，搜罗明贤著述，采取爽切论评，以期于中医界中发曙光，树新帜。"①

之所以"取义《恒星》，欲为医界留一明星，久久照耀人"，就好比是"夜深之海，树之一灯；群瞽之场，立之一相"②。《恒星医报》以"发扬国粹，阐发精微"③为办刊宗旨，以"阐持先圣之微言，以维系将坠之绝学"④为责任目标，目的是为了坚持传统，继往开来，弘扬大业。

编辑部、发行部均设在"上海西门城内中医专门学校"内，成员共有 14 人，社长：汤逸民；编辑：王慎轩、李天球、张燕谟、姚亚凤、沈香圃、赵相如；文牍：李寿之；书记：桑天留、王耀堂；发行：孙木天、华宗海、赵颖；会计：吴济生⑤。

因是学生自办刊物，发表的文章没有稿酬，凡"经登录者，奉赠本报一份"；投寄的稿件"须缮写清晰并自加单圈"；编辑部对来稿有修改权利，"如有未妥处，本社得增删其字句"，而且"不登载者，原稿恕不检还"⑥。此外，"为附和新潮流起见，对于白话体之医稿及卫生各稿，均甚欢迎，但须简洁明顺"⑦。

办刊经过

《恒星医报》于 1923 年 5 月 1 日创刊，每月一期，每期 4 版，16 开本。由于是学生自行发起创办，故没有固定的经费来源。原本计划通过刊登广告的收入及读者订购刊物的款项来维持出版发行，所以在每期第 1 版左右两边栏的显著位置都登载有"广告栏目"与"订报栏目"。

广告价格是：正文"六方寸，大洋八角；十二方寸，大洋一元六角"；中缝"四分之一，大洋五角；二分之一，大洋一元"。每期定价为"大洋二分"，"全年大洋二角四分，本外埠邮费全年六分，邮票通用，半分为限"。

---

① 本社启事一.上海中医专门学校恒星医报,1923(1):1.
② 发刊词.上海中医专门学校恒星医报,1923(1):1.
③ 本社启事三.上海中医专门学校恒星医报,1923(1):1.
④ 发刊词.上海中医专门学校恒星医报,1923(1):1.
⑤ 本社职员一览表.上海中医专门学校恒星医报,1923(1):1.
⑥ 投稿简章.上海中医专门学校恒星医报,1923(1):1.
⑦ 本社启事四.上海中医专门学校恒星医报,1923(2):1.

《恒星医报》前三期的出版发行尚属顺利,第4期因值"校中暑假,同仁束装归去,稿件错杂,遽难付梓"而延期出版①。到1923年10月出版第6期时,办报经费已颇为困窘,幸赖丁仲英捐助,才得以出版。为此,报社刊发了推举丁仲英为理事长的"特别启事"及《致谢》一文:"本社成立,六月与兹;发行月刊,已至五期。辱承医林不弃,订阅日益增加。第每期付印,经费甚巨,每感困难。同仁虽勉力维持,其如绵薄有限。今承本校协办丁仲英先生捐助大洋二十元,本社得此资助,经费渐形宽裕,此后每期出版,可无拮据矣。"

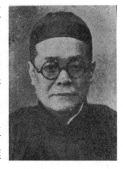

丁仲英

但遗憾的是,由于种种原因,报社的运营状况并没有转向理想的轨道。第8期,又是丁仲英赞助大洋五元,才得以于1924年3月出版。编辑部成员李天球、沈香圃也各自"捐洋二元",于1924年4月出版第9期后停刊。

栏目内容

《恒星医报》开设的主要栏目有:医评、专著、医论、药物、生理、方案、笔记、杂录、余兴等。

"医评"栏目,主要刊载编辑部工作人员针对当时中医界所存在的问题与弊端,提出的如何振兴中医的建议与对策之类的评论性文章。如赵相如的《医生应守之道德》、李寿之的《中医之礁点》、汤逸民的《论医术不可分门户》、姚亚凤的《告著作家》、沈香圃的《医生不可无博爱之观念》、孙木天的《医者不可执古方治病》、赵颖的《医师宜自备药物》等。虽然是在校大学生所撰写,但却短小精悍,言之有理,不乏真知灼见。如《中医之礁点》将当时中医学术不振、"甘居退化,自取灭亡"的"弊端"归纳为四条:"一曰墨守成规,二曰诋毁新义,三曰珍秘不宣,四曰诽谤同道"。之所以这样说,是因为"守旧则难以进步,撤新则难以精深,珍秘则医道不彰,诽谤则党见分歧"。并大声呼吁:"当此中医危急之秋,内部取缔之日,安可不同心协力以反数千年之积弊哉!"②《医者不可执古方治病》

---

① 本社启事一.上海中医专门学校恒星医报,1923(4):1.
② 李寿芝.中医之礁点.上海中医专门学校恒星医报,1923(2):1.

云:"古方治病,实有百发百中之效,唯在临症之人随症加减。如某病与某方相合,苟见症稍有出入,于是出者减之,入者加之,必使所见之证,确与所用之药,一一相合,然后用之,其有不应手而效者,未之有也。"①

"专著"栏目,主要刊登了经赵颖校勘的石寿棠所著《医原》中的"百病提纲论""阴阳治法大要论"两部分,连载至第8期,因"已为他报登载,若再继刊,未免重叠",故"暂行停止"。

"医论"栏目,是《恒星医报》的主体版块,是关于中医基础与临床的理论性文章,如王慎轩的《〈金匮〉辨正一条》、王耀堂的《五苓散猪苓散主治之不同》、孙木天的《失血症治大略说》等。从第2期开始,每期都刊有外地作者投寄的文章,如袁治安的《营卫论》、叶指发的《湿温与春温辨》、吴佛生的《西医之技皆中医所固有论》、沈铭慈的《"膀胱者州都之官津液藏焉"议》等,还刊登了曹颖甫的《温病实始于肺辨》及张山雷的《辟温病分三焦之谬》。说明《恒星医报》在很短的时间内便赢得了中医界的支持与响应,连当时的著名中医学者都惠赐稿件。所载文章,内容充实,有论有据,言之成理,持之有故。

"药物"栏目,主要连载了沈香圃编辑的《家庭药物本草约编》,涉及药食同源的胡麻、大麻、粳米、糯米、大麦、小麦等品种,每一种皆分列气味、出产、异名、主治、禁忌、考证等项目,浅显易懂,颇为实用。

"生理"栏目,刊发了王慎轩撰写的《营卫日行于阳夜行于阴广义》《呼吸器之变态》《论脑》等文章,大都是从中西汇通角度所作的通俗解释与探讨。

"方案"栏目,连载了赵相如选辑的《王九峰医案》及王慎轩评注、沈香圃附注的《雷逸仙医案》。特别是王慎轩所作的"按语",句句都精辟入里、切中要害,颇值一读。

"笔记"栏目,所登载的是医话、笔记之类的文章,如《沈香轩临证笔记》《记发背奇愈》以及一些趣闻轶事等,内容新颖,文风活泼,读来饶有风味。

"杂录"栏目,主要内容是验方与秘方,如《万应丹》《调养五脏法》《无名肿毒方》《养气轩验方》《治验丹方》《急救良方》等。有的即使今天看来,也依然是简、便、验、廉的良方。如"久咳神效方":红枣162个、生姜3斤打去渣、饴糖3斤、冰糖半斤,在冬至日煎熬收膏,每日合红枣2枚及粥合服②;"治腿上流火成片":用豆腐切片,加甘草同煮,待豆腐呈黄色时,取豆腐贴患处。每日换两三

---

① 孙木天.医者不可执古方治病.上海中医专门学校恒星医报,1923(6):1.
② 桑天留.久咳神效方.上海中医专门学校恒星医报,1923(1):4.

次,数日包愈,其效无比①。

"余兴",主要登载了"文虎药对",也就是我们今天所说的灯谜。如"三军尽覆我逃生"(独活)、"储得千仓颂夏王"(禹余粮)、"不虐待媳妇"(慈菇)、"棉花老寿星"(白头翁)等。为了吸引更多的读者参与,率先猜中者,赠送报纸一份,"惟来函先至有效";谜底答案及获奖者名单均在下一期刊登。

综上所述,《恒星医报》虽然是中医大学生自办刊物,但不论是办刊思路、栏目设置,还是经营方针、刊载文章,即便是对今日最正规的中医报刊杂志来说,也有诸多需要我们学习和借鉴之处。

---

① 从善堂.治腿上流火成片.上海中医专门学校恒星医报,1924(9):4.

近代第一种中医妇科杂志：《妇女医学杂志》

在新中国成立前，中医药界约计举办了近 500 种报刊杂志，足见当时中医学术氛围之活跃。连一向不满中医界保守的陆渊雷在《中国医药论文选》的"序言"中也说："中医界每事落人后，独于出版杂志差可比踪欧美。"其中，由王慎轩主编、苏州女科医社编辑发行（1930 年后由苏州国医社发行①）的《妇女医学杂志》是我国近代第一种中医妇科杂志，也是第一份中医专业刊物。

真正的中医妇科杂志

《妇女医学杂志》的创刊历程经过了三个阶段：王慎轩为"改进女科之医学，以拯救妇女之疾苦"起见，于 1926 年"联合同志，组织女科医社，聚群才以资切磋，图集思广益之实效，议良法以疗疾病，行仁心济世之天职"；嗣后，为打"破拘墟守秘之陋习，启学术公开之先声""复以临诊之经验及家传之秘书，编为讲义二十余种，设函授、实习两部，切实教授"；更为与苏州女科医社的"同学相传观，俾得交换知识之益，并与医林贤才相刮摩，冀获改进学术之方"的目的，再"将本社研究之著作及治病之成绩，编为杂志，陆续刊布"②。

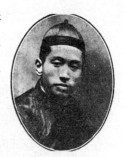

王慎轩

"改进女科医学，拯救妇女疾苦，灌输女子卫生，保障妇女康健"为其编辑要旨，具体来说，则是："女科医学之寝衰，实为妇女生命之危险，故以同仁发明之学说宣传于中外，以期女科医学之改进"；"女界同胞之多病，实为妇女极大之痛苦，故以同仁治病之经验报告于同道，以期妇女疾病之有救"；"女子卫生之缺

---

① 妇女医学杂志编辑部启事. 妇女医学杂志,1932(11):封2.

② 发刊导言. 妇女医学杂志,1927(1):封2.

乏,实为妇女多病之原因,故以女子卫生之常识灌输于社会,以期妇女疾病之减少";"女科医学之普及,实为妇女康健之福音,故以女科医学之要诀介绍于社会,以期各界妇女之康健"①。

这样的办刊宗旨,决定了《妇女医学杂志》的读者对象只能是广大女性。从所登载文章的内容来看,也确实如此:主要是研讨妇科疾病的学术文章、医案介绍和妇女健康保健知识的科普宣传。

《妇女医学杂志》是苏州女科医社学生交流心得、发表论说之园地,所刊载的"均系本社主任及学员之著作"②。也就是说,除了署名为王慎轩的文章外,其他皆为苏州女科医社学生所撰写。虽然女科医社的学生男女皆有,但第1~3期的杂志,对每一个学生作者都注明是实习部还是函授部、是男性还是女性。据初步统计,在三期共53篇学生作品中,男学员撰写的只有18篇,其余为数达三分之二的文章皆为女学员所作。

《妇女医学杂志》创刊于1927年冬季,季刊,逢二、五、八、十一月的十五日出版。我们现在完全可以十分有把握地说:不论是从读者对象、刊载内容的角度来衡量,还是从文章作者、创刊时间的维度来评判,《妇女医学杂志》是近代主要面向女性的医药卫生报刊之一,是近代第一种以女中医为核心作者群的中医杂志,更是近代第一种以妇科为主要内容的专业杂志。

丰富多彩珍贵的内容

"发阐"栏目,每期先登载王慎轩主笔的文章,然后是苏州女科医社学员就妇科基础与临床的理论探讨,如《试论胎成男女之原理》③《胎儿发育论》④等,主要论述了胎儿发育的相关理论,对于正处在孕期的女性有一定的参考价值。是我们今天研究评价民国时期中医学校学生学术水平与理论素养的珍贵文献之一。自第8期开始,此栏目改为"研究"与"辩论"两部分,内容包括对中医妇科理论的探讨以及对妇科杂症进行的分析研究。

"治验"栏目,主要连载了《王慎轩夫子女科治验录》,虽然每期刊出的案例

① 发刊宣言. 妇女医学杂志,1927(2):封2.
② 苏州女科医社启事. 妇女医学杂志,1928(5):封2.
③ 陈泽江. 试论胎成男女之原理. 妇女医学杂志,1929(6):4.
④ 蒋鸿. 胎儿发育论. 妇女医学杂志,1929(6):5.

不是很多,但都颇为翔实,可作为我们今天研究王慎轩学术思想和临床经验的宝贵文献。

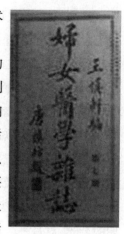

《妇女医学杂志》封面

"方案"栏目,实际上是苏州女科医社"实习部学员"的作业选登,类似于我们今天的病例分析考试题,如第 1 期刊登的是:"妇人胎前曾经吐血、产后咳嗽已延一载、形瘦纳少、大便溏泄、舌质淡红、脉象虚细而数,试拟方案";"产后两朝、恶露已止、今交七朝、乍寒乍热、烦闷不安、少腹胀痛、小溲癃闭不通、脉象细涩,试拟方案";"妊娠三月、漏红甚多、腰酸腹痛、大便溏泄、脉象虚缓,试拟方案";"妇人呕吐痰涎、胸闷纳少、脘腹疼痛、五日不更衣、脉象弦滑、舌苔垢腻,试拟方案",每一位学员的文章,都先针对症状、舌苔、脉象进行理论分析,归纳出病机,然后立法、处方。尤为可贵的是,每一题目的最后,都有王慎轩所作的"评语",依次是:"虚劳脾肺同病,治宜建中为主。作者深明此理,故按语、药味均极精当,洵杰作也。""明于理解,谙于治疗,辨症详赡,用药精当。足见平日读书、实习之时,用功非浅。""按语老当,用药精切,炉火纯青之作也。""立案清畅,处方亦佳。苟非学养功深,焉能臻此。"此栏目,从第 8 期始,改为"医案"与"学说"两部分,主要介绍疑难病症治疗方案及交流行医过程中积累的经验。

"卫生"栏目,主要是宣传妇女卫生保健知识,如《论女科医学与女子卫生之关系》[①]《妇人应该注重体育》[②]等,从医学、卫生和健康等方面阐述了妇女应有的卫生意识和相关预防方法。同时还刊登关于女性产后问题的研究,如《产后自汗之研究》[③]《产后祛瘀与补正当并重论》[④]等,而《居经并月多属虚寒说》[⑤]《调经以治病为先说》[⑥]等则介绍了女性生理周期调理等方面的相关知识,目的是"使女界同胞共晓医药卫生之知识,殆皆为拯救妇女疾苦之计也"[⑦]。有的文

① 阮金堂.论女科医学与女子卫生之关系.妇女医学杂志,1929(8):15.
② 冯长楷.妇人应该注重体育.妇女医学杂志,1930(11):16.
③ 曹三省.产后自汗之研究.妇女医学杂志,1928(2):3-6.
④ 宋觉之.产后祛瘀与补正当并重论.妇女医学杂志,1930(10):9.
⑤ 牛峻斋.居经并月多属虚寒说.妇女医学杂志,1930(10):8.
⑥ 张又良.调经以治病为先说.妇女医学杂志,1929(8):8-9.
⑦ 发刊导言.妇女医学杂志,1927(2):封2.

章,如《女子束胸之害》①《女子时髦服饰的不卫生》②等,即使在今天来看,也仍然具有重要的借鉴和指导意义。

"杂俎"栏目,亦作"杂录",主要包括"通函学术问答"与"通函论诊选录"。其中,"通函学术问答"是王慎轩对函授部学员在学习苏州女科医社编纂的25种讲义的过程中提出的疑问和难点所作的解答;"通函论诊选录"是王慎轩为了"便利远道病家起见"而特别开设的,女性患者将"年龄、形体、性情、境遇、宿疾、已嫁未嫁以及起病之状况、现在之疾病、经带胎产之情形、曾经医治之经过""详细来函说明""收到来函后,当即拟订精确之方法,交邮寄奉"③。尤其令人敬佩的是,王慎轩知道这种通讯问诊求方的方法存在着"毫厘千里,难获实效"的弊端,故在开设此项业务不久便特别忠告说:"离苏不远者,莫如亲自来诊,俾可详细诊察"④。

《妇女医学杂志》以关注女性医学常识与医学理论为主,推广普及新疗法、新学说,且内容丰富,论述专业,力求科学性与实用性并重,在为广大女性读者提供帮助的同时,更堪为中医妇科工作者研究参考之用,在当时的中医药界就产生了极大的影响,正如江苏全省中医联合会所作的"颂词"所云:"中华医学,肇自炎黄;女科带下,始于长桑。西说东渐,国粹衰亡;同胞生命,何以保障。苏州医社,努力提倡;研究治法,搜集良方。拯斯妇女,起彼膏肓;活人无算,造福无量。编纂讲义,阐发微芒;广栽桃李,传授青囊。刊行杂志,妙义毕张;吾道大进,为国争光。"⑤

---

① 邓庆云.女子束胸之害.妇女医学杂志,1929(8):14 – 15.
② 夏晋元.女子时髦服饰的不卫生.妇女医学杂志,1929(8):13 – 14.
③ 通函治疗简章.妇女医学杂志,1928(3):封底内面.
④ 王慎轩女科启事.妇女医学杂志,1928(5):封底内面.
⑤ 江苏全省中医联合会.颂词.妇女医学杂志,1928(2):封2.

近代第一所私立中药西制药厂：
上海粹华制药厂

　　历代医家在长期的临床实践中，创造了汤、丸、散、膏、丹、酒、饼、条、线以及熏烟、熏洗、坐药等众多的中药剂型，但大都属于粗制加工，中药的有效成分在一定程度上并不能很好地吸收和利用。鸦片战争以后，随着中外商业贸易的广泛开展，外国人往往采购我国所产的廉价中药，经过精细加工制造，又以高价畅销于我国，国人欢迎之不暇，赞不绝口而不自觉，此乃莫大之耻辱。上海绅商李平书于1922年创建的上海粹华制药厂，是国内从中草药中提取有效成分的先驱，是我国近代最早的私立中药西制药厂。

建厂缘起

　　1874年，李平书游历新加坡，居住在总领事左子兴公馆五十余日，两人朝夕相处，除谈论时事外，亦常涉及医学。左子兴说："中国药物，原料富于外洋，功用亦多神验，惟煎药有不适于用者三，一不适于行旅，二不适于医院，三不适于贫民，若炼为药水，或磨为药粉，以代饮片，则三不适免矣。"[①]李平书对此深有同感，并打算将来有机会时一定用此法对中药剂型加以改良。

　　1919年6月，上海传染病流行，死亡甚众，南市尤甚。中医药界人士欲设立"中医诊察所"以"谋扑灭及自卫之

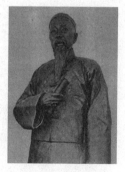

李平书铜像雕塑

　　① 李平书.且顽老人七十岁自叙//熊月之.稀见上海史志资料丛书·第三册.上海：上海书店出版社,2012:445.

法"，聘任神州医药总会的会员为医生，经费则由上海参药业公会承担。当时，咸瓜街沙布弄的"汤府"有空闲的房子，且许诺不收房租，遂在此处成立"临时疫症救济社"。在救治过程中，发现等医生诊察、处方以后再煎煮中药汤剂服用，由于需要"拨炉分炭、裹绢去毛"等环节，对病情危急的传染病来说，"未免有药不及病之憾"，为"一雪中医药不能救疫之耻"，医药同仁"咸奋发精神，思有以改良药剂，以应救急之需"。于是，选购道地药材，按照预先拟定的处方煎煮好各种汤剂，"以俟病者之来诊毕，即以药汁给饮"，不料竟取得了"肢冷者即温，脉伏者即起，吐泻者即止，神志不清者即醒"的疗效。虽然并无"招贴广告之介绍"，而沪西、闸北等地"闻风求治者，纷至沓来，应接不暇"。因煎成的汤剂无防腐措施，"气候炎热，经宿即坏，或隔数小时即不堪再用"，虽然造成了不小的浪费，但却收到了"社会咸知中医之确能治疫、中药之确能救疫"的良好声誉。

疫病扑灭后，将南市时疫救济社改为沪南神州医院，上午送诊，贫病给药，并设病房疗养，纯用中医中药，并聘请李平书担任院长，其早年改进中药剂型的想法终于可以付诸实践了。他向院内医务人员介绍了新加坡左子兴四十多年前向他讲述的改良方案，提议能否在吸取这次救治疫病经验与做法的基础上，研制出能长久保存、服用方便的"药水"呢？

医院人员在工作之余，经向亲朋好友中的药剂师、化学家请教咨询，知道了"饮片提精"及"久藏之法"，掌握了如何计算药物有效成分的重量及如何组配成方，终于研制成功，并在医院病人中试验，结果是"效验甚著"。

1920 年夏天，传染病再次流行，因医院人满为患，为防止蔓延扩散，在中华路设置"临时治疫所"，用制成的"药水"给病人服用，"奏效之速为前所未睹，每有呻吟而至，欢笑以去，杖策来归，奔驰而返者"。三个多月的时间里，治愈了数千例患者，"药水之功居多焉"。

鉴于"近年来西药输入，弥漫神州，坐令国粹沦胥，天产不振，利权外溢，货弃于地"的残酷现实，加之"凡曾服药水治愈之人及邻近目睹羡药水之效速而简便者怂恿"，在神州医药总会、中华医药联合会的支持下，基于"欲谋中医界之进步，非组织制药厂以树改良药材之基础不为功"的远大信念，1920 年 9 月，李平书联合上海总商会副会长秦润卿及医药界巨子——丁甘仁、夏应堂、殷受田、余伯陶、朱少坡、孙梅堂、洪承祁、袁履登、石运乾、王荣卿、葛吉卿、董伯伟、王祖德，发起创办上海粹华制药厂，"聘请理化学专家、药剂师及医药界会集一堂，从事化验分析，存其性质，保其本能，依照科学方法，分别制炼成为药水、药粉、药精等品"①。

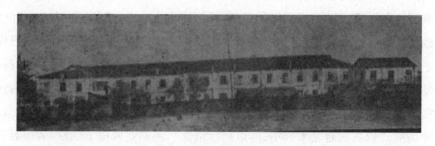

上海粹华制药厂

为募集资金,粹华制药厂向社会发出了"认股书",对我们了解其缘起颇有助益:

"盖闻司命之权,操自医师,而却病之方,端赖药物。吾国天产富饶,种族繁衍,芸芸众生,既不能免乎七情之伤、六淫之感,则有赖于药物之救济者,亦犹布帛、水火、菽粟之不可一日缺也。海通以还,欧风东渐,西药灌输,迷漫神州,乐其便利,争相取求,每年金钱外溢为数甚巨,且外人以极细微之物易吾极巨之代价,其利之厚概可想见。即吾国人间接以获巨资者,数亦匪鲜,而还顾吾药界,仍故步自封,不知改良,致今四千余年所恃以治疗疾病之药物,骎骎乎有天演淘汰之势。及今而尚不急起而追,顺潮流之进化,图药物之刷新,其影响于吾中医药界之生计问题者,事犹小,而坐视国粹天产之日就沦胥,其事为至可慨也。同仁等有鉴及此,知吾国天产药物性质优良,果能参照西法炼制,必能驾乎舶来品之上,其利亦甚溥,爰秉数年共同研究之所得,创为粹华制药厂股份有限公司,召集股本,置备机器,采集各种中药,提炼精华,制为药水、药精、药粉、药膏、药丸以应世,在医家可仍照习惯而书方,在病人可不劳煎煮而服药,功力既宏,收效尤速,便利等于西药,社会自必乐从。先于海上创兹始基,行见推销及于全国,是不徒为中药界开一新纪元,并可杜赛漏卮于万一。敬希资本家鼎力赞助,踊跃投资,俾可早底于成,共享大利,实为厚幸。"②

① 顽铁.新发明粹华药水之溯源.绍兴医药学报星期增刊,1921(100):10-11.
② 上海粹华制药厂来函及缘起招股简章.绍兴医药学报,1920,10(11):37-38.

机构设备

粹华药厂是股份制有限公司，股份总额为上海通用银元十万元，依照《公司法》的规定设有董事会"执行公司业务"。1921 年 7 月 11 日下午 4 时，召开第一董事会，推举李平书为董事长，余伯陶、朱少坡、冯芝汀、石运乾、王荣卿、王祖德、曹仲叔为董事；王祖德兼任经理，董伯伟为副经理，曹仲叔兼任化验部主任，朱少坡兼任编辑部主任，郑平叔为制药部主任①。

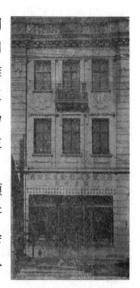

上海粹华制药厂总发行所

经过 1 年多时间的筹备，"呈请农商部注册"，并"颁给第六百四十九号执照"②，于 1921 年 11 月上旬正式开业。12 月 26 日，在南京路总发行所举行股东大会，到会七八十人，决定增加股本 10 万洋元，分为五千股，当场认定二千五百股③。

工厂地址在上海南市陆家浜中华图书公司原址，共有房屋六十余间，面积达二万余平方尺；总发行所设在南京路望平街，1922 年 4 月 1 日在"上海中华路小东门南首"增设分发行所，并在无锡④、宁波⑤等地添设分发行所。

公司设有事务所，下属稽核、统计、会计、出纳、广告、文书、批发、运输、庶务等部门，并"管辖各地分行事宜"。

总发行所分药水、丸散、参燕三部，"药水部专司配方之责，凡病家来方配药者，经过核算、录方、编号、调剂、校对、包扎后，交与病者；丸散部专售古方丸散膏丹、花露药酒、杜煎诸胶。参燕部专售上等参、燕、银耳等及四时珍贵补品"。

制药厂设有存贮各种药材的原料储藏室、贵料贮藏室，"将原料之应炮、应炙、应炒、应蒸者，胥遵古法，分别炮制"的原料整理室、切药室、炮制室，"专司各

---

① 粹华制药厂之董事会.绍兴医药学报星期增刊,1921(79):7.
② 粹华制药厂注册已准.绍兴医药学报星期增刊,1922(102):6.
③ 粹华制药股东会纪.绍兴医药学报星期增刊,1922(102):7.
④ 周镇.粹华制药厂无锡分发行所开业厄言.绍兴医药学报星期增刊,1922(146):8.
⑤ 粹华制药厂将在宁波设发行所.医药杂志,1922,5(4):43.

药之应提精,或应成粉、结晶,或为液体以及定性定量、成分等"的药剂管理室、配合室、分析室,"所用化学器械及各种大小机器,均系购自外洋最新式者"①。"工训为'静净'二字,故入内只闻机声,不闻人语,地方亦极洁净""所有药丸,先由机器磨粉,再由机器制丸"②。生产流程包括蒸馏、撷精、滤滓、干燥、凝结、

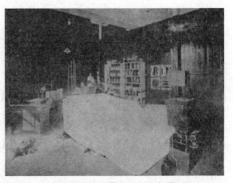

上海粹华制药厂工厂内景

重温、制丸、装潢等工序,归于制造部所管辖,该部又分五个部门:"干燥处,即将各种原料及丸散,用最新机器使之干燥,其机器用汽力传达,只用一火炉可传达三四件机器,传至最末之处,有大铁质圆形圈一,上涂以药,热发转硬,即可以制丸、膏;碎粉处,先将各种草药置于一铁质机器,略如磨,碾成屑后,再经三四种机器碎之,遂成最精细之粉;滤渣处,即将各种药粉、药精,用机器滤渣,然后再行提撷;撷精处,即蒸馏处之末步,用喇叭管以透,其法即将各药煮热成汽,由管透至冷水桶,汽遇冷后,仍变为水,再用玻璃(杯)盛水再煮,即成为精;熔炼处,将药或制为粉,或熔为膏。"

　　制药厂共有员工 100 人,每天工作 10 小时,自上午 8 点起至下午 6 点止,"工资之差别,视职任之轻重为断,大约由五元至三百元"。主要机器设备有"蒸馏机十八付、撷精机廿个、烘药膏机一座、自动机器研药粉机一座、手工研粉器三个、作药丸机二付、蒸汽炼药炉一座、炼药鼎十余个、筶药粉机一座、碟药机一座",所有机器需用电力"五匹马"③。

生产经营

　　粹华制药厂的经营范围为"专以中药用机器提炼精华,制成各种药水、药精、药粉、药膏、药丸等。并买卖关于药类之附属品"④。该厂采用当时较先进的制药方法,先将各种中药遵古法炮制为饮片,再以大锅煎煮、粉碎加工、化学提

①　上海粹华制药厂概况.侨务,1922(53):28 – 30.
②　参观粹华制药厂.医药杂志.1922,5(3):44.
③　叶明东.粹华制药厂总视察报告.经济汇报,1923,2(2):29 – 34.
④　粹华制药厂招股章程.绍兴医药学报,1920,10(11):37 – 39.

炼等方法制成药精、药粉。凡方剂所用药物，无论一二味之单方或数十味之大方，均可按医生所开处方要求进行配合，则病人服药省去了煎煮之烦。当时的人们评价说："以中国天产药品，提选精华，参照西法，炼制为药水、药精、药粉、药膏、药丸，在医生仍可照旧开方，在病人可免煎煮之劳，实我国医药界之大进步。"①"各名医亦竭力为之鼓吹提倡，我国医药界得此破天荒之改良，实亦社会前途之幸福。"②粹华制药厂则将"药水"的优点，总结为八条：

一是"原采择之道地"："所制之药水，取用原料，务求道地。无论次货、熏色，一概摈除，即应弃之药头、药尾，亦皆不用。是以性质纯良，且制造合法，无太过不及之弊。"

二是"生炒炙制之别"："所用原料，应炒则炒，应炙则炙，应炮制则炮制，毫不偷惰假借。"

三是"无拨炉分炭、煎干过性之困难"："煎剂须拨炉分炭，留心火候，常有煎干过性之虞。唯购服粹华药水，前项困难均可免除。"

四是"免先煎后入、裹绢去毛之烦琐"："凡煎剂，每有煎后入之分、裹绢去毛之烦，如用粹华药水，可免前项烦琐。"

五是"容量较煎剂为少"："凡属煎剂，每熬成满碗，病人食欲本呆，多服苦口之药，其何以堪！若服粹华药水，则容量少而功效宏，病人定所欢迎。"

六是"服时无渣滓"："煎剂中每有渣滓不净，致服时愈增病人苦楚。粹华药水则毫无渣滓，足减病人厌恶之观念。"

七是"不致药不及病"："煎剂须经种种手续，费时甚多，一遇危急之症，每憾药不及病。若用粹华药水，则可随购随服，自尽迅奏扶危救急之功。"

八是"省时间便舟车"："煎剂既如此其烦琐，倘在行旅中，尤感不便。唯用粹华药水，则随时随地均可饮服，利便殊甚。"③

① 上海粹华制药厂. 来复,1921(181):15.
② 粹华制药厂之大宴客. 绍兴医药学报星期增刊,1922(103):8.
③ 粹华药水之说明. 绍兴医药学报星期增刊,1921(100):12.

据李平书回忆:"制造各药,将近数百种,又制丸药三百数十种"①。其中,"以新发明之中国药水为大宗,约占全额十分之六;各种经验灵药,约占十分之三;古方丸散参燕,占十分之一"②。时人周逢儒曾到粹华制药厂实地考察过,对其父周镇述其亲身感受时说:"贵重药品,道地异常,即冷僻要药,如龙胆、凤尾,均有制炼;小之药引所用,龙眼、赤枣,靡不俱有;即逾时难

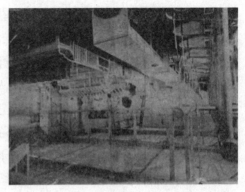

上海粹华制药厂工厂内部

觅之鲜藕、笋尖,咄嗟之间,皆可取用。省煎煮之劳,无因循之误,便利病家,实非浅鲜。"③

上海粹华制药厂最先开始提炼中草药中的有效成分,使用时只需配合而不需费时煎熬,如贝母精、当归精、麻黄精等的使用已相当普遍,销售南洋和欧美,也颇受欢迎。"举凡学校、工场、商场、逆旅、病院、职业冗杂之处,如遭疾患,用此药水,无事购炭,然炉力能以少胜多,凡我同道皆愿指南绍介者也。"④

粹华制药厂制造的"药水杏仁精"在上海总商会的商品陈列所评比中得最优等奖,其他各种药品皆获一等奖。粹华制药厂生产经营了三年,耗资数十万元,终因当时"思想较新者多唯外货是尚,泥古守旧者又不予置信,至事与愿违,歇业关闭"⑤。但为上海中药生产走向工业化迈出了第一步,成为上海中药工业的先驱。

---

① 李平书.且顽老人七十岁自叙//熊月之.稀见上海史志资料丛书·第三册.上海:上海书店出版社,2012:446.粹华制药厂将丸、散、膏、丹的优点总结为:"所备之丸散膏丹,咸出前贤之经验成方;配丸散之方书及药味分量,悉经诸大医家,根据原本详细审定,无沿讹袭谬之弊;采办原料,只求道地,不嫌价昂,恶劣、熏色,一概不进;将原料如法炮制,应蒸,应炒,或煅,或浸,不敢丝毫苟且,制成饮片,再由饮片碎粉;应去之药头、药尾,均皆摈弃,无一毫掺入其间;磨粉概用机械,无粗细不均之点,又无炒焦易磨之弊;修合贵重药品,均由主任监同,配入分量,悉照原方,无一分减损,亦无粗料加重之弊;各种胶类,须存足三年,然后出售,以昭郑重;大小适宜,俾易吞服,装置合宜,可免霉坏变性;携带便利,舟车行旅,均可购备。"//粹华制药厂丸散膏丹之优点.绍兴医药学报星期增刊,1921(100):12.
② 上海粹华制药厂概况.侨务,1922(53):28-30.
③ 周镇.粹华制药厂无锡分发行所开业厄言.绍兴医药学报星期增刊,1922(146):8.
④ 周镇.粹华制药厂无锡分发行所开业厄言.绍兴医药学报星期增刊,1922(146):8.
⑤ 上海医药志编纂委员会.上海医药志.上海:上海社会科学院出版社,1997:798.

时人评曰："粹华制药厂,置备机器,仿照西法,以各种中药制成极纯良之药精、药水等品,以供医生方剂之用,病家持方配服,简便清洁,一如西药,为中药开一新纪元。"①"以中国药材,用化学方法提炼药水,该厂殆首创也。"②

① 上海粹华制药厂概况.侨务,1922(53):28－30.
② 谢馨冀.上海商品陈列所第二次开幕参观记.钱业月报,1922,2(5):30.

近代第一次反中药材垄断案：上海医药界抵制象贝居奇风潮

　　自中药作为一种商品而开始在市场上交换，就随之而出现了"药行""药栈"，俗称"行帮""棚帮"。一些资金雄厚者，有时也囤积某些药材，垄断市场，大发宏财。近代已还，随着商品经济的不断发展以及合作运动的广泛开展，组织农村合作社成为改善农村经济的重要途径。于是，全国各地相继成立了众多的药材运销合作社，其中有囤货待售、限制生产，试图从源头上对中药材进行垄断者。为此，上海医药界于1934年掀起了一场抵制象贝居奇风潮，可谓是近代第一次反中药材垄断案。

价格飞涨

　　象贝，即浙贝，《本草纲目》未见记载，清朝初期才开始用于外感咳嗽的治疗。原产地是浙江宁波象山，但因产量不多，故实际大规模供给地反而在鄞县章村，起初仅在浙江、江苏（民国时期，上海特别市隶属江苏）及山东的部分地区应用，后来随着治疗用途的不断扩大，才逐渐推广至全国。

　　象贝的价格，历年不过每担大洋四五十元至七八十元。1933年3月26日，郑嘉豪、周纬星、许有恒、崔幼璋等人成立"董江有限责任贝母运销合作社"，在向浙江省相关部门备案，取得专营权以后，所有原产地象贝均由该社包销，不得私自贩卖，违者罚办，同时"勾结宝和、宝盛、汇源、懋昌等四药行，于是垄断居奇，囤货勒价，畅所欲为，三四

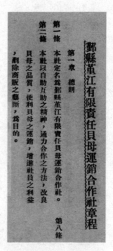

鄞县董江有限责任
贝母运销合作社章程

个月间,飞涨至一百五十元以上""并且还定有限制生产计划,以便造成求过于供的优势"①。

为防止象贝价格"涨无底止",1933 年 8 月,上海市国药业同业公会第一次会员代表大会对此提出异议,并"作坚决反对之表示"。贝母合作社闻讯后,立即派代表前往上海,并在宁波旅沪同乡会张申之、方椒伯的居中调停下,签订了和解协议,约定"每担不得过一百六十元",并规定以后合作社"无论增减生产及议定货价,均须弊会代表参加协议行之"②。

贝母合作社不仅不恪守签订的协议,反而继续"强迫栽药农民入社,否则,视为偷窃论罪",为达到"增加物价,以及侵饱私囊"的目的,将本该在 1934 年 4 月收获的"二百万斤之新货,一律不准出土,埋藏田中,以造成其牟利独占之野心,藉饱私人致富之观念"。更令人可气的是,"该社门市收盘,每百斤只有一百六十元,并先付六十元,其余一百元,须俟该货脱售后,方准给付,但不知何年何月,始可偿给,而一般栽药农民,迫于淫威之下,乃只有忍气吞声"。

在贝母合作社的操纵下,至 1934 年 8 月,上海地区的象贝价格竟一路上涨至每百斤达三百六十元之多,与以往售价相比,已超过六倍。上海王元道国药号的过鹤帆认为"该社行为,不啻代表日本消灭国药整个之别动队,若不予以取缔,不仅影响栽药农民之生活,更足以障碍国药产量之发展,而使外人之乘机倾销",且"该社事前组织未能充分健全,而事后一切设施,类多违法妄行""非特有犯国法之不许,而实为国药中之蟊贼",不仅"摧残国药前途",而且"破坏国

---

① 上海国药业招待记者.反对宁波象贝运销社居奇.光华医药杂志,1934,1(11):14. 其实,这不是象贝第一次涨价。1925 年,每担象贝的售价仅大洋八十元左右;至 1926 年新象贝上市时,则上涨至二百元,且以后还每月增加四元。武进中医学会认为是"因产地奸商窜同劣绅地痞组织公司,任意垄断"所致,"并将种子收尽,来年新货尤属无期"。鉴于象贝在"外科利用之最广,固为医方必须之品"。然现值新货登场之际,价目逐步飞涨,将来不知伊于胡底。况药品产于浙省者甚多,大贝如此居奇,按他种特产亦相率效尤,后患更不堪设想"的现实和前景,1926 年 11 月 21 日,武进中医学会常务委员会会议决定"酌量病情,随时减用为第一步",并同时致函江苏全省中医联合会,吁请"毅力主持,召集临时会议,制定永远抵制方法,务使奸商志不得逞,贫病受惠无穷,并希将议决情形,随时详示,以利进行"。//武进中医学会.讨论象贝涨价.江苏全省中医联合会月刊,1926(47):4-5.江苏全省中医联合会只发表了一篇批判性的社论,认为采取抵制措施是"治标之策",大规模地种植象贝,才是"治本之图":"自翁仰钦创象贝组合所,于是浙宁贝母,前之二十两一担者,不数月而涨至二百两以上,相去十倍有奇。真是贫病之大劫也……象贝为常用之药,举海上之善堂,每日施药,其量可观。垄断之例一开,后有踵而行之者,他项药材亦随之俱涨。善堂医院因无力施药而中止,贫病者不其危乎! 论此事治标之策,固宜抨击翁仰钦象贝组合所,呈控封闭;而治本之图,尤应讲求培植药材之计,公开售卖,永不令有第二翁仰钦者出。"//论贝价格飞涨.江苏全省中医联合会月刊,1926(47):1.这次涨价,引起地方人士反对,发生冲突,辗转涉讼。至 1927 年,鄞县县长出面调解,纠纷始告结束。//朱殿.象贝产地调查经过.光华医药杂志,1933,1(1):49.

② 上海国药业招待记者.反对宁波象贝运销社居奇.光华医药杂志,1934,1(11):14.

计民生",遂致函上海市国医公会,恳请"主持公道,迅予取缔垄断非法组织之象贝合作社"①。

上海市国医公会立即责成"特种委员会"与中华国医学会、神州国医学会、上海市国药同业公会联合召开会议,共同商定应对办法。郭柏良、张赞臣、盛心如、黄宝忠、陆士谔、夏重光、傅雍言、贺芸生、杨彦如、沈心九、岑炳璜、岑志良、施济群、丁仲英、任农轩、程迪仁、丁济万、薛文元、谢利恒、严苍山、蒋文芳等上海医药界名流悉数参加,一致认为此种"不合理之人为的飞涨,殊足增加病家不应有之担负;设或各种重要国药之产地而效尤,更足破坏国医国药之繁荣",共同表示要"以最大之决心、最有效之方法,使象贝价格合理化,庶病家、药农,两有裨益",并议决如下事项:"函致该社质问以下各点:产地象贝农民,成本每担若干;该社历年产量及本年产量与行销情形;该社与国药同业公会等所订契约是否认为有效;上海象贝价格已涨至每担三百余元,该社有无抑平价格之办法";"研究替代象贝之药物以减轻病家负担,即席推举陆士谔、施济群、程迪仁、贺芸生、蒋文芳五人担任研究工作。"②

上海市国药业同业公会更是"粗备酒肴",邀请新闻记者二十余人,共进晚餐,并通告"最近快要爆发的象贝事件的实际情形"。岑志良代表国药同业公会表示:"现在已经决定不采办象贝""希望在得到一个相当成绩之后,再恢复原状;否则,坚持到底,决不中途抛弃主张。"③

联合抵制

贝母合作社对国医药界的质询与责问,置之不理。1934 年 9 月 5 日,上海市国药业同业公会召开第二次会员代表大会,决定拒绝销售象贝:"凡本会会员,现有象贝,一律自九月十一起,向公会登记封存,至十五日登记完毕,十六日如有发现仍备用象贝之会员,则此次关于象贝事件之费用,应有该会员全部赔偿,并组织象贝运动检查委员会,实施检查。"④

---

① 象贝非法涨价,过鹤帆呈请上海市国医公会设法取缔操纵垄断. 光华医药杂志,1934,1(10):14
-15.
② 上海市国医公会等之联席会议. 医界春秋,1934(92):33.
③ 上海市国药业同业公会招待新闻界,报告宁波象贝运销社居奇. 医界春秋,1934(92):33-34.
④ 国药团体议决分别通告:拒销与避用,以前胡为代替. 医界春秋,1934(92):35.

1934年9月6日，上海市国医公会、上海市国医学会、中华国医学会、神州国医学会联合发布在全上海范围内禁用象贝的通告："值兹外药倾销、农村破产之际，奖励生产，犹恐不遑；限制生产，虽足使该社存货，坐享大利，但于国民经济，损失极巨；且象贝一药，在治疗上，幸未占有主要地位，尚可避免不用；设或其他特效主要国药之产地相率效尤，则产量锐减，价格倍增；药农之血汗，等掷虚地；病夫之膏脂，吮剥无极；助外国货物之倾销，促中国医药之寿命，殊于民生经济、民族健康，两有损害""检《拾遗》所载象贝性味寒、有清肺化痰之功效；更检《纲目》所载前胡性味功效，与象贝相同；证以临床实验，前胡药效，高出象贝一倍；衡于以现在情形，前胡价格廉于象贝十倍""本会等奉其公益上、道德上之义务，为此特通告全市国医，嗣后处方需用象贝时，为减轻病家负担，杜绝他药效尤计，一律改用前胡，以资补救；如有他药足以替代象贝，更为适当合算者，各听尊便；一俟象贝价格回复原状，或药农得以自由贩卖时，再行通告开用。"①

象贝被囤货垄断、哄抬价格及医药界拒绝销售、禁止应用的消息经媒体广泛报道后，在社会上引起了强烈反响。双方为此展开了唇枪舌战，多次在报端发表驳复对方的声明。

1934年9月11日，贝母合作社发表"启事"，宣称该社的设立"系依照国民政府颁布之合作法规，一切章则与议案均向县政府备案，并由浙江省建设厅派员驻社指导，完全为合法之组织。纯以维持吾堇章村五千六百余户、三万余人之药农生活，为救济农村之必要办法。近因生产过剩，乃采用不起土制，以资调剂，务求供给适合。曾呈奉官厅报可有案，即上海国药业公会亦派蔡同德小主人蔡同浩等来甬列席与议，亦甚赞同。不料，上海国药公会少数会员别有用意，假用公会名义，捏造事实，假公济私，破坏合作，摧残农村"②。

1934年9月25日，浙江旅沪人士褚慧僧以私人名义致函上海市市长吴铁城，通过自己和友人的治病经历，备述药店停售象贝，给病人的生命和健康带来的种种危害，认为国医团体与药业公会"沆瀣一气""擅改国药，视人命若儿戏"，请求政府立即出面干涉，勒令医药界取消拒售和禁用象贝的决定③。

9月30日，上海市国医公会予以痛快淋漓的驳复，先解释禁用象贝的原因是由于"被人垄断"后，则"每服药方，非数元不办，贫病何以堪"，因此"自当作

①　上海象贝飞涨：全市国医药界联合抵制空气紧张．光华医药杂志，1934，1（11）：2．
②　惊凡．自取灭亡的象贝潮．社会医药，1935，2（4）：42－43．
③　褚慧僧致吴市长函．光华医药杂志，1934，1（12）：6．

一有效之补救,同时并闻国药业有停售象贝之提议,不得不商议一性味功用相同之替代药品,以便通告同道,俾免同道配药无着,贻误病机";次说明以前胡替代象贝,并非硬性规定,医家尽可自由选择他药代替;最后质问褚慧僧说:"当此象贝合作社宣言不惜任何牺牲之际,突以不尽不实之词,函请市长干涉医士之用药",居心何在?"如为病家请命,则象贝一药,不见《纲目》,不见经方,为本市经方古医所摒用,以前胡替代,亦奚致人气急或咯血之学理;若为药农谋生计,则应晓谕该社放弃限制生产之办法,使象贝得以大量生产,平价广售",至于"与我市长称兄道弟,希望假借行政力量,强制医士必用象贝,亦计之左矣"①。同时,还致函上海市市长,详陈抵制象贝的原因与理由,晓之以"医士系技术人员,我贤明之市长,当无以行政力量强制医士必用象贝之理",并"恳请我市长咨请浙江建设厅指令该社放弃不起土办法,平价广售,以惠贫病,而利药农"②。

1934年9月29日,宁波中医范文虎在报纸上发表声明,反对用前胡代替象贝:"贝母,气味苦、微寒,入手太阴、少阴;前胡,气味辛、微寒,入手足太阴、阳明,气味不同,性质亦殊,何得撝拾而代用之? 若果可代,仲景白散、当归贝母苦参丸,亦将以前胡代之乎?"况且"现所称特产之贝母被合作勒索,固属可恨,然必解散其合作,止其勒索,方为正当办法;不此之图,而思抵制,自己不能抵制,而约医生以抵制,尤恐未能周到""以前胡代贝母之用,更属荒谬之至"。③

对范文虎"自作聪明,恣言旧说"的做法,上海国医药团体于9月30日驳斥说:"能大弹太阴、少阴、阳明等老调,而不明贝母有川贝、象贝二种之不同,更不知明代以前尚无象贝发现,而竟认汉之张仲景用象贝为人治病,则不仅'荒谬之至'一语可以奉璧,亦且'滑稽之尤'一语,可以奉赠"④。

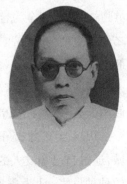

周柳亭

拒售和禁用象贝的风潮,也逐渐波及至上海临近地区。江苏吴县中医公会决定发函通告各会员,自10月1日起,不用象贝,同时药业公会也登报声明,停卖象贝;浙

① 国医公会驳复褚慧僧函. 光华医药杂志,1934,1(12):7.
② 国医公会致吴市长函. 光华医药杂志,1934,1(12):7 - 8.
③ 范文虎登报之声明. 光华医药杂志,1934,1(12):9.
④ 国医公会等医团驳诘范文虎并告全国同胞. 光华医药杂志,1934,1(12):9.

江绍兴医药界也议决在象贝未恢复原价之前,一律拒用①。

其他国医药界人士也纷纷声援和支持。周柳亭读了《上海国医四团体联合通告全市国医界忍痛不用象贝》一文后,认为贝母合作社"罪恶滔天,不在机械洋医摧残中医药之下",用前胡代替象贝,未尝不可,但"药性各有区别,收效自难并驾,仍望各团体表示以重大决心,坚持该社与国药公会履行前订之契约为有效,务使象贝价格趋于合理化"②。郑凤石认为"菫江贝母运销合作社之涨价,纯粹为少数人之利益关系而置契约公理于不顾,谓为垄断,实非无故""既以救济农村为标榜,则应研究象贝产销之实况,谋积极之发展,不应因噎废食,做消极之限制。药价狂涨之结果,势必引起社会之反响,固不独公会、医团为然"③。周镇指出象贝非圣方经药,乃明后时方俗药,"矧伤风症之不无别药处治耶! 寄语居奇象贝者,可以休矣"④。

和平解决

贝母合作社当然不肯束手就范,更不愿意降低价格。但同时也很恐慌,于1934年9月12日委托宁波旅沪同乡会"转函国医公会疏解"。

9月24日,浙江省建设厅派指导专员唐巽泽前往上海调解;25日,上海市社会局召集双方问话,并定于26日由宁波旅沪同乡会召集双方正式和解。25日下午,上海国药业公会召开临时紧急会议,决定和解的条件是象贝价格恢复至贝母合作社成立之前的状况。9月26日下午,召开调解会议。参加人员:浙江省建设厅指导专员唐巽泽,宁波旅沪同乡会张申之、方椒伯,国药业公会壮梅棠、芩志良、袁品章、陶然、梅德之、钮鹤皋、芩炳璜,贝母合作社许有恒、周纬星、崔功章,宁波四药行翁仰青、周宾如、陈宝卿、陈祥发。

国药业公会主张象贝价格须减至贝母合作社成立之前,与浙江省建设厅指导专员唐巽泽所提折衷之法相距过大,"调解结果,归于无效"。同日,上海市社会局饬令国医公会于9月27日下午,派负责代表一人,"以资咨询象贝与前胡

① 踵接而起之医药界拒用象贝.光华医药杂志,1934,1(12):10.
② 周柳亭.读"上海国医四团体联合通告全市国医界忍痛不用象贝文"之感言.现代医药,1934,2(3):2-3.
③ 郑凤石.满城风雨之象贝涨价问题.光华医药杂志,1934,1(12):1-2.
④ 周镇.象贝非圣方经药乃明后时方俗药.神州国医学报,1934,3(2):21-22.

两者之药性问题"。国医公会委派蒋文芳前往,以前胡代替象贝,"究竟足以贻害病家与否,尚不能确定"。27 日,上海市社会局召集第二次调解,"仍无结果而散"。

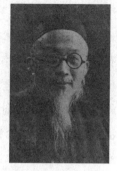

9 月 30 日,谢观发表"敬告",希望尽早结束这场纷争:"象贝一物,为中医外感病中常用之品,销路遍于全国。近因产地涨价之故,遂致药界不备、医界不用,辗转纠葛,口舌滋多。惟当此不景气时代,吾侪日处于风雨飘摇之中,所望各方明达,本民胞物兴之怀,牺牲小我之关系,共谋群众之福利,互相劝告,速弭纠纷,以轻病家之负担,而减前途之困难,实为目今切要之事。"10 月 3 日,国药业公会发表"启事",391 家国药店铺的象贝均已封存完毕。①

谢观

就在医药两界联手抵制,"激昂慷慨,风潮扩大,势难调解"之际,《光华医药杂志》驻京记者于 10 月 8 日对中央国医馆馆长焦易堂进行了采访,焦易堂希望贝母运销合作社顾全大局,以免全国医药界共同抵制而致事态扩大,"望顾全病民,幡然悔悟",不要"以吮剥本国病夫脂膏为得计而腾笑外邦""相信上海各医药团体及该社,不乏明达,加以舆论界主持公道,双方必能顾及大义,该社仍当竭诚履行与国药同业会所订契约为有效,使药价低落,庶药潮免致扩大"②。

10 月 22 日,浙江省建设厅秘书汪英宾来到上海,分别与国药业代表,"作私人之斡旋。同时,合作社代表许有恒氏亦经向国医公会疏通后,相持多时之僵局,突呈好转"。同日中午,上海市社会局主席俞佐庭"宴请双方代表,正式调解"③。

10 月 26 日,俞佐庭、张申之、方椒伯作为牵头人,召集各相关团体开会调解。经再三磋商,反复讨论,终于达成和解契约:"药行方面,第二次所售价格,增加过巨,应行取消;自本约成立日后,应仍回复本年新订第一次契约价出售,以昭平允;以前甬地药行已售各埠成交之货,仍照原订买价履行;元宝贝每担一百一十九元、珠宝贝每担一百零九元,且两种之货样,应先行会同标明,以作嗣后交货之标准";"关于实行产销合作及合作社之如何改良制造、种植及永久根

① 惊凡. 自取灭亡的象贝潮. 社会医药,1935,2(4):43-45.
② 焦易堂对本社记者发表象贝药潮意见. 光华医药杂志,1934,1(12):59.
③ 惊凡. 自取灭亡的象贝潮. 社会医药,1935,2(4):48.

本安定办法，限于一月内召集各方面代表，从详讨论解决，定期施行"；"本和解据签订一纸，存宁波旅沪同乡会备案，由同乡会照抄四纸，分送各方，各执一纸存照。"并决定由上海国医、国药团体会同贝母合作社及宁波四药行，将调解结果登报公告；以前国医界代用药品及国药界不备象贝的决议，自登报之日起，一律取消①。

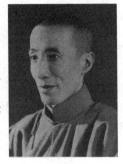

方椒伯

至此，纷纷扬扬、满城风雨的"象贝居奇事件"，得以圆满解决。在今天看来，上海国医药界应对象贝人为涨价的方法与策略，仍有启发与借鉴意义。

---

① 象贝纠纷解决. 社会半月刊,1934,1(6):103.

近代第一座公办现代化中药厂：中国制药厂

早在南宋，我国就有官办的中药厂——官药局及和剂局，并依据《太平惠民和剂局方》生产中成药。但用现代制药机械批量生产中成药的公立制药厂，首推创建于抗日时期的中国制药厂。

筹设中华制药厂

中央国医馆成立后，"监督国药制造改良"是其规定的任务和目标之一，但对于开设工厂制造药物却一直未能付诸实践。

1935年3月17日，中央国医馆召开第二届全国医药代表大会。山西中医改进会向大会提交了"创设制药厂"的议案："欲改良中药，须明了药物之效能；欲知效能，非加以精密制造不为功，故制药厂实为刻不容缓之要务。"①中央国医馆理事会采纳了这个建议，决定建立"大规模国药厂"②。

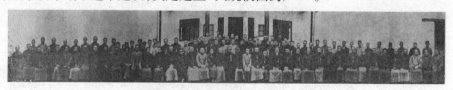

第二届全国国医药界代表大会合影

鉴于"西药盛行后，国药业即奄无生气，而一般国籍西医竟取他人皮毛，目空一切，从视国药如仇敌，至无人肯对国药悉心研究，以求替代。故每年西药入口，不下数十万元。金钱外溢，漏卮甚巨。长此以往，国药必被西药打到"③，特

---

① 本会向中央国医馆提案：创设制药厂. 医学杂志, 1935(82)：75.
② 三月十七日, 中央国医馆理事改选大会详情：选出第二届理事九十人、候补二十四人, 陈立夫继任理事长, 焦易堂继任馆长, 决成立医学改进会及大规模国药厂. 光华医药杂志, 1935, 2(6)：4－7.
③ 焦易堂筹设国药制造厂. 医林一谔, 1935, 5(2)：8.

别是"我国国产药材极为丰富，奈我国人墨守旧法，不加改良，对于国药治病效能不能尽量实施"①，以致"国内西药垄断，中药日渐衰颓"的客观现实，基于"若不设法补救，何以造福病民而挽漏卮"②的朴素用意，1935 年 5 月，以陈立夫为理事长、焦易堂为馆长的中央国医馆决定创办"中华制药厂股份有限公司""将来药品制造，完全用科学方法、古方标准，分丸、散、膏、丹及提取精质，各种出品委托全国各大药房代售，以期抵制外货"③。

中华制药厂的基本宗旨是："国产药材用科学方法制造，抵制外药以期减少入超数。"④计划生产的药品分丸、散、膏、丹及"提取精质"等数种，丸散类，仍按照古方并加以科学改造；"提取精质"为以前国药界所未昌明，系审择药材中可供提精者，以科学方法，依据古方标准，由专家计算出各种中药有效成分的剂量，提取其精髓而舍弃其渣滓⑤。

当时设定的股份总额是国币 20 万元，"为便利全国医药界普遍加入起见，特将入股金额减低，每股定为二十元，拟征求一万股"⑥。其中，12 万元为购置机器、房屋及开办杂费，8 万元为流动资金，建设厂址确定为南京李家山⑦。

因事关中医药的振兴大业，所以很快便得到南京中医药界的积极响应与支持，"医界推举张简斋、陈逊斋、随翰英、杨伯雅、郭受天等五人，药界推程调之、周晋生、施子良、刘古衡四人"为代表，公举中央国医馆副馆长陈郁为召集人，分头招募⑧。

江苏省国医分馆馆长王硕如出席中央国医馆第二届全国医药代表大会时，被推举为中华制药厂筹备委员，返回镇江即积极进行招股事宜，并由该馆秘书处徐敬之、张锡君等拟就了《劝股公函》，分发各地医药团体：

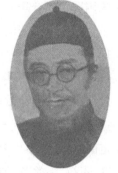

王硕如

"自欧风东渐，西医流入中国，彼持以科学提炼之精，以供病家应用。及考其原料，类多出自我国，如麻黄、大黄、当归、川芎、桔梗、防己诸药，仅其较彰明者耳！以最低之价，

① 焦易堂对本刊记者之谈话. 光华医药杂志，1935，2(8)：2.
② 中央国医馆联合首都医药界拟组设中药制药厂. 光华医药杂志，1935，2(3)：52.
③ 中华制药厂筹备处成立. 时事月报，1935，13(2)：11.
④ 中华制药厂筹备处已成立. 光华医药杂志，1935，2(8)：2.
⑤ 焦易堂对本刊记者之谈话. 光华医药杂志，1935，2(8)：4-5.
⑥ 国药制造厂基金总额二十万元，征求全国自由认股. 光华医药杂志，1935，2(5)：50-51.
⑦ 中华制药厂筹备迅. 国医新闻，1935(18)：1.
⑧ 中央国医馆联合首都医药界拟组设中药制药厂. 光华医药杂志，1935，2(3)：52.

捆载而去,其后加以煅炼,新以装潢,以重价反市于中国。统计每年漏卮,不下数千百万元,以自己之宝藏,供他人之开发,若不早为之所,设法挽救,恐我国药材利权尽被外人所夺矣!中央国医馆具知症结之所在,爰有制药厂之设施,拟延聘中外富有科学知识之制药技师,将地道之国药,求其精华,去其糟粕,或膏,或浸,或西制,或露,或则制成粉末,或则配为丸剂,此所以上承先圣之经验,应用日新之技术,而为吾国医治病之利器,国民安康之保障也。复兴国药,贡献世界,推行后造福人群之大,岂浅鲜哉!何况,携带便利,其利一;省煎熬之麻烦,其利二;自有自用,无须仰给外人,其利三;复兴国药,可以收回利权,其利四;去其糟粕,增加有效成分,其利五。有此五利,诚为当今不容或缓之举。但事体重大,资本甚巨,非集群力不足以底于成,爰仿《招股办法》,各地招股,每股二十元,认股多寡,听凭其便,唯以韩信之将兵,多多益善。尚祈踊跃输将,共襄盛举。"①

成立中华制药厂的消息经媒体广泛报道后,全国各地的中医药人士也热烈拥护,踊跃认购股本数额。江苏国医分馆馆长王硕如、济南国医学校校长郝芸彬及李镜清和孙乐泉、湖北国医专科学校校长李东明及杨复初教授等分别认股,股款交由各地中国银行分行代收②。厦门陈才眼认购5000元,并被聘为中央国医馆名誉理事③。

为统一谋划建设,中央国医馆成立了中华制药厂筹备处,焦易堂为主任,陈郁、郭受天为副主任,负责拟定建厂方案、厘定公司章程,并将组织概况,依据《公司法施行法规》,报呈南京市政府社会局备案④;并确定了发起人自认股款及代招股款的缴款日期:自认股款,自制药厂备案之日起,限两个月内一次送交指定银行代收;代招股款,限1936年5月底以前由认股人交指定银行代收;指定南京中国、中央两银行为代收股款机构;同时还成立了股本保管委员会,傅汝霖、王祺、随翰英、傅选青、沈铸臣为委员⑤。就在万事俱备之时,日寇入侵南京,一切都付诸东流。

---

① 中华制药厂苏国医分馆积极进行集股. 光华医药杂志,1935,2(8):6.
② 中华制药厂各地认股者极为踊跃. 光华医药杂志,1935,2(9):61-62.
③ 中华制药厂认股踊跃. 光华医药杂志,1936,3(4):69.
④ 中华制药厂筹备处即日成立. 医界春秋,1935(101):38.
⑤ 中华制药厂缴股款办法. 光华医药杂志,1935,2(8):52-53.

建立中国制药厂

南京沦陷，中央国医馆迁至重庆后，鉴于"神圣抗战发动后，西药来源断绝，大有供不应求之势，若不设法，影响滋重"的严峻现实，1938年5月，焦易堂为贯彻其改良精制国药之计划，与赈济委员会委员长朱庆澜等联合发起组建中华制药厂，租借重庆江家巷18号模范师师部为厂址，"资本定为两万元，国医馆、赈务委员会各担任五千元，其余一万由本市生熟药业负责凑足。技术方面，则由卫生署主任冯志东、重庆国医院曾义博士等三人负责"。计划先生产抗战前方急需的药品及卫生材料，如急救药、绷带、纱布等；再制造可以代替西药的中药制剂，最后"再谋销场之争夺"①。

除赈济委员会、中央国医馆筹集资金外，内政部卫生署署长颜福庆在技术方面给以津贴。至1938年7月，已经将"化学药灶及制造针剂、锭剂、药棉、纱布等机器，安装就绪"；焦易堂还"约同行营贺国光，内政

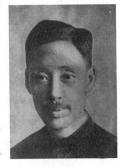

颜福庆

部部长何键及行营参谋长、禁烟督察处处长张静愚"到厂参观，各位来宾"对厂内中化学方剂，设计、典制、精制饮片、包装各股之工具设备及现正赶制之国防应用各项药品，均认为完善扼要，于国防大有裨利"②。10月，投入试生产。

1939年1月18日，在重庆商会大礼堂举行了中国制药厂成立大会。第二天，《新华日报》发表了《中国制药厂开成立大会》的消息报道。焦易堂在大会上说："本人对于以科学方法研究及制造中药素具热忱，现蒙赈务委员会、卫生署中医委员会及地方人士、社会各界之赞助，遂产今日药厂，以实现中医中药之科学化，利用土产药材，加以西法精炼，协助抗战，而保民族健康。"推举产生了董事会人员，由焦易堂、刘尚清、陈文虎、彭养光、饶凤瑛、张茂芹、孔庚7人

焦易堂墨迹

① 国医馆等筹组中华制药厂. 四川经济月刊,1938,9(5):39-40.
② 中华制药厂近迅. 四川经济月刊,1938,10(1):33-34.

组成,董事长为焦易堂,总经理为焦叶书,冯志东为副经理兼研究制造主任,并委派了研究、制造、营业、会计、事务五个小组长。

1939 年 6 月 9 日,中国制药厂遭日机轰炸,厂房震塌,损失占全部资产的五分之四,一度几乎不能复工。焦易堂调用中央国医馆的职员相助,将厂址迁建于巴县新桥,以后又迁建于巴县石梯沟,于 1940 年 9 月 1 日试复工、10 月 1 日大复工。然而厂房、设备均比较简单,熟练工人也比较少,以后一面扩充,一面训练,才略具规模。由于中国制药厂具有社会福利性质,国民政府财政部于1939 年 12 月 12 日对"制成药品及制药所用国产原料"给予免除转口税、营业税及所得税。

1940 年 4 月 14 日,陈嘉庚率领"南洋华侨回国慰劳视察团"到达重庆,原本想投资建造制药厂,将生产的药品贡献给政府,以应前方将士之需。到中国制药厂参观时,看到机器设备都很完善,遂即出资 100 万,共同合作,扩大生产。

中国制药厂还很注重员工的技术培训,如特地在厂内附设高级药学训练班,以造就技术人才,扩张国药制造业。该班由副经理冯志东兼任班主任,修业期限为 3 年。学科以注重学业之应用为主。学生除来自工厂中的旧有在职人员外,还从社会招收药剂技术员、练习生入学,毕业后发给药剂生执照[①]。

生产经营及结局

中国制药厂"以采用科学方法,改良国药制造,期合现代之需要为宗旨"。生产方针是"中药西制,人机参半"。主要设备有打片机、磨光机、糖衣机、扎花机等,主要工艺是对中药材经择验、烘焙、轧末、打粉、制片及蒸馏提炼等。制药方法,有"国药国制(即法制)""国药西制(即精制)""西药国制""西药西制"四种,设置有研究室、精制室、包装室、化学室、丸膏室、化验鉴定室、典制室、法制室、锭针剂室,"除法制室系采用中国旧的方法制外,其余全用机器制作,非常灵巧便利。其锭针剂室中有一机器,系重庆工人帮造,价仅一百五十元,较舶来品机器价为廉,功效亦差不多";"制药原料,全取给于四川,或云、贵、康、藏,药品甚精,价亦便宜。以川芎、川贝母用得最多,其次如黄连、桔梗、大黄、当归、甘

---

① 郑乐明.焦易堂与我国第一家现代中成药厂——中国制药厂纪实.中成药,1992,14(1):44－45.

草、虫草、黄芩等"①。

1940 年 8 月,中国制药厂已生产出九十多种药品,尤其是生产制造了多种静脉注射剂。如"二重散",其强大之杀菌力为内消毒唯一圣药,效力之宏大尤在六〇六之上;"时疫灵",治疟疾、感冒等病最效;"复制碘盐注射剂",主治肺痨、肺疽、疟弱、炎症等;"复制柳盐注射剂",主治风湿疼痛、急慢性关节炎等症;"糖钙复合液",有强心利尿、解毒止血、消炎镇痉奇功;"痒治林",主治皮肤痒疹等症;"氯化钙注射液",为镇静镇痉及止血特效药②。据《西南实业通讯》1941 年第 1 期刊载的《中国制药厂伟大贡献》报道,主要的产品种类有:

注射剂类:二重散、时疫灵、痒治林碘盐、柳盐糖钙等十余种静脉注射剂,永梅星、安比来丁、时疫灵等十余种肌肉注射剂,的士年、樟脑液、吗啡等八九种皮下注射剂。

片剂类:头痛片、止咳片、止痢片、解疟片、伤风片、消食片等十余种。

丸剂类:防疫丹、行军丹、气痛丸、宁坤丸、长寿丸、补肾大造丸、保生丸等十余种。

散剂类:救急丹、百灵丹、整骨丹、止血散、肝素粉、牙素粉等十余种。

液剂类:救急水、家庭感冒水、眼药水、红药水及各种酊剂等十余种。

膏剂类:疮疡膏、硫碘膏、硼酸膏、灰汞膏、排脓生肌膏、消毒立愈膏等二十余种。

附带类:药棉、纱布、急救包、蒸馏水、牛痘苗等③。

各种中成药的药方,均来自于各地名医献出的祖传验方,因"材取国产,法用科学""不特成品优良,其功效可比舶来品,有时且甚过舶来品,而价格又廉,且为国产,故销路甚广,供不应求。以植物脂(称为赛凡士林)最为畅销,此外如戒烟丸、肝素粉、补血片、消食丸、头痛片、止咳丸、止痢丸、防疫宝丹、藿香正气丸等,均受一般人所欢迎。至蒸馏水、生理食盐水、牛痘苗等,销路亦旺,本(重庆)市各医院、药房所用之蒸馏水,大半为该厂出品"④。

1941 年 8 月,中国制药厂参加了中国卫生教育社"为提倡国药,发扬国粹"而举办的国产药品展览会(《中国卫生教育社组织概况表与工作概况报告》)。

---

① 渝中国制药厂近况. 四川经济月刊,1938,10(6):98 - 99.
② 中国制药厂各项注射剂丸膏剂出品. 西南实业通讯,1940,2(2):62.
③ 中国制药厂伟大贡献. 西南实业通讯,1941,3(1):59.
④ 渝中国制药厂近况. 四川经济月刊,1938,10(6):98.

1942 年 5 月 1 日,在重庆林森路 432 号设立陪都营业处,销售的药品包括"各病预防常服药品""瘟疫痧症救急药品""寒暑感冒药品""肠胃病药品""虚弱贫血药品""疟痢药品""止咳药品""止痛药品""眼耳口鼻药品""皮肤疮症药品""花柳病药品""生肌整骨药品""妇幼科药品""风湿药品""化痰安神药品""附产药品"等 16 类①。

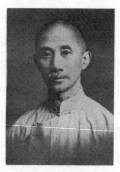

孔雯掀

1943 年,焦易堂以川地险湿,常患疟疾,乃回原籍休养,继由孔雯掀任董事长,刘一平为总经理。不久,孔雯掀在夜晚出席会议时,跌伤病倒,而刘一平以为有机可乘,擅自迁厂南岸,与其经营的植物油厂为邻,油厂员工即是药厂员工,不事生产,坐写假账,意图将药厂占为己有。究其深层次的原因,乃是"因为经理一职,屡次换人,或忙于私人事务,视厂务为次要,或借免税权利,为自己私运药材,甚或欲占厂为私有,迁移本厂与私厂为邻,将制造戒烟丸的重要原料变为麸饼携去。因此,使厂方经济陷于困窘,结果无法推进制造业务"②。

1945 年春,焦易堂到重庆出席会议,孔雯掀病体亦康复,深感无法向焦易堂交代为歉,二人会商,决定通过法律途径解决,一场官司才将药厂收回。抗战胜利后,由郑曼青、覃勤接办③。重庆解放前夕,该厂主要成员逃离四川,中国制药厂也自行解散。

中国制药厂以科学方法研究及制造的中成药,既方便服用,又提高了疗效,同时还引进了堪称先进的制药机,大幅提高了生产效率,开创了我国现代化生产中成药的道路。

① 中国制药厂陪都营业处开幕.西南实业通讯,1942,5(5):67.
② 郑曼青,林品石.中华医药学史.台北:台湾商务印书馆股份有限公司,1982:392.
③ 江定.追忆焦易堂先生//中国人民政治协商会议陕西省武功县委员会文史资料委员会.辛亥革命前后的焦易堂先生.中国人民政治协商会议陕西省武功县委员会文史资料委员会,1992:65-66.

近代第一个特效药物研究所：
中国特效药研究所

常山治疟，见于《神农本草经》，因其性烈且有服后呕吐的不良反应，限制了其临床应用。抗日战争期间，在陈果夫的热心倡导下，运用科学的方法，展开了全面深入的研究，不仅使常山成为比奎宁还好的抗疟特效药，而且还成立了近代第一个特效药物研究所：中国特效药研究所。

常山成为抗疟特效药

抗战军兴，疟疾肆虐、素有"疟区"之称的西南各省成为战略大后方。当时，日寇封锁海陆运输，西药来源日绌，价格日贵；一般伤病军民，每苦于药品不易购得。更糟糕的是，近半数的军政人员及群众罹患疟疾，而治疗疟疾的特效药——奎宁（金鸡纳霜），因占全球供应量百分之九十的东南亚各国被日军占领，来源锐减，以致供应告绝。为谋求药品自给，不得不想方设法充分利用西南各省丰富的中草药资源以代替西药。

1938年1月，陈果夫出任中央政治学校代理教育长。学校所在地重庆小温泉一带，患疟疾的病人很多。大约在1940年2月左右，《桂林日报》登载了一个治疗疟疾的处方："常山、槟榔、鳖甲、甘草各三钱，乌梅、红枣各三枚，生姜三片。"并明言"据各方报告，甚为有效"[①]。

中央政治学校的程清舫把这个处方油印并分送给学校的教职员工，陈果夫看到后，遂去翻阅本草书籍，"知道常山是其

编撰之事必草创修饰讨论润色工夫接续不断乃能成书

今可先生 属书

陈果夫

陈果夫墨迹

① 程学铭. 常山治疟初步研究报告. 社会卫生, 1944(2): 19.

中治疟的药,但是还不知道它的效用程度究竟如何? 又怀疑到一般中医,现有此种治疟之药,何以对疟疾尚无确实的把握呢? 中国人又何以没有奎宁丸呢?"正在此时,恰巧陈果夫的一位亲戚朱女士,正在发疟疾,为验证此处方是否有效,遂劝说其"试服此药方",没想到朱女士欣然同意,"照服一剂,这一天疟疾就不发了"。等陈果夫傍晚回家时,家里的人认为其好做尝试是很危险的,为了吓唬他,故意把朱女士藏了起来,并骗他说"吃药吃坏了",但"不久朱女士从门外跳了进来",虽然虚惊一场,但陈果夫也真正知道了"此方之效力,并知当时药价,不到一元,而奎宁丸止疟,时间较久,价钱又比较贵,又要从国外运来",因此引起了陈果夫"极大的兴趣"。第二天,为防止朱女士的疟疾再次发作,"要她再吃一剂,于是她完全好了"①。

时间不知不觉到了 1941 年秋天,中央政治学校医务所所长程学铭在陈果夫办公室为其"注射药针"时,"告以奎宁丸市价飞涨,顾虑今后供应或有缺乏,则学校为学生治疟,将感困难"。陈果夫询其为何不用国药治之?"程所长以不知中国药中何者治疟有效,因答以不能用"②。于是,陈果夫遂"告以此方治疟之灵验,并请其径做实验"。

为了测试从陈果夫那里得到的处方是否真有疗效,1941 年 9 月,程学铭开始做临床试验。"购药一百剂,做五十人以上之实验",并采取了"科学"的研究方法:"在用药之初,先验血;如果确为疟疾,则用以试治;疟止,再验;苟无疟虫,即为有效"③。

初期临床试验分两步进行,先用汤剂治疗 30 例,"均能迅速奏效",且没有出现服用奎宁等药物后常见的头晕、耳鸣的不良反应;后将煎剂加以浓缩,制成"每剂二公分之浸膏",再治疗 30 例,"其效力不减"。陈果夫遂将这一确实的研究结果报告了蒋介石,蒋介石对此也很感兴趣,先后拨给 7 万元研究经费,又命令卫生署补助 5 万元,于 1942 年在中央政治学校医务所成立国药研究室,展开全面、集中的研究。

先聘请冯志东专任制剂工作,后调军政部卫生材料厂创造科长姜达衢来支持制剂分析工作。因原药方中的槟榔"产于南洋,今南洋陷于敌手,购取不易;龟甲产于江河,欲大量采用,亦颇困难。乃决定专以常山制剂试用,效用亦同,

---

① 陈果夫.常山治疟初步研究报告序.社会卫生,1944(创刊号):4.
② 陈果夫.剧本:常山治疟//陈果夫先生全集·卷八.香港:正中书局,1952:263.
③ 陈果夫.常山治疟初步研究报告序.社会卫生,1944(创刊号):4-5.

唯有呕吐之副作用；嗣后佐以铋剂制为药片，呕吐之副作用虽然稍减，仍不能认为满意；复经二三个月之研究，始将常山中不良成分提出，得精制之褐色水溶液，制成片剂，其效力不变，且无副作用，应用亦便利"。1942年6月，在中央政治学校用常山片治疗207例疟疾患者，治愈198例，治愈率达96%以上，远较奎宁为尤。为进一步验证常山片的临床疗效，组织了由医生、护士、检验师等10人组成的"暑期治疟服务队"，于1942年7月27日~8月24日赴大渡口资源委员会兵工署迁建委员会钢铁厂进行大样本临床观察，治疗1250例患者，痊愈1170例，治愈率为97%。"经此试验，更确定常山治疟之效力，非奎宁可及"①。

为对常山进行全面、系统的研究，又先后聘请管光地、胡成儒、陈方之、于达准等人分别主持生药组织鉴别、药理毒性实验、临床疗效验证、引种栽培等工作，均取得了显著进展，并于1945年印行《常山治疟初步研究报告》一书。这项工作是我国研究植物性抗疟药的一个良好开端，也是我国中药研究史上开展系统研究的一次成功尝试。连一向对中医嗤之以鼻的胡适也认为这是对国

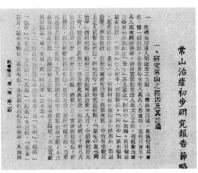

常山治疟初步研究报告

家了不起的贡献，他说："果夫先生从中医治疟方中研究出'常山'能以治疟，命中央政治学校医务所，提炼出常山药片，便于携带服食，这不独不是开倒车，简直是一大发明。"②

组建常山种植试验场

在确知常山片治疗疟疾有着比奎宁丸"有过之而无不及"的疗效后，陈果夫认为四川虽产常山而产量不多，将来欲大量应用，必先预筹种植之方，乃高声疾呼，建议国家大量栽植。经过调查，野生常山虽分布于川、黔、滇、闽、粤、湘、鄂、冀、陕、豫等省，但以四川"独多而独佳"，又以南川、合川所产黄常山为最好。

1943年春，国民政府即饬令农林部金佛山垦殖实验区负责种植。之所以选

---

① 程学铭.常山治疟初步研究报告.社会卫生,1944(2):19.
② 吴铸人.他人的评论与我自己的体认.(台湾)传记文学,29(3):24.

择金佛山作为种植地,是"金佛山在南川县东南六十华里,绵亘于川黔之间,与贵州之桐梓、道真、正安诸县接壤,纵长四十公里,横阔三十公里,其间多为密茂森林,其最高峰海拔 2450 公尺,年雨量在 1500 公厘以上,温度在 20℃以上者,全年有五个月,气候潮湿而多雾,日照甚少,土壤肥沃,富含腐植质,稍含酸性,诸种条件均宜于常山之生长"①。

1943 年秋,金佛山垦殖实验区主任刘雨若从中国农民银行贷款 30 万元,组织"常山栽培会",分别借给垦区农民种植。不料,刘雨若于 1944 年 3 月惨遭车祸而身亡。农林部遂派孙醒东继任,"仍随旧规继续经营,但事属创举,且系恳民兼种,而恳民谋生活之解决,从事农作,不能专力于药恳",故未取得明显的工作成效②。

1945 年 4 月,全国垦区奉令裁撤。金佛山垦区常山种植部分移交农林部中央林业实验所,但是否再设立机构种植常山,没有明确的指示。"后政府感种植常山业务,实为国防、民生之利举,不可中途而废",遂于 1945 年 7 月 16 日,在金佛山垦区原址正式成立常山种植实验场,隶属于中央林业实验所,有员工 14 人,孙醒东任场长③。

常山种植实验场的经费来源于政府的"常山专款",1945 年 3 ～ 12 月份经费为 622 万元,1946 年度为 6000 万元,1947 年度为 20100 万元,1948 年上半年为 70350 万元。至建场三周年时,有工作站四个,可用林地七千多市亩,整理过的林地 5798 市亩;培养常山苗 10595000 株,成活 5769000 株;定植常山苗 2879000 株,成活 2312000 株,直接扦插常山条

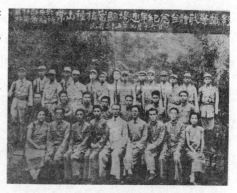

常山种植实验场全体工作人员合影

160000,成活 148000,并开展了常山播种繁殖法、栽培促成法、扦插期、扦插成活率、提取有效成分、采集标本等多项研究工作④。

---

① 刘式乔.金佛山黄常山种植概况.新中华医药月刊,1947,2(6 - 7):11.
② 韩武勋.常山种植实验场之鸟瞰.新中华医药月刊,1947,2(6 - 7):17.
③ 刘式乔.金佛山黄常山种植概况.新中华医药月刊,1947,2(6 - 7):11.
④ 刘式乔.本所常山种植实验场成立三周年来工作概况.林业通讯,1948(13):4 - 6.

成立特效药物研究所

抗战胜利,还都南京后,1946 年 10 月,陈果夫同程天放、张道藩、陈立夫、俞松筠、程学铭、姜达衢等人在南京正式发起成立中国特效药研究所,决定在中央政治学校医务所附设研究室的基础上,"筹集资金,充实设备,增聘人才,逐渐扩展其研究范围,以期对国家文化、民族健康及人类幸福有所贡献,不仅为药物自给也"①。经过九个多月的艰辛筹备,1947 年 6 月 16 日,中国特效药物研究所正式举行开幕典礼,柬请各界人士参观指导。

于右任、焦易堂两先生最先到达,在"来宾指导册"上,于右任题写了"中医科学化之起源",一语道出了中国特效药研究所成立的意义及其所肩负的使命;接着,吴鼎昌、谷正伦、朱家骅、彭学沛、金宝善、桂永清、徐柏园、黄镇球、余井塘、李文范、周诒春、邵力子等百余人陆续抵达。顶妙的是中央医院院长姚克方和名中医张简斋同时莅临,说明无论西医、中医,都一致重视特效药研究所的设立。

特效药研究所位于南京市汉中路牌楼巷百步坡,占地 8 亩,建有一所两层楼房,设有生理、病理、药理、化学、微生物、药用植物、临床实验等实验室,还有一排平房,饲养着实验用的家兔、白鼠和鸡②。"以应用科学方法研究中国特效药及灵验单方,以解决人民疾痛,发扬中华文化为宗旨",研究经费是将募集来的资金或该所将发明之药品交特约制药工厂制售后,按比例提取研究费,作为该所基金,存入可靠金融机关,以利息作经常费用③。研究重点是:传染最广、为害最烈诸病之治疗药物,如疟疾、痢疾、伤寒、肺结核、沙眼等;西医西药尚难确实治疗诸病之药物,如狂犬病、麻风、癌肿、精神病等;西药中价格太贵,不能为一般人民能力所能购置者,取中国土产最廉之药物,加以研究,以替代价贵之西药,适应平民之用④。

特效药研究所除继续开展常山抗疟有效成分研究外,还相继进行了油浸白

① 陈果夫.中国特效药研究所组织缘起//陈果夫先生全集·第七册.台北:近代中国出版社,1991:29 – 299.
② 中国特效药研究所参观记.药讯,1947,12(3):52.
③ 中国特效药研究所章程//陈果夫先生全集·第七册.台北:近代中国出版社,1991:299 – 301.
④ 政府首长参观特效国药研究所.南汇医学月刊,1947,2(1):2.

果治疗肺结核、田三七止血作用的化学药理研究以及中药抗菌的筛选研究等。为了使特效药研究所的成果能及时付诸生产,还与广大华行合作,于 1948 年 3 月 8 日在上海建成了中心制药厂。

1949 年初,在中国人民解放军即将渡江之际,姜达衢冒着危险奔走于沪宁之间,组织员工护所护厂,将特效药研究所和中心制药厂完整保存了下来,并在上海解放 5 天后,工厂就恢复了生产。1949 年 6 月,特效药研究所被第二野战军卫生部接管并归并到国立药学专科学校[①]。1950 年,第一届全国卫生会议召开前夕,中央卫生部药政处拟订了《建立各项药政组织机构的方案》:"建议利用现设南京之中国特效药研究所的设备与技术人才,并吸收其他地方的有关专才,参加合作,拨给相当经费,在中央卫生实验院内专设一个中药研究所,则属事半功倍。"[②]1950 年 10 月,中国特效药研究所从南京迁至北京,并入中央卫生研究院。

① 第二野战军卫生部关于接管工作及办二野医大的请示报告//《刘邓大军卫生史料选编》编写组.刘邓大军卫生史料选编.成都:成都科技大学出版社,1991:801.

② 第一届全国卫生会议筹委会秘书处编印.第一届全国卫生会议筹备工作资料汇编·第五集,1950:8.

近代第一种工厂化制作的中药注射剂：
柴胡注射液

　　在硝烟弥漫的抗日战争年代，随着中国共产党领导的抗日根据地和人民军队的不断壮大，药品的需要量也随之增加。而当时不仅医务人员非常缺乏，而且药材来源也十分困难。为打破经济封锁，改变根据地缺医少药的困难局面，只能就地取材，自力更生制造药品、器材，从而使得中医中药得到广泛使用、革新与发展。

　　为了抗战的胜利，为了满足前方的需要，为了医治百姓的疾苦，各个抗日根据地的军队卫生部门以顽强的意志，艰苦创业的奋斗精神，克服了重重困难，分别办起了制药厂和卫生材料厂。其中的利华制药厂，就在山西武乡的龙洞沟里研制成功了第一种中药注射剂——柴胡注射液。

制药工厂的建立

　　1939 年春，抗日战争进入了相持阶段。晋冀豫抗日根据地由于交通不便，部队的药品供应十分困难。遵照党中央关于"建立以太行山为依托的抗日根据地"的指示精神，在太行山区潞城县北村的八路军总部，朱德总司令约见了前总卫生部部长孙仪之，要求建立自己的药品生产基地，以保证军队的需要。

　　孙仪之部长立即从卫生部医训班抽调了刘英桂等几名同志，在潞城县南村因陋就简建立了前卫制药所，具体任务是自力更生制备军用药品，并利用太行山区丰富的药材资源，开发研制新的药品。1940 年夏，根据生产的需要，制药所改称第十八集团军野战卫生部卫生材料厂。除生产中药制剂外，还用土法制作纱布、脱脂棉和救急包等卫生材料用品。

　　在前卫制药所成立的同时，八路军一二九师卫生部在钱信忠的领导下，在黎城县背坡村也建立了制药厂。制药厂利用当地中药材,加工制备了紫草膏等数种中药制剂,因疗效显著,受到了伤病员的广泛好评。

1940年冬,为响应党中央精兵简政的号召,由孙仪之部长主持机构整编工作会议。决定以八路军野战卫生部卫生材料厂为主,与一二九师卫生部制药厂合并,合并后的卫生材料厂驻扎于武乡县安乐庄,并定名为第十八集团军野战卫生部卫生材料厂。

1942年1月,第十八集团军野战卫生部决定,卫生材料厂生产的药品不仅供应部队,也要供应地方。为便于军民协调,定厂名为利华制药厂,取"有利中华"之意。

"瀑澄利尔"的诞生

1939年,在太行山根据地坚持英勇杀敌的很多八路军将士患上了流感、疟疾,浑身疼痛、高烧不退。部队首长虽然指示要千方百计为战士治病,但由于封锁严密,治疗这些疾病的奎宁等药物却很难弄进根据地来。病号一天一天在增多,严重地影响了部队的战斗力。当时任第十八集团军一二九师卫生部部长的钱信忠同志根据当地中草药资源的分布情况,号召并带领广大医务人员上山采集柴胡,采回清洗后熬成汤药给病号服用,居然收到了很好的疗效。为了方便服用和携带,制药厂的科研人员又设法将其制成柴胡膏,但没有想到,在临床应用过程中,用柴胡做成的膏剂疗效并不好。

1940年,钱信忠建议将柴胡进行蒸馏提取制成针剂。大家认为这个设想很好,卫生材料厂下属的制药厂研究室主任韩刚和李昕等人便负责设计方案。于是,在韩刚的带领下,开始了柴胡注射液的研制工作。

要制造针剂,首先要提取挥发油。由于当时没有专用的蒸馏设备,负责试制的大学生李昕经多次试验,先用白铁皮焊成水蒸气装置,把蒸汽通到放有柴胡的罐中,再连接焊接的冷却器装置收集蒸馏液。开始蒸出的柴胡液是浑浊

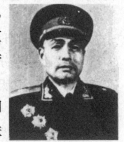

钱信忠

的,上面漂浮着一层油,之后经第二次蒸馏,终于蒸出了透明的柴胡液体。

要制作针剂,还有一个重要的问题就是需要密封包装。此时,卫生材料厂下属的玻璃厂正在试制安瓿。得到这个消息后,马上派人去联系,恰恰安瓿也

试制成功了。

经过多次试验,成品终于试制出来了。但是,不知道它的可靠性和疗效如何。韩刚用自己的身体做了试验,证明柴胡注射液没有毒性反应。随后,又在职工和医院内扩大临床观察,反复做了退热试验,证明该药治疗疟疾及一般热病,其镇痛退热效果显著,且没有明显的不良反应。至此,中医药史上具有划时代意义的供肌肉注射的第一支中药注射液终于研制出来,并命名为"瀑澄利尔"。

由于疗效较好,使用广泛,一个药厂每月要生产 10 万盒左右才能满足部队的需求。1941 年 5 月 1 日,该药受到晋冀鲁豫边区大会的奖励,发明人韩刚被八路军卫生部授予"创造发明家"的称号。后来,正式将这种针剂命名为"柴胡注射液"。

柴胡注射液的诞生,给前方将士和根据地军民带来了福音,在太行山区引起了强烈反响。1943 年 3 月 17 日,《新华日报》华北版以《医学界的新贡献——利华药厂发明注射液》为题进行了专题报道:"利华药厂努力研究中药西造,已获不少成绩。近更制成名贵注射液两种:一是柴胡注射液,医名'瀑澄利尔',系用土药柴胡提制而成,对原虫、细菌类之原形质有强力的杀灭或抑制其发育之作用,不仅可治疗流行性感冒、回归热、产褥热、肺结核发展期之发热等,并有代替奎宁治一般疟疾与顽固疟疾的功效。一种是苍术油注射液,系以土产苍术草药提制而成,成分为一种酸性油质,其发汗、解热之功效,堪与阿司匹林媲美,遇有不便注射的情况时,吞服亦可获相同的功效。以上两种药品的成本价格,较舶来药品奎宁与阿司匹林等便宜若干倍。"①

柴胡注射液的创制成功,打破了中药无注射剂的历史。在战火纷飞的年代里,为抗日军民的战地救治和身体健康做出了重要贡献。

工业化批量生产

1947 年,晋冀鲁豫军区卫生部选派利华制药厂张有藻等 10 余人为骨干,在河北省彭城县韩家庄建立了前卫制药厂,后随刘邓大军挺进中原,进入大别山

---

① 《刘邓大军卫生史料选编》编写组. 刘邓大军卫生史料选编. 成都:成都科技大学出版社,1991: 781.

打游击,生产部队需要的药品。1948 年在豫西改建为中原军区卫生材料厂(亦称中原制药厂)。1949 年 9 月,中原制药厂随第四野战军卫生部进入武汉。1950 年 1 月 15 日,正式建立第四野战军卫生材料厂。其后,厂名曾数次更改,1953 年移交地方后定名为武汉制药厂。

　　1954 年 12 月,由利华制药厂演变而来的武汉制药厂对柴胡注射液进行了科研和临床应用。由中国科学院微生物研究所、武汉大学、武汉市医药工业研究所以及上海金山县畜牧总厂等单位进行了病毒、生物组织药理学等实验,认为本品确有治疗的实际意义;又经一五一医院、武汉陆军医院、武汉第一工人医院、武汉市第二医院、武汉医学院、湖北医院以及一七七医院等单位的支持与协助,进行了柴胡注射液的临床应用,结果证明柴胡注射液对普通感冒和流感的退热功效超过了一般对症解热药,对疟疾退热作用明显,应用中未见特殊不良反应,并可安全用于儿童和孕妇。通过这一临床试验后,武汉制药厂开始大批量生产柴胡注射液,成为国内工业化生产的第一个中药注射剂。

近代第一次汉方医学展览会：
日本汉医勃兴展览会

日本的汉方医学是以中国古代医学为基础而建立起来的，最突出的特点是将中国医学庞杂的学说、方药进行简约化，以便于学习与应用。"明治维新"后，由于新政府具有强烈的崇洋西化思想而采取了一系列废止汉方医学的政策。第一次世界大战后，日本出现了重新评价汉方医学的形势，并再度复兴。为了使国人明晓汉方医学的兴衰发展史，并从中吸取经验教训，中国医学院于 1936 年举办了第一次汉方医学展览会——日本汉医勃兴展览会。

筹备经过

鉴于当时"日本人士研究中国医学，颇见蓬勃气象，而该邦皇汉医学学者，多曾研习西医与通晓理化之学，均以切实研究，著为书籍，故不仅为吾国医学之光荣，尤足为吾国医学学者之借镜"①，故中国医学院董事会研究决定，"积极搜寻各项文物及大宗医籍"②，举办"日本汉医勃兴展览会"。

主办目的分对内、对外两种："对内——增进本院学生课余知识，考察日本对于中国医药之科学研究状况"；"对外——引起全国上下重视中国医药，唤动科学界参加国医科学化实际工作"③。

展览会的筹备负责人——总务主任陈存仁，为弥补中国医学院"所有汉医书籍，不免有缺"之憾，"特分函本外埠国医界同仁，广事征求，以臻完全"④。很

---

① 举行日本汉医勃兴展览会. 光华医药杂志,1936,3(3):61.
② 中国医学院举行日本汉医勃兴展览会. 时事月报,1936,14(2):7.
③ 中国医学院. 日本汉医勃兴展览会展览品目录. 医界春秋社,1936:1.
④ 举行日本汉医勃兴展览会. 光华医药杂志,1936,3(3):61.

快便得到了社会各界,特别是中日两国中医药界的大力支持。国内许多著名藏书家,如北平辅仁大学校长陈垣、绍兴曹炳章、上海叶善定、杨彦和、丁福保、张赞臣等人都将自己所藏的汉方医学书籍共计41种提供出来。日本汉方医学界向展览会赠书数十种,以及有关资料、图片等实物[1]。

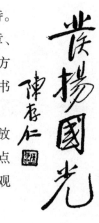

奖扬国光

陈存仁墨迹

  展览日期原定1936年1月1日,后因中国医学院提前放假,学生都已离校,于是延后至2月1日开学时举行。展览地点为上海老靶子路北河南路口中国医学院,除中国医学院学生观摩外,也同时向上海医药界及其他各界人士免费开放。

展览盛况

  1936年2月1日,日本汉医勃兴展览会隆重开幕,会期三天。因适值中国医学院开学之日,新生报到者颇多,工作人员忙于学生入学注册,故参观时间定为每日下午1点到5点。

  展览会的"会场占据三大间,堪称洋洋巨观"。特别是因"此次展览会为医界从来所未有,以中国学术发扬国外,亦为国家之光,故各方面赞助者极为热烈。会场中白布台毯数十幅,系由三友实业社慨借,并由同春堂国药号、中医书局、元下公司等逐日赠刊各报广告"。千顷堂书局、中医书局、中国医药书局等著名的出版社,还在会场设立书市,展销中医药书籍[2]。

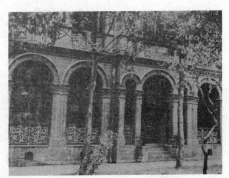

中国医学院校园一隅

  展览物品,总的来说,可分为两大类:日本"复兴皇汉医药运动"新刊及珍本医书陈列及汉方医学学术团体、杂志、学校、医师等状况介绍。具体地说,则有八个部分:

 ① 皇汉医学勃兴展览会.国医文献,1936,1(2):1-2.
 ② 皇汉医学勃兴展览会.国医文献,1936,1(2):2.

第一部分为"汉医团体活动状况"，陈列了汉方医学会的会章、会员名册、演讲会记录及照片，皇汉医界社刊行的《皇汉医界》杂志第八十期、代售古书目录、往诊医务广告，汉方珍书颁布会、神遗方刊行会、东洋医学研究会、汉药食养会、本草学会的广告与消息等。

第二部分为"汉医学校之勃发"，展出了大阪汉方学院、东洋古典医学校、纯汉方脉学研究所、辰井高等针灸学院的招生广告。

第三部分为"汉医医师开业状态"，布展有汤本求真、奥田谦藏、中野康章、矶部水伯、清川玄道、野村盛行、石崎直矢、木本泰道、清泽宽、小牧六郎的开业广告。

第四部分为"汉医医院状态"，介绍了久木田皇汉医院、皇汉医专门治疗院、名和针灸治疗所的广告。

第五部分为"汉药店及贩卖者状况"，展览有春阳堂"汉药价目单"、夏海药草研究所"汉方药草广告"、三共株式会社"和汉药广告"、边渡汉方药院"汉药制剂广告"、千阪铁三郎"和汉药种广告"等。

第六部分为"日本刊行之汉医杂志"，推介了《汉方与汉药》《本草》《皇汉医界》《汉文皇汉医界》《台湾皇汉医界》《台湾皇汉医报》《东西医药报》7种杂志。

第七部分为"日本刊行之汉医书籍"，分总类、医史、通论、内科、药物、幼科、女科、医经、针灸、眼科、法医、外科、医学笔记、诊断、经穴、花柳病、医案、医话、生理、治疗、伤科、方剂22类，另有《实验汉方医药丛书》《杏林丛书》《和汉医籍学》《东洋医药丛刊》，共计图书162种。

日本漢醫勃興展覽會　展覽品目錄

一、漢醫團體活動狀況

團體名稱	展覽品	性質
漢方醫學會	會章主旨八條	
漢方醫學會	會員名册(第二回發表本)	
漢方醫學會	演講會記事錄	
漢方醫學會	演講會照相	
漢方醫學會	刊行漢方與漢藥雜誌(待徵集)	
東洋醫道會	賀年通告一張醫道雜誌(待徵集)	
皇漢醫界社	刊行雜誌皇漢醫界(八十期)	
皇漢醫界社	發行漢藥十餘種(待微集)	
皇漢醫界社	發行藥物苗種十餘種	
皇漢醫界社	代售古書目錄一份(待徵集)	
漢方珍書頒布會		
皇漢醫界社	皇漢醫往診醫務廣告 廣告一張	

日本汉医勃兴展览会展品目录

七、日本刊行之漢醫書籍

(甲)總類

醫籍類

醫籍考	多紀元胤著	中文
本朝醫家古籍考	平安中川壺山輯	日文
皇漢醫籍書目	居水莊主人輯	日文
本草書目之考察	中尾萬三著	日文

(乙)醫史類

皇漢醫學及導引の史的考察	石原保秀著	日文

日本汉医勃兴展览会展品目录

第八部分为"日本精刊中国医籍珍本",计有《备急千金要方》《千金翼方》《外台秘要》《张氏医通》《赤水玄珠》《医学正传》《明医杂著》《黄帝内经素问注证发微》《痘疹大成集览》《保赤全书》《校正宋版伤寒论》《仲景全书伤寒论集解》《格致余论》《儒门事亲》《温疫论》《婴童百问》《宋本素问》《妇人良方》《温疫方论》《难经本义》《名医类案》《难经评林》《内经素问》《奇效医述》《生生堂治验》《温疫论类编》《赵氏医贯》《穷乡便方》《合类方众规矩大全》《评注薛氏医案》《伤寒贯珠集》《五脏六腑傍通诀》《治疟必喻》《伤寒论类方》《秘传证治要诀》《十四经穴分寸歌》等 37 种①。

在展览会筹备阶段,《时事月报》《光华医药杂志》等报刊就报道了举办内容、地点、日期的消息,故参观者络绎不绝,颇为拥挤,也"极为热闹,实为中医界极好之活动现象,颇能引起外界之注意。西人方面有李斯德研究院伊氏·特偕同随员多人,来会参观一小时余,而日人来者尤众。第一日观众计八百余人,第二日七百余人,第三日六百余人,参观者往往有流连全日不忍去者"②。

中国医学院的乔寿添说:"此次日本汉医书籍的展览,确是第一次伟大的创举,尤其是我国固有的医学流入日本,而又把它搬回来做一小小的检点,这真正值得我们注意的一件事。我们的学术受着人家的信仰和随时随地的进步而自己反不努力,这是怎样的惭愧啊! 这是什么一回事? 此次展览会,可以说对于中医界下一个强有力的警告,也就是给了我们一下猛鞭。不知道中国医界的同志,有些醒觉了没有。"③

日本汉医勃兴展览会取得了圆满成功,《时事月报》④《卫生月刊》⑤《光华医药杂志》⑥《现代中医》⑦等报刊杂志都加以报道并给予好评。特别值得一提的是,医史学者陈邦贤偕三子陈定闾参观了展览,并写了《参观上海日本汉医勃兴展览会记》一文:所展示的汉方医学书籍,"共有医药书籍一百九十九种,计中文者九十五种、日文者一百零四种""余以为最见长者,一为药物,一为针灸,此两

---

① 中国医学院. 日本汉医勃兴展览会展览品目录. 医界春秋社,1936:2-22.
② 皇汉医学勃兴展览会. 国医文献,1936,1(2):2.
③ 乔寿添. 汉医勃兴展览会观感. 国医文献,1936,1(2):11.
④ 中国医学院举行日本汉医勃兴展览会. 时事月报,1936,14(3):15.
⑤ "二月一日,上海中国医学院即日起在该院举行日本汉医勃兴展览会三日。"//吴钟瑶. 二月份各地方卫生消息汇志. 卫生月刊,1936,6(3):146.
⑥ 中国医学院日本汉医勃兴展览会参观者踊跃. 光华医药杂志,1936,3(4):55.
⑦ 上海中国医学院举行日本汉医勃兴展览会. 现代中医,1936,3(1):86.

种可以为吾国改进旧医学之借镜；吾国遍地皆药材，俯拾皆是，所惜者中国药品均为生药，不能有科学的研究；针灸为吾国古代的医粹，确有相当之价值；此种技术，应与国术等有同样的提倡之必要。斯会对于此两点，均有不少贡献，此可足记者"①。

---

① 陈邦贤.参观上海日本汉医勃兴展览会记.医事公论,1936,3(11):19.

近代第一次中药标本展览会：上海国药展览会

中国古代很早就有药市之设，并有将所兜售药品摆设出来以吸引购买的惯例与传统，但将药材按照一定的规范与要求制成标本进行陈列展示，以便观瞻及普及者，首推 1936 年 4 月在上海举行的"国药展览会"①。

筹备情形

1935 年 11 月，陈存仁就任上海中国医学院总务主任后，就积极筹设药物标本馆。本来打算在设立之初，先举行一次药材展览会。不承想在 1936 年新年前后，收到了上海市立植物园请求合作筹备国药展览会的信函，陈存仁马上递呈上海国医公会议决。1936 年 1 月 18 日召开的临时执行监督委员联席会议，

---

① 严格地说，这不是近代首次国药展览会。太仓县国医公会于 1934 年 7 月准备举办"中国药物展览会"。//太仓国医公会会务进展，并拟举办中国药物展览会. 光华医药杂志，1934，1(9)：52-53. 但以后未查见其举行的任何消息，是否主办，不得而知。苏州吴县医钟社于 1935 年 1 月 1～3 日举行"国药展览会"。//苏州国药展览会元旦开幕. 光华医药杂志，1935，2(3)：54. 据说，当时的参观者日逾数千，苏州市民倾城而出，轰动一时，诚为苏城奇观。南京、徐州、镇江等地人士亦有闻讯而至参观考察的。展品琳琅满目，有千余种之多，其中还有水安息、雄精盃、犀角、羚羊角、脆蛇、奇南香等珍贵稀有药物，展览期间还向来宾赠送药品。//华润龄. 吴门医派. 苏州：苏州大学出版社，2004：145. 但此次展览会的具体情况，笔者未查见有关报道及信息。即使《吴门医派》一书，也没有标记说明文献来源。故将 1936 年在上海举行的这次展览，视为近代第一次国药展览会。另外，上海灵学会于 1936 年在民国路 377 号举行过"国药真伪展览会""陈列之药品，俱为该会会员平日所发现者"。"各药品多盛于玻璃杯中，另均附有标签，书明品名、产地以及真伪价格比较。真品标签写红色字，伪品标签写蓝色字，并且同列一处，以便识别。陈列物品多数为植物药，少数为矿物和动物，计共一百五十种。多数为常用之药品，如金银花、甘草、党参、川芎、厚朴、枳壳、冰片、陈皮、当归、桑寄生、黄连、黄柏、茯苓、大黄等；少数为不常用之药品，如西洋参、虎骨、犀角、龙牙、五加皮等。真药、伪药价品之比较，最低为一与二之比，最高为一与二十之比。此次展览会认为伪药之标准：(一)产地不同，例如厚朴以四川产者最佳，唯近多以日本产者伪充；(二)人造者，例如冰片以天然者为佳，近多以人造者冒充；(三)炮制不合，例如扁豆衣需将干扁豆之衣取下，方合药用，近多贪图省工，每每用水浸后去衣；(四)绝非本物，例如虎骨，每多以兽骨冒充。"//秀娟. 国药真伪展览会纪略. 卫生杂志，1936，4(2)：21.

同意"准予合作"①。

1936年3月初，"为谋国产药物之改良，并提倡种植，及使社会人士认识药物起见"，上海国医公会作为发起人，联合药材业同业公会、国药业同业公会、参燕业同业公会及上海市立植物园五个团体，联合筹办"上海国药展览会"。成立了由张赞臣、秦伯未、陈存仁（国医公会推定）、董伯伟、陈文铭、费庭华（药材业公会推定）、岑志良、沈和甫、高志文（国药业公会推定）、姚长卿、崔奇峰、蒋儒林（参燕业公会推定）、蒋希益（市立植物园推定）组成的筹备委员会，设立总务组（植物园负责）、征集组与审查组

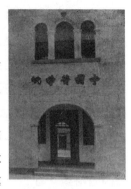

中国医学院

（药材业、国药业、参燕业负责）、宣传组（国医公会负责），分头展开筹备工作②。

经过一个多月的积极筹备，先后召开7次会议研究讨论有关事宜，在大家的共同努力下，共征集药材1450多种，其中植物类700余种，矿物类300余种，动物类200余种，水产类100余种③。包括许多珍贵、稀有的药物，总价值约合十万余元。

作为展览会筹备委员会主席单位的上海国医公会，在展览会开幕之前专门发表了《国药展览会宣言》：

"中国医学，积数千年之经验，而能见信于社会，流播于海外。曩者政府既有中央国医馆之组织，最近复有《中医条例》之颁布，此固学术上自具超越之精神，而药物之效验卓特，实占大半。试举其长，厥有二端：国药善祛病之症结根源，不尚肤浅迅捷，以取效于一时，而得收王道之功，此其一；又善治复杂兼夹之混合症，而鲜副作用及剧烈毒质，故无反应后患，合于国人体质，此其二。况国药十九为纯粹国产，价值低廉，远于舶来，不特适合民众之经济程度，而种植采取，关系农村生计，实为国家命脉所寄。坐是，世界各国竞以研究中药为近世纪最新发现之无尽宝藏，国产药材，载捆以去，成为出口大宗。"

"本会同仁，金觉国药之在今日，实为我国绝大问题。爰就沪上联合有关系之药材业、国药业、参燕业，并得植物园之赞助，组织国药博览会。几度筹备，得

---

① 国医公会会务报告. 国医文献,1936,1(2):2.
② 沪市国医药等五团体联合筹备国药展览会情形. 医界春秋,1936(111):35-36.
③ 沪市国医药界五团体合办国药展览会开幕盛况：陈列药品一千四百余种. 医界春秋,1936(112).
43.

与市民相见,而不能不再郑重致言于参观者,凡五点:一在触目丰美之药物中,应知我国富源之所在;二在栽培炮制之过程中,应知关系民生之急切;三在功能效力之伟大中,应知价值之贵重;四在选择之缜密中,应知道地之考察;五在贵重之材料中,应知真伪之辨别。良由本会之所希冀者,在浏览时得多方面之认识,

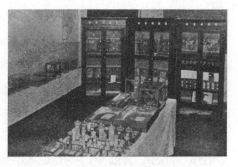

国药展览会珍品室

而洞明国药之宜积极提倡,除非仅供一部分之欣赏,而惟感国药之丰富卓越已也。"[1]

上海国医公会还负责编辑出版《展览会特刊》,"内容除各团体撰述文稿外,有医界名宿谢利恒、张赞臣、蒋文芳、叶劲秋、杨志一、朱寿朋等之作品,对于国药探讨及改良方法,均有独到之见。参观来宾,均得赠阅"[2]。

展出盛况

1936 年 4 月 1 日下午 2 点,上海国药展览会开幕式在上海国医公会所举办的中国医学院举行。到会来宾三百余人,大会主席团主席丁仲英致辞说:"吾国药品,多至数千百种,产地既有不同,功效因之迥别,不但常人多未认识,即无名医家,亦多凭医书云云,有未睹庐山真面者,而市上药肆,多数未曾讲究,间或

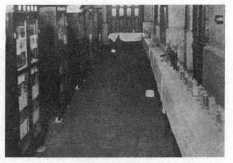

国药展览会饮片室

有贪其价廉,未遑论货,甚至以伪乱真,指鹿为马,贻害病家,为祸至烈,无怪乎为醉心欧化者所藉口也。今欲使世人有常识,供医家之研究,此陈列药材原料之举所以兴起也。本会爰向各药号,征集各种道地药品,一物有一物之产地,以其性质与功用,庶使医家得所研究,而普天人民亦得藉以增其知识,认明某药为

① 国药展览会宣言. 国医文献,1936,1(2):10.
② 沪市国医药等五团体联合筹备国药展览会情形. 医界春秋,1936(111):36.

其形状,不至为不经意之商肆,无意中疏忽,因盲从而贻害也。是以此次陈列,虽不敢谓搜罗完备,而多数已在于此,深望各界人士踊跃参观,俾知我国药品不仅为历史之悠久,实有可以祛病延年、起死回生之妙用。"①

本次国药展览会为期一个月,为了方便上海市民参观,分别在中国医学院、植物园、药材公会三处轮流展出。4月1~9日,在河南路靶子路口的中国医学院展览,"每种药材,视其大小、形状,配置特制木盒或玻璃瓶,并分别将其原本、饮片并列一处,使参观者得认识此种药品之本来面目及切成小片时之形状等情形,社会一般人士亦可明了各种药品之功效及普通医药常识"②。在中国医学院展出时,"每日到会者,少则百余人,多则四五百人,会期中共到三千人左右"③。

4月11~19日,在龙华路新桥路口的市立植物园进行第二期展示。4月21~29日,在南市咸瓜街豆滩弄药材公会继续展出,"该会为三楼三底大开间式,因药品繁多,不敷布置,乃将中等以下价值之品,置列明堂(上搭玻璃过棚)中临时搭置之木板长条台上,每药一品,装一红木盒,中分二格,左列整个生药,右列

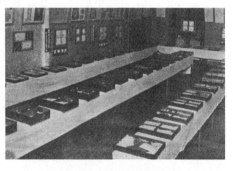

国药展览会原材料室

经过刀削饮片,盒外附标名硬卡片,说明药名、功用、产地,不注价值及牌号,盖避广告形式也。其贵重药物陈列于甲堂玻璃柜及两旁玻璃橱中,左室陈列大枝体及炮制品,右室陈列粉粒状细料,布置精雅,装潢费颇不赀。综观全部药物,均属拣选上品,多有为内地不及见者。例如:大马宝一只,形如网球,重量两磅半,价值二千余金;大犀角一具,重量两磅,价值两千余金;大羚羊角一对,长及一英

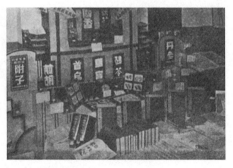

国药展览会药学书籍室

尺,柱楞如竹根,重量一磅余,价值千金。其他贵重品,不胜枚举。以类言之,动

---

① 上海市国医药界五团体合办国药展览会开幕之盛况. 国医公报,1936,3(6):78-79.

② 沪市国医药界五团体合办国药展览会开幕盛况:陈列药品一千四百余种. 医界春秋,1936(112):43.

③ 国药展览会之举行. 国医文献,1936,1(2):2.

物以猴枣为最,植物以枷楠香为最,矿物以腰黄为最……右室并陈列陈存仁编《药学大辞典》、日本人岩崎常正著《本草图谱》全部九十五册,以备参观者考证"①。

总之,国药展览会办得十分成功,又很有特色,吸引了成千上万的人前来参观。"诚为国医界空前未有之创举"②"实开医药历史之新纪录"③。

展品去向

上海中国医学院本想在展览会结束后,建议各团体将全部展品"移送","作为药物标本馆之基础。不意植物园首先接洽,药材业公会方面以为尽可配出双份,以另一份赠予"中国医学院,最终成立了药物标本馆,供学生们学习和研究④。原展品,除价值过高者由"原出品人取回外",其余的则移交给上海市立植物园,以供长期展览。

---

① 吴跃龙.参观上海国药展览会纪.光华医药杂志,1936,3(8):49-50.

② 上海国医药四团体举办国药展览会:四月一日起在中国医学院展览.光华医药杂志,1936,3(6):封1.

③ 吴跃龙.参观上海国药展览会纪.光华医药杂志,1936,3(8):50.

④ 药物标本馆成立有期.国医文献,1936,1(2):2-3.

近代第一次医史展览会：中国医史文献展览会

一般认为，展览会与贸易同样古老和悠久，几乎与人类文明同时产生，其最原始的形式是古代的庙会和集市，但现代意义上的展览会最早起源于欧洲。我国最早的官办展览会是 1910 年清政府在南京鼓楼举办的"南洋劝业会"，展品包括茶叶、丝绸、瓷器、医药、工艺美术品等，历时 3 个月，观众达 20 多万人次。1937 年 4 月，在上海举行的中国医史文献展览会可谓是我国近代第一次医史展览会。

筹备经过

1936 年，中华医学会为筹备召开第四次全国代表大会，商请当时的中华医学会医史委员会组织主办"中国医史文献展览会"，委托医史委员会主席王吉民负责主持，并拨款300 元，"作购置大会时医史展览物品之用"[1]。这数目微薄的"区区之款，固不能广事征求，但审慎选择，购得象牙雕刻之伏羲、神农、黄帝像各一尊，医疗器械、药品用具等数十件，医史珍籍抄本两种，符咒、仙方、医药神像等"[2]。

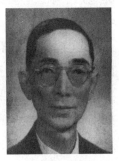

王吉民

因"事属创举，诸赖各方赞助"，于是王吉民向全国发出了《中华医学会医史委员会征求医史材料》的广告函件。征求范围是："历代名医之图像（出于金石文字图书者为合格）及照片；历代名医之处方真迹；有关医史之碑帖、图书、木刻等；有关医史之医疗用具，如某名医发明者，或某曾经用过者；中国古本医籍及医史著作；稀有之古本医籍，李濂《医史》、名医传、藏书目录

---

① 王吉民.中华医史学会五年来之回顾.中华医学杂志,1941,27(12):797.
② 王吉民.医史委员会报告.中华医学杂志,1937,23(5):628.

等或最近之医史著作,合信氏、嘉约翰等所翻译之书籍,光绪以前之医学杂志(如嘉约翰之《西医新报》、尹端模之《医学报》、权约翰之《西医新知报》、梁慎余之《医学卫生报》等)。"凡全国各界人士"有上列各件者,希即开示名称、来历,并将或借,或赠,或让,或其他条件,函知本会,以便接洽为荷。函件请寄:杭州岳王路二十八号王吉民医师"①。

经过王吉民的积极努力与多方筹划,特别是在一些热心人士的支持下,"会集全国各地收藏家三十余人共同合作,其间且有中医多人"②。至展览会开幕前,"已登记者有四五百件,其中有孤本珍籍、名医肖像、医事图画、先哲遗墨、处方真迹、表册、雕刻用具等,平时不易多觏之物颇多,于大会开幕时,当刊有展览物品目录③,以留纪念"④。

展览盛况

1937年4月1～8日,中华医学会第四次全国代表大会在上海举行。同时开幕的中国医史文献展览会设在枫林桥国立上海医学院松德药学馆内,展览物品包括中华医学会拨款购得者、私人捐赠以及借展者,共分四类:①图书类,包括史传、目录、译著、期刊、珍籍;②画像类,包括名医肖像、医事图画、表册;③物品类,包括外科仪器、针灸器具、内科用具、药用器皿、雕刻塑像;④医俗类,包括医药神像、神马、仙方、符咒等⑤。

上海《新闻报》记者孙筹成曾记述有各类参展物品情况:"图书类内之史传,如康熙三十七年王宏翰所著之《古今医史》手抄本及陈邦贤所编之《中国医学史》,均系稀世之珍;译著,如明李时珍所著之《本草纲目》已译成英文本";"画像类内之十大名医像,一曰惊世神应王秦越人,二曰汉先医壶公,三曰神效王扁鹊,四曰仓公淳于意,五曰秦先医高缓,六曰抱朴子葛洪,七曰玄宴先生皇甫谧,八曰太医令王叔和,九曰良医华佗先圣,十曰医圣张仲景,均五寸长,而道貌岸然,奕奕有神";"物品类内,如神农、伏羲、黄帝三皇牙雕塑像,均甚精细,神农右

① 中华医学会医史委员会征求医史材料. 中华医学杂志,1936,22(12):1178.
② 王吉民. 中华医史学会五年来之回顾. 中华医学杂志,1941,27(12):797.
③ 此目录名称为《中国医史文献展览目录》。
④ 王吉民. 医史委员会报告. 中华医学杂志,1937,23(5):628.
⑤ 王吉民. 中华医史学会五年来之回顾. 中华医学杂志,1941,27(12):797－798.

手置于膝上，左手持草作尝试状；伏羲端坐凝视，双手高捧八卦；黄帝右手持斧，左手置于胸际，咸裸体而于腹部披以树叶，完全上古时代之装束，身高四寸半，惟妙惟肖①。另有铁质药王神位，古色斑斓，亦千年前之物，甚为宝贵"；"医俗类内，有木雕药师佛、痘疹神、眼光娘娘、吕纯阳、华佗、药藏、药王、神农各一尊，并置于玻璃橱内，宛似庙内之佛堂；又有药王神、送子娘娘、天花神、痘疹司、催生娘娘等木版所印之神马十余张，陈列一

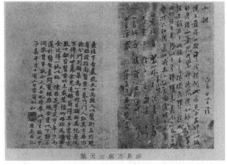

叶天士处方真迹

处，与旧俗年终家内敬神相仿"；"其他最为观众所注意者，尚有两种物品"，一是"总理中山先生习医时，所得香港西医书院掌院与讲考各员联名合给之毕业证书"，二是"名医叶天士先生之亲笔处方"②"均配以镜架，并悬壁上。其他名贵之件颇多，一言以蔽之，琳琅满目，美不胜收"③。

中华医学会第四次大会同时举行了多种展览，如"南京卫生署将其工作设为大规模之展览，中央防疫处出品亦列其中""上海工部局卫生处及汉口药用品制造厂，均有出品展览"，但"就中最杰出者，当推王吉民医师及医史委员会诸委员筹备之中国医史展览"④。中国医史文献展览会引起了参观者极大的兴趣，在上海各界也产生了相当的轰动，上海《申报》《东南日报》等各大报章都予以报道并给以好评。

---

① "像系牙质，高八寸，色泽苍黄，似属古物，第无年代及制者之名。"//王吉民. 中国医事艺术品集影. 中华医学杂志，1941，27(11)：694.

② "此方笺，长十寸，宽六寸，纸质甚普通，无题名及印章。但据鉴赏家谓，确是叶天士真迹，原为杭收藏家孙康侯所有，后转赠陈道隆，现由陈氏珍藏。孙氏记其云：'曩余见莲舫翁，得其手书医方数十翻，皆医案所未载，装裱两册，珍为鸿宝。余近得一纸，以示陈君芝宇，芝宇年少而邃于医，自《素问》《灵枢》《难经》《金匮》以下，鲜不洞澈贯串，诚今之天士也。因举此方以贻之。'民国廿六年，中华医学会在沪举行医史文献展览会，承陈氏慨借陈列会中。颇引起一般人之注意。"//王吉民. 中国医事艺术品集影. 中华医学杂志，1941，27(11)：692.

③ 孙筹成. 参观医史国医拾零. 神州国医学报，1937，5(8)：35-36.

④ 中华医学会第四届大会纪略. 中华医学杂志，1937，23(5)：780-781.

后续影响

1937 年 4 月 6 日,王吉民在中华医学会第四次全国代表大会上,作了《筹设中国医史博物馆刍议》的专题讲演,得到许多与会者的赞同与支持①。"中国医史文献展览会"结束后,一部分展品的主人将展品捐献,"即安置于本会会所内,为创办医学博物馆之初点"②。此"后得各方之捐赠、借用以及零星添购",并"在中华医学会图书馆傍,特辟一室陈列各物",经过一年多的努力筹措,我国历史上第一个医学史专业博物馆——中华医学会医史博物馆(现上海中医药大学医史博物馆)在 1938 年 7 月,正式开放,任人观览。

1946 年 12 月 12 日,中华医史学会在中华医学会大礼堂举行了一场特别展览会,"一则以庆祝抗战胜利,河山收复;一则以介绍中国医药文化与西方同道。所陈列之书画及艺术品,皆甚名贵。是日到会者约八十人,其中三十余为盟军驻沪医务人员,济济一堂,殊盛事也"③。因这次展览会"特为招待盟邦英美军医官佐而设,故未公开"④,只是《医史杂志》1947 年第 1 期登载了此次特别展览会的合影。

1947 年 12 月 20~21 日,中华医史学会与中华医学会联合举办中国医史文物展览会。"出品之富,规模之大,皆远胜以前两次"⑤。丁泽民曾撰文详细记述此次展览会的筹备经过及展出盛况:

1947 年 5 月 8 日,中华医史学会第

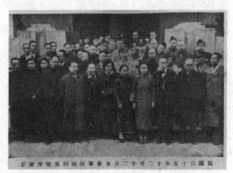

鉤深致遠

王吉民谨题

王吉民墨迹

中华医史学会 1946 年 12 月 20 日
举行特别展览会留影

---

① 该文明确提出创办医史博物馆的三个主要目的:保存("收集历代医药物品,如雕刻、画像、图书、用具等,妥为保存,以免散失")、研究("所藏各品,足供学者研究,藉以考察医学之变迁、治疗之演进")、教育("对学生为有效之教授方法,对民众可作宣传医药常识之利器")。//王吉民. 筹设中国医史博物馆刍议. 中华医学杂志,1937,23(5):758.

② 施恩明. 总干事报告. 中华医学杂志,1937,23(5):586.

③ 王吉民. 十年来本会工作报告. 医史杂志,1947,1(1):11.

④ 丁济民. 中国医史文物展览会记. 医史杂志,1948,1(3):41-42.

⑤ 王吉民. 中华医史学会第三届大会纪要. 医史杂志,1951,3(1):55.

二届大会在南京举行,王吉民、李涛蝉联正、副会长,侯祥传为秘书,宋大仁为会计。5 月 12 日,在上海王吉民的家中召开医史学会执行委员会会议,决定"筹开中国医史文物展览会",推举王吉民、宋大仁、丁济民为筹备委员会委员,并随即展开各项筹备工作。10 月 23 日,召开第二次筹备会议,议决展览会日期为 12 月 20 日下午至 21 日;至于展览经费,"因会中素无的款,而必须之开办费绝不可少,当由筹备委员各认捐国币五十万元,共计一百五十万元,以资应付"。

1947 年 12 月 18 日下午,举行"预展",当时"大雪飘扬,而各报记者冒风雪而至",王吉民与中华医学会总干事余新恩联合出面招待新闻记者,"二十日下午即正式开放"。

本次展览会的场地十分宽广,在中华医学会大礼堂、医史博物馆、医史图书馆都有布展。其中,"大礼堂专陈展唐宋元明清以来有关医史之名医、名人书画,同时本会之医史博物馆、医史图书馆亦行开放,一任来宾参观。其珍贵书籍等,则陈列于博物、图书两馆"。

参加此次展览会的私人收藏家众多,"有新会伍连德医史藏书室、镇海余氏百之斋、东莞王氏芸心医舍、上海徐氏双云五星研斋、丹徒章氏豫学堂、汤溪范氏栖芬室、中山宋氏海煦楼、南昌杨氏吉玉庐、孟河丁氏三世庐等,皆为有名医史收藏家"。

展览品大体可以分为博物、书籍、书画三大类,"博物方面,有石器、铜器、瓷器、漆器、象牙、雕刻、竹刻、木刻、丝织品及泥塑等;书籍方面,有宋元明清以来孤本珍籍;书画方面,有宋元明清以来名医、名人珍贵作品"。

各类展出品的精华物件,"博物方面,以针灸铜人像、各种炼丹炉及精细象牙雕刻,如卧美、吴大澂赠针医竹刻针筒[①],雄晶雕造吕纯阳像,最为来宾注目;书籍,则有旧题北宋孤本《圣子散方》、宋刻元印《圣济总录》、元刻初印《大观本草》、元刻《宣明论方》《危氏得效方》、明洪武刻本《袖珍方》、成化刊《南北经验医方大全》、万历金陵胡刊《本草纲目》等为最;书画方面,以宋文天祥赠颜凷医'慈幼堂'三字匾额(有明清人题跋数十家,为长凡数丈之手卷)、元名贤沈右送沈伯新医师《序良惠堂题词合卷》(亦有元明清以来名

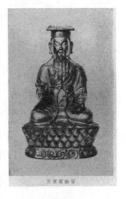

吕洞宾铜像

---

① "此针盒竹制,长五寸,宽一寸,上刻'神针堪奇'四字,并署'菊泉先生道正,吴大澂赠'十字,精雅绝伦。"//王吉民. 中国医事艺术品集影. 中华医学杂志,1941,27(11):695.

人题跋数十家,长凡三五丈)、傅青主父子遗墨(手卷,有名人题跋)、吕留良医方真迹、徐大椿自题画'眉泉图'(着色)、清高凤翰赠赵诚夫左手绘'杏林图'(着色,有名家题跋数十家,长凡三五丈)等,皆为天壤至宝;碑版方面,以旧拓王羲之《治头疡方》、明拓北齐《龙门古药方》,皆所罕观。以上各种珍贵文物,多为来宾所赞叹,亦为各报章杂志采作题材者,其于提倡医史上,殊有重大意义"。

参加展览会的来宾,"以各大学教授、艺术家、考古学家、历史家及医校学生为最多,中西名医来会参观者,亦不少"。展览会的组织者本来以为"此次展览会,因过于学术性与专门性,料其成绩必不甚佳"。因为"上海人看惯花花草草之书画展览会,对此种展览会必无多大兴趣"。不料开幕当日,前来参观者即极为踊跃,第二日来宾尤众,"原定每日下午五时停止参观,而逾时来者犹络绎不绝",展览会的接待员想婉辞拒绝,而观众却说:"远道而来,务请通融。"盛意难却之下,"不得已只得延长至六时后"①。

1948年3月11日,上海中医学院举办"历代医药文物展览会",向中华医史学会商借陈列品十余件;1950年7月,华东区卫生展览预展,特辟医史展览一门,其中大部分文物系由中华医史学会及其会员供借,共计三百五十余件之多②。

---

① 丁济民.中国医史文物展览会记.医史杂志,1948,1(3):41-42.
② 王吉民.中华医史学会第三届大会纪要.医史杂志,1951,3(1):55.

近代第一次广播电台中医讲座：神州国医学会无线电国医药宣传

当下，只要打开电视机或收音机，就能不时看到或听到中医学界的学者、名人、大师，为了宣传普及中医药而侃侃而谈，激情飞扬，不遗余力，甚至已成为令人瞩目的一大社会热点。实际上，早在1933年，上海神州国医学会就与建华无线电台合作，联合开展了为期8个月的中医药科普讲座。

发起背景

1923年，中国最早的无线电广播电台在上海开播。它的传入，使得新闻消息和文化知识等可以在同一时间内得以传递至整个国家，对于社会形成共识、国家进行现代化动员等所产生的影响是其他任何传播工具都无法比拟的。

神州国医学会的前身是"神州医药总会"，成立于1912年。曾在1914年联合全国19个省的中医团体，组织"医药救亡请愿团""两度赴都请愿"[①]，掀起了近代中医学界第一次抗争请愿运动。到二十世纪三十年代，已发展成为上海地区最大的中医团体，一

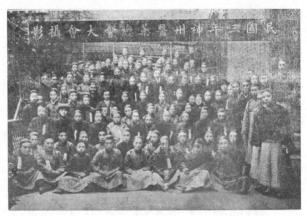

1914年神州医药总会大会合影

---

① 萧退庵.神州医药总会纪事.神州国医学报,1933,2(1):1.

直引领着中医药学术发展的新风向。

为"宣传国医药真效验,增加人民卫生常识"起见,程迪仁在 1933 年 12 月 1 日召开的神州国医学会第三届第二次执行监察委员联席会议上,提议组织"无线电国医药宣传会",当场议决通过,交由学术组主任沈仲芳、徐相任会同宣传委员会负责办理,并推举程迪仁、金长康、郭仲亮为该会委员。

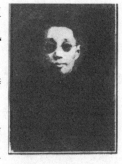

程迪仁

1933 年 12 月 10 日,神州国医学会发出了《通告全体会员》的告示:"刻承建华广播无线电台允予假座,每天午后五时起至六时止,逐日宣讲国医药各种学术、理能及卫生常识等等,除由本会推定专任委员及随时聘请讲师外",请各位会员按照附奉表格,仔细填写"姓名""诊所""出门诊时间""专长""验方""医案"等内容,并尽快寄回,以便分批代为宣传①。

组织方案

为了顺利而有序地开展工作,神州国医学会专门成立了无线电国医药宣传委员会,蔡济平、顾渭川、徐相任、萧退庵、沈仲芳、郭仲亮、徐福民、金长康、张禹门、张绍江、朱少武、陈朝光、费子彬、程迪仁等 14 人为委员,并推定徐相任、程迪仁、郭仲亮、金长康 4 人为主任。

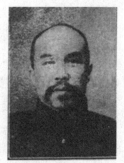

徐相任

播讲时间,"每天一小时,午后五时起至六时止"。经费及来源,采取独立制,"以广告、特捐之收入为挹注"。如果国医药界的单位或个人"有委托为做业务上之宣传者",按照下面的标准收取广告费:"国药号:每号每月三十元。(按月先缴)甲种出费人,得推定一人加入本委员会为委员"。"个人:每月五元。如系本会会员或委员,业已认缴特捐者,得享半价。非医药界,不得加入"。

广告收入"除支付电台费用,倘有余多时,当提十分之四为代刊月报广告之资"。除此之外,因"无线电国医药宣传委员会"的委员均为名誉职务,当所有"收入尚有盈余时,得酌提十分之六,充委员及助理员之车马费;十分之四,捐入

① 通告全体会员. 神州国医学报,1933,2(4):33 - 34.

本会,作为特捐"。

讲座内容

神州国医学会无线电国医药宣传委员会拟定了详细的"宣传草案",规定讲座的内容可包括"个人卫生""社会卫生""国医药之研究""简验丹方(即民间疗方)""国医药之介绍""会务""答问""其他属于国医药而有益于民众的一切问题(如特请名人演讲、专家讨论等)"八个方面,且每次讲座的"宣传文意,或字句,须先经无线电宣传委员会之同意"。若遇到"重大事务及关于学理上一切必须讨论研究"的问题时,"得咨请神州国医学会执监联席会议及各特种委员会讨论之。凡属答问,即由本委员会会同神州国医学会研究委员会负责答复"。现将第一次经公决的"宣讲节目",列表如下。

表3 神州国医学会无线电国医药宣传委员会宣讲节目表

每星期宣讲节目表			
星期	姓名	担任科目	附记
一	郭仲亮	妇女科	附会务报告(程迪仁)
二	蔡济平 顾渭川 萧退庵	公开演讲	不固定
三	徐相任	虚劳、时疫	附现代病家及医药界的差误
四	程迪仁	卫生方法	
五	蔡济平 顾渭川 萧退庵	时病	
六	金长康	小儿病常识	附答问(程迪仁)
日	程迪仁	验方	附医药杂谈
附注:特别节目按照时间决定			

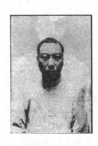 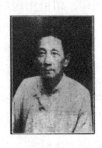 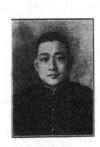 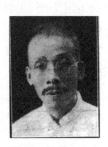

蔡济平　　　　萧退庵　　　　金长康　　　　顾渭川

按照以上顺序与内容,自 1933 年 12 月 20 日起,在上海福煦路 312 号建华无线电台开始宣讲。播出以后,在中医药界及社会上引起了很大的轰动,"闻风兴起者,大不乏人"。不到一个月的时间,顾明道、王明瑛、叶超然、邓凤笙、叶鉴清、顾惠德、朱肖山、朱孟载、鲁一贯、陆渊雷、苏霭如、庄虞卿、吴养正、王德发、戎子香、卢继材、吴佩衡等中医药界人士,先后与"无线电宣传委员会"合作,"在无线电台介绍"药物或诊疗项目及特长①。

1934 年 4 月 1 日,神州国医学会第三届第九次执行监察委员联席会议就"无线电宣传课所租建华无线电台,行将四月满期,应否续租"进行了讨论,一致同意"继续租用四个月"②。1934 年 8 月 15 日,第十八次执行监察委员联席会议再次就"所租建华无线电台,现又四个月期满,应否继续租用"进行了研究,决定"暂行停止"③。

神州国医学会主办的每天一个小时、长达八个月之久的"无线电国医药宣传",首开借助广播电台宣传普及中医药知识的先河。其后,上海国华电台于1935 年播出医学卫生知识节目,由陆士谔主持播讲,首先播送听众(多为患者)的来信,陈述他们的病情、久病不愈的经历,然后由陆士谔详细分析疾病形成的原因,并按照中医理论提供治疗方案。开播后,"问病请方者,日必数起",陆士谔鉴于播讲时间有限,借《金刚钻报》日刊一函,就听众来信作详尽解答,连续刊登了 19 篇。

上海另一知名中医陈范我,乃祖陈莲舫为有清一代名医,曾二次应召进京,为光绪皇帝请脉。陈范我得家学渊源,颇负时誉。20 世纪 40 年代,经常应电台之邀,讲授医道,并顺手施方,以惠病家④。

综上所述,通过广播电台宣讲中医药知识,不仅可使病人足不出户,便能得到名医解除病痛,而且也是使广大人民群众走进中医、了解中医、认识中医、承认中医、相信中医的有效手段。

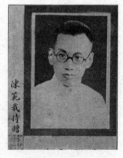

陈范我

① 吴去疾. 本会创设无线电国医药宣传记. 神州国医学报,1934,2(5):58 – 61.
② 会议摘要. 神州国医学报,1934,2(8):38.
③ 会务摘要. 神州国医学报,1934,3(1):34.
④ 姜红. 西物东渐与近代中国的巨变:收音机在上海(1923～1949). 上海:上海人民出版社,2013:19:133.

近代第一部中医药辞典：《中国医学大辞典》

　　《说文解字》《尔雅》等我国古代的字典、辞典,虽有某些关于中医药的词目,但毕竟不是专业的中医药辞书;《古今图书集成医部全录》等中医药类书,虽将某方面内容以"类目"的形式把古今文献按照时代顺序编排在一起,但体例与内容均不符合辞典的基本规范与要求。我国第一部综合性中医药辞典的桂冠,当属谢观主持编纂的《中国医学大辞典》。

编辑蓝本

　　谢观是近代中医学界的风云人物,当时的中医学校、学会、杂志等机构都争相延聘,这位"美髯公"的照片也频频登载于各种报刊杂志,但都没有关于其早年学习与工作经历的介绍。综观其同乡吕思勉于 1935 年 4 月 1 日撰写的《谢利恒先生传》及其弟子陈存仁于 1951 年 3 月所作的《谢利恒先生传记》,谢观在1917 年出任上海中医专门学校校长之前的大致履历是:

　　谢观于 1880 年农历六月十九日生于武进县罗墅湾,他的父亲谢钟英为光绪举人、地理学大家。少年时代的谢观聪颖好学,承继家学,12 岁便读完了四书五经,并对中国古今山川的情况了如指掌,如数家珍。15 岁时离乡就读于常州致用精舍,致力于经史舆地之学。1901 年肄业于苏州东吴大学。1905 年以肆力于地理之学应邀赴广

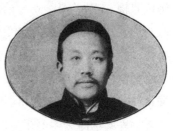

谢观

州府中学任教,成为名藻南粤的地理名师。1908 年因母亲不服岭南水土,辞归上海,入商务印书馆就职,编纂地理图书;不久即被上海澄衷学堂聘为校长。1911 年后,回故里武进主管教育事务,两年之间便使全县教育成绩名列全国第

二。1914年"仍入商务印书馆,主纂地理书籍"①。

很明显,35岁之前的谢观既无学医经历,更不以医为业,何以能够承担编辑综合性中医药辞书的重任呢?

《中国医学大辞典》"谢润"条云:"字葆初,清武进县附生……著有《医学经纬》五十卷,未及刊行。其孙观,因其原稿而分析扩充之,成《中国医学大辞典》。"②我们从此可以很容易地知道,谢观是以其祖父没有刊行的《医学经纬》原稿为蓝本,"更以历代学说,制为条释,详考名物,条分缕析,务取翔实,证以新说,决其取舍",扩编而成《中国医学大辞典》的③。

谢观的祖父谢润,"貌魁伟而性诚笃",早年酒量过人,得手颤病,遂弃文而跟从父亲谢翔学习医学,尽得其传,后又受业于孟河马氏。家贫夜无灯火,便在黑暗中默诵《内经》《难经》《伤寒论》《金匮要略》等经典医书,以喻嘉言、叶天士、徐灵胎之学为宗,并博览各派医说,尤精于伤寒诊治,治疗外感病症,左右逢源,无不应手,为一时医界所推重。虽然家中并不富裕,但谢润乐于施济贫病,族中人钦佩他,并被推举为"宗正"④。

编撰经过

关于编写缘起,吕思勉在《谢利恒先生传》中说:"治中国医学者,谋编辞典,以谂商务印书馆,商务印书馆以属君。君于医,虽不以是为业,顾自幼熟诵医经、经方,长而浏览弗辍,亲故有疾,或为治疗,遇儒医、世医、若草泽铃医,有一技之长者,必殷勤询访讨论,未尝一日废也。及受委托,即欣然自任。"⑤而谢菊曾《涵芬楼往事》却说:"武进人谢利恒(观),原在国文部编地理教科书,后调到字典部编纂《中国医学大辞典》和《中国名人大字典》。"⑥究竟是中医学界要求商务印书馆组织编写,还是商务印书馆自行发起编撰,已难以知晓。

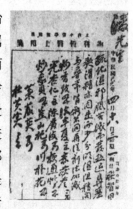

谢观处方

① 吕思勉.谢利恒先生传//谢观.中国医学源流论.福州:福建科学技术出版社,2003:2.

② 谢观.中国医学大辞典.天津:天津科学技术出版社,2002:1369.

③ 陈存仁.银元时代生活史.上海:上海人民出版社,2000:339.

④ 谢忱.延陵钩沉录.北京:作家出版社,2004:95.

⑤ 谢观.中国医学源流论.福州:福建科学技术出版社,2003:2.

⑥ 谢菊曾.十里洋场的侧影.广州:花城出版社,1983:42.

对于编撰起止时间,谢观在《中国医学大辞典》1921 年版的"序言"中说:"民国初元,不佞忝长上海中医专门学校,即有志补救此弊,而事体既大,措注为难。继念举要删繁,莫如辞典。乃合全校员生,互相考校,凡典籍所载……莫不条分缕析,博采兼搜,删其复重,裁其空论,约辨难攻讦之旨,省浮泛藻饰之词,程功至六七年……民十之春,初版竣事。"按此说法,开始编撰的时间在 1917 年上海中医专门学校成立之后,完成于 1921 年春天,历时四年之久。但却又说"程功至六七年",时间上就不能吻合了,谢观自己的说法就存在着难以自我圆说的矛盾。不过,若从谢观第二次入职商务印书馆的 1914 年算起,到 1921 年首次出版,倒正好是"六七年"的时间。

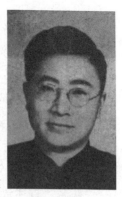

陈存仁

至于参加编写的人员,陈存仁在《谢利恒先生传记》一文中说:"辅助工作者,得十二人,焚膏继晷,日夜辛勤,屡删屡增,数易其稿,历时九载,书乃告成。当全书付印之时,不意辅助工作人员十人之中,积劳而殁者二人,撄病而治愈者四人"①这应该说的是 1921 年"初版"时的情况。到 1926 年"再版"时,参加修订的人员达 66 人之多:伍浦生、沈祖昌、周仲贤、周国年、陆如柏、方偲群、李玉盛、张旭初、张懋森、周国光、陈柏春、于筱芳、马继成、黄汉勤、徐允逸、蔡健人、龚昌炳、朱怀志、王林芳、韩妙学、蒋去病、曹省三、钟益棠、支启洪、张赞臣、黄克欧、倪国桢、张福康、韩南岳、汪子良、金致和、冯仲谋、何雷伸、徐宗瑾、夏畹九、黄秉亮、程文之、高肇基、倪国鑫、费惠民、秦芝龄、郭云蟾、崔源清、陈觉民、赖震东、马福康、张志恒、张义正、姚士奇、张兰庵、任伯英、史德孚、万贤缢、赵本道、杨济平、陈祖绳、曹半帆、江天福、凌世昌、沈育良、叶晓云、刘正平、孟月良、李万春、周康贤、谢秋生。这一"门人参订"名单见于 1954 年商务印书馆"重印本",是目前为止所有的《中国医学大辞典》版本中,唯一保留有编写人员名单者。弥足珍贵,故特录于此,以供学者研究之用。

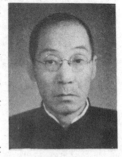

吕思勉

此外,1952 年吕思勉在《自述——三反及思想改造学习总结》一文中说:"一九一九年,入商务印书馆,助谢利恒

① 陈存仁. 银元时代生活史. 上海:上海人民出版社,2000:339.

君编辑《中国医学词典》。予于医学,本无所知,而先外王父程柚谷先生、先舅氏均甫先生、先从舅少农先生,皆治汉学而兼知医,故予于中国医书之源流派别,略有所知。谢君本旧友,此时此书亟欲观成,乃将此一部分属予襄理。至暑假中事讫。"①由此可知,吕思勉也曾经参加过《中国医学大辞典》的编撰工作。"至暑假中事讫",是说吕思勉负责的部分于 1919 年暑假完成,还是整部《中国医学大辞典》编撰告竣,我们今天已很难考证清楚了。

体例内容

全书"搜集之名词,以中国原有医书所载者为限,故定名为《中国医学大辞典》"。所辑词目,包括病名、药名、方名、身体、医家、医书、医学七大类,共三万七千余条目,约计三百五十余万字。词条的排列方法以首字笔画为序,少者在前,多者在后;首字相同者则以次字笔画为序;次字相同者,则以第三字笔画为序;笔画相同之字,则从《康熙字典》部首之序。为方便检索,还编有《辞头索引》《辞条索引》。

"病名",首述致病之源,次为治疗之法;同一种疾病而性质不同者,则析分为多条而加以论述,同病异治、异病同治,悉予采录。

"药名",不论是动物类、植物类,还是矿物类,皆予收载;每一种药物先列形态及插图,后论性质、功用、喜恶及炮制用法。

菁莪棫育
中央国医馆常务理事谢利恒题

谢观墨迹

"方名",选取通用方剂万余首,先述功用,后述药物组成、制法及加减法,君臣佐使的配伍方法结合病症而分别论述。"同一方名而各书所载药品及功用不同者,则备列以资比较;其同异仅一二味或仅于分量有出入者,则但注明于下,不另列方"。

---

① 吕思勉. 吕思勉集. 广州:花城出版社,2011:517. 循着吕思勉说自己曾参加过《中国医学大辞典》的编撰工作这一思路,笔者还意外发现了一个长期以来,被中医学界所忽视的另一个史实:谢观的《中国医学源流论》也经过吕思勉的润色、加工以及承担了誊写工作。吕思勉的《中国文化思想史九种》一书中有《医籍知津》,内容和顺序与《中国医学源流论》基本相同,只是有的标题各异。谢书比吕著多了最后的六节——中西汇通、东洋医学、民国医学、时代病、地方病和结论,《医籍知津》手稿是在 20 世纪 80 年代,由他的女儿吕翼仁重新抄录,与上海复旦大学历史系杨宽教授共同校对、补正、分节和加标题的。

"身体名词",对散见于古今医籍中的数百个词目均加以详细解释,如脏腑、骨肉皆阐明其构造、功用及防卫之法;经络则列穴位图,各穴则详述针灸治病之法;脉象及舌苔逐一注释,并附舌苔图。

"医家",六朝之前的,有见必录;唐以后则选择著名者而著录。对每一个医家的生平事迹,均加以概括介绍,或注明见于某书。"其有治效足资师法而原书不甚习见者,间载其详"。

"医书",对古今二千余种医籍作了提要钩玄的"解题",并旁及朝鲜、日本之书,可作为考订古今医籍之阶梯。

"医学名词",如温、清、消、补等十三剂,大方脉、小方脉等十三科,汗、吐、下、和等八法,古方分量之沿革,君臣佐使、汤丸膏散之解释,皆追本溯源而详释之。

《中国医学大辞典》于1921年7月由商务印书馆首次出版,1926年7月修订再版,1933年8月再次出版,并注明为"国难后第一版"。1951年陈存仁评价说:"国医应用之典实,罔不罗载,考讹纠谬,详予博究,而编辑之法,纯得科学条理,千帙盈缩,简约易览,是以医药同仁,金视为枕中之秘,出版迄今,凡三十二版,行销册数,约数十万余部。"①新中国成立后,商务印书馆为了配合中央政府贯彻落实党的中医政策,分别于1954年12月、1955年4月与8月三次重印发行。

毋庸讳言,《中国医学大辞典》对某些词条的注释确实存在着错讹之处,早在1928年余择明即撰文指出将树脂的音译名"拔尔撒摩"误为药物实名②,1933年杨彦和更是明确指出存在着诸多的"遗漏"与"讹误"之处,提议应全面进行补充修正③。范天磬则认为"商务(印书馆)所出之十余种辞书,大抵皆不能令人满意,而尤以《中国医学大辞典》一书最为诸辞书中之下驷"。主要是由于《中国医学大辞典》的主要编写人员为上海中医专门学校的在校学生,而"学校中之学生程度,至为参差不齐,尤其是在中医学校。余对于各地中医学校之学生程度,知之颇谙。虽不能说其程度完全低劣,然往往不能作一通顺浅短文字者实非少数。谢先生以此等高足为助理编纂,自然是'投大遗艰'而不免有'绝脰折足'之憾! 但非如此,则决难在六七年间个人可成之三百数十万言,解决七

---

① 陈存仁. 银元时代生活史. 上海:上海人民出版社,2000:339.

② 余择明. 中国医学大辞典订误一则. 卫生报,1928(18):1.

③ 杨彦和. 中国医学大辞典有补正之必要. 医界春秋,1933(84):27-28.

万余之问题,故其差误因素,即早种于此;况身为教务所羁,更难萃聚全副精神致力于此。""此吾所以谓为诸辞书中之下乘也"①。

谢观当年亦想"年年纂修,以符学术之进步,第全书排刊工程浩大,书商无法修正"②,只能引以为憾!再者,若以现今通行辞书的体例来衡量,也存在着一些明显的"硬伤",但瑕不掩瑜,至今仍可视为一部收罗宏富、剖析详明、体例新颖、嘉惠医林、启迪后学的重要工具书。

---

① 范天磬.数典忘祖之中国医学大辞典.国医评论,1933,1(2):35-51.
② 陈存仁.银元时代生活史.上海:上海人民出版社,2000:339.

陕甘宁边区第一个医药合作社：保健药社

陕甘宁边区地处偏僻落后的山区，医药卫生事业十分落后，西药极为匮乏，而中药则遍山皆是。边区政府高度重视中医药，并充分发掘利用，还于1939年成立了一个防治结合、医药并举的卫生机构——陕甘宁边区保健药社。

为克服西药短缺困难而成立

为弥补抗日战争时期西药不足，充分挖掘利用当地药材，发挥边区众多中医师的作用，贯彻团结中西医的政策，陕甘宁边区民政厅于1938年委托延安市组织部长李常春(中医)筹办保健药社。1939年1月，边区政府第一届参议会号召"加强卫生工作，保障人民健康"，决定正式开办保健药社，任命李常春为主任，并将保健药社附设于边区干部休养所内。先由西北局保健委员会投资700元，民政厅将一部铁合线袜子机作价投资，计800元，合股开办经营管理。当时采购了2000元中药，聘请了两位有经验的医生，于1939年7月在安塞县冯家墕正式成立，由民政厅主管。8月，颁布了《陕甘宁边区保健药社暂行条例》和《陕甘宁边区保健药社暂行章程》。

1939年12月，以5000元基金去山西采买药材，并聘请3名高明的中医人员研究制药方法，目的是"改良中药，中药科学化，中药西药化，以及解决西药品困难，开展边区医药事业"。同月，经边区医院院长与民政厅商议，改为卫生材料厂，专制各种膏丹丸散代替西药，供给各医院各卫生所急需。厂长李常春，副厂长令狐野，有工人45人，制药80余种。如专治吐黄水和泻黑水的防疫片(防疫丸)，治疗花柳病的八仙丹，疗治妇科病的五带丸，医治小儿发烧、呕吐的正气散，用于肠胃病治疗的化积散等，功效均好，得到群众的欢迎。

为推动边区医药卫生事业，保障人民生命健康，并向外推销土产药材，换取某些必需西药，1940年7月，边区政府民政厅又在延安南关街发起成立保健药社总社,隶属于边区政府卫生处。李常春从卫生材料厂提取前保健药社所有资金赢利2000元作为资本,在尹家沟买到一家药铺的全套家什,才使保健药社设备初具规模,并重新修定颁布了《陕甘宁边区保健药社暂行章程》①。

保健药社以"发展地方医药卫生事业,受各卫生机关及制药厂之委托,推销中西药品器材,并采集中西药材原料,尤其提倡采集土产药材,以利保健工作"为宗旨。其性质为"药品消费合作社",采取股份制形式,"一切团体或个人,按章交纳股金,遵守本社章程,经股东董事会批准者,均得为本社股东"。"每股股金为十元,每一股东至少认购一股,多则不限"。设有正副主任、秘书、会计各一人,巡视员及司药若干人,正主任综理社务业务,向股东董事会经常作报告,副主任商承主任佐理一切社务。秘书负责文牍、收发、营业、统计、典守印章及一切事务事宜,会计员办理经费收支、营业账项及银钱出纳等事宜,巡视员要经常巡视各分社社务业务,司药员分别掌理收集、采买、保管及销售药品药材等事宜。

制药、售卖、医疗三位一体模式

保健药社的主要任务是:"购买国外药品材料,冲破敌人封锁,经过化验销售,防止奸徒捣乱;提倡采集土产原料器材,供给各卫生机关,克服战时困难;零售批发各项药品及医药用物,以保民命;辅助卫生运动之开展,经常对人民做卫生知识之宣传与教育;辅助地方行政机关,团结人民进行卫生保健事业。"②

保健药社采取了"专以研究炮制中药为主,但亦得购置通用之西药"的基本方针,主要经营中药材,并自制丸、散、膏、丹。

保健药社刚成立时,群众不信任,经大胆提出"免费吃药,管保治好"的口号,群众才有来就医的。第一个应诊的是郭家峁则村郭聋子的老婆,患有多年的花柳病,给治好了。第二个是店房滩侯家六岁的娃娃,患肛周脓肿,经保健药社治疗,七天就好了。从此,就医的人,一天比一天多起来。

保健药社热心为群众服务,从早到晚都是工作时间,无星期天,不放假,一年365天从不休息,病人来到即就诊,无须挂号,遇有急症病人,随叫随到,不分

---

① 陕甘宁边区政府办公厅.医药卫生的模范.陕甘宁边区政府办公厅,1944:75–77.

② 陕甘宁边区保健药社暂行章程//甘肃省社会科学院历史研究室.陕甘宁革命根据地史料选辑(第一辑).兰州:甘肃人民出版社,1981:480–484.

昼夜，送医上门，不但不另收取报酬，而且药价较低，对灾民免费，对抗日军人及其家属九折优惠，并实行医生轮流下乡制度。因此，老百姓对保健药社甚是欢迎，纷纷前来就医求援。市民徐有兰患病，李常春主任冒着风沙，去给他看病，徐有兰感激地说："只有边区，才有这样为穷人服务的医生。"①

保健药社因业务繁忙，也由最初设 2 位医生，后又增加了 3 位。保健药社的股金不断翻番，到 1944 年时达到 3000 万元，其中团体股金占 30%，群众个人股金占 70%，利用所积累的公积金做了很多公益事业，如陆续开展了抗日工属、劳动模范、难民免费吃药等活动②。1943 年下半年，给各县来延安开代表大会的临时有病的劳动英雄治疗，免费送药 45230 元；劳军费 34000 元；难民吃药免费 28770 元；延安蚰蜒岘、柳林区疫病流行，施药 124000 元；延安东关成立卫生合作社，捐助药品 100000 元；1944 年上半年公益金 620000 元，全部捐给陕甘宁边区国医研究会以筹设图书馆③。

保健药社先后在各县、乡建立分社 26 处，分布于延安、延川、清涧、绥德、吴堡等 20 个县市。曲子县保健药社，看病从来不取报酬，两年来，治好 11440 名病人，还经常研究和试制新的药品，治病见效的有玉枢草、锡类散、林树散等二十余种。华池县保健药社派人上山采药，还发动群众及放羊娃在山中采药，委托各区民办社代为收买，群众及放羊娃都说好④。1940 年，安塞县分社成立，有医生两名，后增加到 7 名。1948 年，成立了招安保健药社。1949 年先后在砖窑湾、化子坪、白庙岔成立了保健药社。年底全县有保健药社 5 个、中医 41 人，用中草药和针灸医治患者，颇受欢迎⑤。1943 年，吴堡县政府拨小米 5 石，李居时、康荣卿自带药品、器械入股，成立了公私合营的吴堡分社。除用中西药医治一般疾病外，还开展了小缝合手术⑥。

为方便群众，保健药社曾设立杂货门市部、照相馆等，并代卖药材。抗日战争胜利后，进行整顿，逐渐转变为以医药为主的业务方针，药物推销也面向农村，曾数度派人下乡，分赴富县、甘泉、清涧、延川、子长、安塞等地，与各地药铺取得联系。1941 年 5 月，延安市魁盛祥药铺参加保健药社后，对药材保管、炮

---

① 陕甘宁边区政府办公厅. 医药卫生的模范. 陕甘宁边区政府办公厅,1944:75 – 77.

② 卢希谦,李忠全. 陕甘宁边区医药卫生史稿. 西安:陕西人民出版社,1994:77.

③ 陕甘宁边区政府办公厅. 医药卫生的模范. 陕甘宁边区政府办公厅,1944:80.

④ 陕甘宁边区政府办公厅. 医药卫生的模范. 陕甘宁边区政府办公厅,1944:81.

⑤ 安塞县地方志编纂委员会. 安塞县志. 西安:陕西人民出版社,1993:545.

⑥ 吴堡县志编纂委员会. 吴堡县志. 西安:陕西人民出版社,1995:662.

制、配剂等逐渐改进,对储药抽样逐一清理,使药物质量大有提高。自从整顿以后,过去开设的门市部业已结束,照相馆转让他人,保健药社合股一部分,干部力量乃集中于医药业务①。

巨大贡献及其重要影响

保健药社施行的是看病、制药、卖药三位一体的运行模式。以药为主,以医为助,医药兼顾,既是一个经营药材的商业机构,又是一个医疗卫生组织。也就是说,不仅是治疗疾病、炮制中药、改良中药的机关,也是领导与开展边区医药事业,提高边区人民健康水平的基地。以经销药材所得利润为经济基础,用以推动中医药事业的发展,解决了边区药物缺乏的困难局面,为抗日战争的胜利做出了重要贡献。

1947 年 3 月,保健药社被迫转移至清涧县解家沟花岩寺。1948 年 4 月,延安解放后,又迅速恢复了保健药社,不久即开始营业。1949 年,召开保健药社社员代表大会,选举产生董事会,李景林为董事长,李常春等为委员。经过恢复整顿,保健药社的工作逐渐步入正轨。1953 年,更名为延安市中医诊所,李常春任所长。1955 年 1 月 6 日,中国药材公司延安分公司成立;7 月,延安市中医诊所撤销,工作人员分别并入延安地区人民医院、延安药材公司②。

综上所述,陕甘宁边区保健药社采取合股合办经营的形式,为边区群众提供送医上门、看病免费、药价低廉的医疗服务。这些深受群众欢迎的做法和形式在新中国成立后被延续,成为农村合作医疗的雏形。总之,保健药社不仅为边区医药卫生事业的发展起到了重要推动作用,而且对于指导今天农村的医药卫生工作也提供了有益经验。

---

① 保健药社整顿领导后,开始掌握医药为主的方针. 解放日报,1945 – 9 – 20.
② 陕西省地方志编纂委员会.陕西省志·卫生志.西安:陕西人民出版社,1996:103 – 104.

陕甘宁边区第一个中医团体：国医研究会

陕甘宁边区自然环境恶劣，社会经济文化落后，医疗卫生整体状况极差。西医西药极度缺乏，几乎没有正规的医疗机构，人民群众虽大多相信中医，遍山郊野也皆有中药，中医人才亦复不少，但真正有素养、有经验的中医却寥寥无几，二流子医生、巫神肆意无忌。为"提高边区国医质量，达到国医科学化；培养新国医人才，一方面解除人民痛苦，同时以新鲜血液灌溉国医事业"①起见，陕甘宁边区政府于 1940 年成立了第一个中医学术团体：陕甘宁边区国医研究会。

为使"国医科学化"而成立

为充分发挥陕甘宁边区一千多名中医在为群众治病、供药，开展卫生宣传和群众卫生工作中的重要作用，同时发动中医献出自己的秘方、验方，用科学方法加以整理、研究，提高疗效，1940 年 6 月 10 日，边区政府民政厅与卫生处联合召开国医代表大会，到会各县国医代表及边区政府各卫生机关代表数十人。会议的中心议题为"如何改进中医中药以促进边区卫生工作，并将成立国医研究会，以求中医中药的改良趋向科学化，及加强中西医之联系，互相帮助，共求进步"②。

本次大会历经月余，于 6 月 29 日下午 2 时，在边区政府大礼堂举行闭幕典礼，同时正式成立陕甘宁边区国医研究会。边区政府卫生处处长欧阳竞说："由于过去几千年长期的封建统治，使国医同其他科学一样，不能长足进展，但正由于有这样悠久的历史，曾积累了丰富的经验，这点我们不应该完全把它抹杀，相反的要承继祖先的遗产，扬弃它，改进它。这就需要我们有组织地进行研究，使

---

① 国医研究会呈文//卢希谦，李忠全.陕甘宁边区医药卫生史稿.西安：陕西人民出版社，1994：290.

② 国医代表大会开幕.新中华报，1940 – 6 – 14.

它向着进步的科学化的方向前进。"边区政府民政厅副厅长李景林也说:"抗战时期,医药困难,我们成立国医研究会是必要的。希望本此精神,同全国医界取得联系,把国医也变成一个完整的科学。现在中西医在医病的方法上好像不一致,但基本上都是瞄准着一个共同敌人——细菌。我想这种现象,在不久的将来,一定是会克服的。"

本次大会通过了《陕甘宁边区国医研究会简章》,选举产生了国医研究会执行委员,马鸿章为会长,会址在延安南兰背圸。还通过了《陕甘宁边区第一次国医代表大会宣言》和《国医代表大会提议案》。《宣言》号召"把全边区国医组织起来,动员起来,争取模范的作用,争取在最后胜利的中华民族解放战争中贡献力量"。《提案》有开办国医训练班、出版国医小丛书及刊物、呈请政府登记全边区国医及国药商店、大量开采及炮制土产药材及严格取缔巫神法师之迷信误人并统筹及普遍施种牛痘等①。

国医研究会以"团结与提高边区国医人才,研究国医国药之改造,推广边区医药事业,裨益边区人民健康,使国医科学化,国药能代替西药,以克服抗战时期之困难"为宗旨。其性质为"民众团体",会员分个人与团体两种:"凡边区医药界人士及对国医有兴趣者,均得加入本会为个人会员;凡边区医药团体或医药企业,如医院、医务所、制药厂、医药合作社、售药社等,均得加入本会为团体会员。个人会员入会时,须经本会会员之介绍,常委会之通过;团体会员入会时,须经常委会之通过"。经费来源主要是会员费:"个人会员,每年会费至少五角;团体会员,每年会费至少三元,均按年缴纳,多则不限"。主要开支为"国医研究材料上必要之费用及宣传费和本会各项会议之招待费等"。主要任务是:"随时举行国医座谈会、国医演讲会,出版国医刊物,轮回下乡宣传";"组织关于国医各种专门研究会及开设国医训练班";"与外界国医团体取得联络"等②。

围绕医疗教育开展工作

1941年9月10~13日,国医研究会举行第二届代表大会,"讨论了国医科学化、沟通中西医学、中西医团结、共同开展医药工作等问题,并通过各种发展

① 国医代表大会闭幕,国医研究会正式成立.新中华报,1940 - 7 - 9.
② 陕甘宁边区国医研究会简章//卢希谦,李忠全.陕甘宁边区医药卫生史稿.西安:陕西人民出版社,1994:223 - 225.

医药卫生之具体办法的提案,如开办国医训练班,出版卫生刊物和小册子,呈请政府推进农村医药卫生保健事业,光华药厂药品应附详细说明书,健全各县保健药社,加强分会组织,破除国医中过去之保守观念、不良习惯和倾向等。在讨论中,各会员代表常将自己的'祖传秘方'讲了出来。如治夜盲眼、腹痛、心痛、花柳等病的特效药十多种。打破了几千年保守'祖传秘方'的恶习,毅然说出供大家讨论研究。会中选出了李常春为会长,阎劲荣为副会长,毕光斗、范积德、宋尘寄、梁金生、欧阳竞等11人为常委。"会员已由最初的40余人,发展至208人,并有分会11处,"但仍未将所有边区国医团结在该会周围,尚有部分国医不了解该会旨趣而不愿加入。"会议闭幕时,高自立、谢觉哉等到会讲话,"希望全边区的国医先生们更加团结起来,把中医中的宝贵遗产发扬光大,并使国医科学化,发展边区医药卫生事业,边区政府完全保护和帮助国医的工作"①。

1941年11月,国医研究会在延安召开首次常委会议,制定了1942年的工作计划:将宣传防疫工作列入重要部分,预计明年在农村施种牛痘;成立研究室,收集边区人民生活习惯材料及病症研究,同时着重区产药研究(宣传人民农间从事医药生产,由总会制定各种产药式样名称,责成国医会员提高药物研究、着重产药治疗,通知各地公私药店收买边区产药);设立图书室收集历史名医著作及自然科学书籍,供会员研究参考;组织国医门诊部,便利人民遇疾急救,邀请在延安会员著名国医轮流诊治②。

1942年后,毕光斗任国医研究会会长,李常春为副会长,并于1942年3月讨论并制定了改造国医计划,筹款建立中医院,培养与教育新的国医干部,聘请李鼎铭为国医研究会名誉主任,以加强和领导国医研究会工作之推行和开展③。

1943年,国医研究会执委会制定了"改造国医,设中医院,发健康奖券"的工作计划,"先在延市建立中医院,然后在各分会建立分院。只有医院的建立,才能使中医科学化并集体研究;只有中医院,才能在实践中培养出新国医干部;也只有中医院,才能为更多的军民解决困难"④。具体办法是:"在延市及各县进行募捐;发行健康奖券七十万元;设立纸烟公司,资金除向政府借贷基金外,并抬股";设立函授学校,"由总会负责编教材,并选出专人担任函授;各分会具

① 国医研究会二次代表会议讨论国医科学化. 解放日报,1941-9-17.
② 国医研究会决定明年工作计划,加强医药研究设立门诊部. 解放日报,1941-11-11.
③ 国医研究会筹设中医院. 解放日报,1943-3-29.
④ 国医研究会呈文//卢希谦,李忠全. 陕甘宁边区医药卫生史稿. 西安:陕西人民出版社,1994:290.

体帮助各当地学生进行研究,可能时成立讲座";出版国医刊物,"组织各地国医通讯员,使全区医生都来写文章;聘请各地有学识及年老国医任名誉编辑";加强国医卫生宣传工作,"以国医之内容,组织青校、农校进行街头化装宣传,由当地国医讲解道理;出墙报";发动国医拥军拥政运动,"建立国医研究会门诊部,由民间医生志愿轮流按时应诊,凡抗属及军人政务人员有证明文件者,概不收挂号费。总会每月给分会指示一次,内容分工作开展与提高技术;分会每月给总会报告一次,并负责调查当地流行病及疑难症,以供总会研究,及给予帮助。制订病员登记表,以统计国医对边区人民所尽之力量,作为边区卫生建设上之研究材料。由分会每季按每位医生诊疗数目统计"①。

国医研究会于1941年9月16日制定了《陕甘宁边区国医国药奖励优待条例草案》:"国医执行医疗业务者称医士,执行制药业务者称药师";"由国医研究会审查登记,申请边区卫生处发给业务证书";"医士、药师愿脱离生产参加医疗机关或公营药厂工作者,享受技术人员之待遇,其家庭生活得按抗日军人家属优待之。医士自营药店或其他业务兼执行医疗业务,热心社会卫生防疫工作者,当地政府得视具体情况减少或免除政府法定之义务负担。"②在此基础上,1943年3月9日,又重新修订为《陕甘宁边区国医国药奖惩条例草案》:"医士自营药铺,有热心社会卫生及防疫工作者,当地政府得奖励之";"医士、药师有创造灵效约方及著作者,得由政府奖励之";"国内外医士、药师愿在边区举办国医学校、制药厂及其他有关国医事业者,政府得辅助之。"③具体规定了尊重国医与国医应享受的权利和待遇,以及国药制作上的发明创造的奖励等措施,显示了边区政府对国医国药的重视和优惠政策。

国医研究会下设研究室、图书馆和门诊部,并开办了一期中医训练班,培养当地军民所需要的中医药人才,师资由国医研究会人员担任,学员都是实行军事供给制。由于解放战争打响,第一期训练班未能毕业,提前分配工作。还每周组织一次学术交流,由当时的名中医李鼎铭、毕光斗等主讲。并不间断地选派人员参加保健药社、卫生合作社的门诊工作④。

总之,陕甘宁边区国医研究会"团结了边区进步的国医,设立了十三个分

---

① 总会一九四三年工作计划//卢希谦,李忠全.陕甘宁边区医药卫生史稿.西安:陕西人民出版社,1994:292-293.

② 陈明光.中国卫生法规史料选编.上海:上海医科大学出版社,1996:197.

③ 陈明光.中国卫生法规史料选编.上海:上海医科大学出版社,1996:202.

④ 卢希谦,李忠全.陕甘宁边区医药卫生史稿.西安:陕西人民出版社,1994:116.

会,破除了'家传秘方死不授人'的封建传统而经常开诚布公进行研讨"①,充分发挥了边区中医中药人员的作用,促使卫生工作深入到农村,为改变陕甘宁边区缺医少药的状况,保障人民身体健康,争取抗日战争的早日胜利,做出了重要贡献。

---

① 国医研究会呈文//卢希谦,李忠全.陕甘宁边区医药卫生史稿.西安:陕西人民出版社,1994:289.

陕甘宁边区第一个中西医联合诊疗所：
大众卫生合作社

陕甘宁边区自然条件恶劣，土地贫瘠荒芜，经济文化落后，缺医少药，不良卫生习惯根深蒂固，各种传染病和慢性病肆虐，死亡率居高不下。这不仅制约着边区社会进步，还影响着抗日战争的后方医疗保障，进而决定抗战的成败。边区政府为了尽快改善医疗卫生状况，采取了许多措施，取得了很大的成绩。1944年，成立了一个民办公助、具有合作医疗雏形的机构——陕甘宁边区大众卫生合作社。

群众要求，民办公助

1944年春，延安地区一度流行伤寒、回归热，市区附近死亡了240多人，西区玉皇沟，5天内死了3个人，25户居民搬走了22户；东区蚰蜒洼，全村82人，死了15个，有一个姓赵的全家四口人就死了两口，连死人也没有埋葬就仓皇逃到亲戚家居住。疫病蔓延，来势凶猛，得病不看，三四天内便亡故；有的甚至早上得病，晚上就死，不及治疗而死的很多。另外，牲畜病死的也很多，全市死牛、驴、骡、马、猪、羊897头，鸡6575只。一时间，形势紧张，群众更是惊慌异常，因迷信习惯，以为是神鬼作祟，或求神问卦，或设坛招魂，巫婆神汉又趁机猖獗起来，到处招摇撞骗，误人性命。

延安市政府一面紧急动员所有中西医生，组织医疗队深入民间，进行研究治疗；一面普遍展开了反巫神斗争，提倡清洁卫生运动。群众病人经医疗队抢救治愈的很多，遂一反过去的迷信巫神，转而相信医药。但医生下乡，因人数有限及各种困难，不能满足群众的要求，且一般群众又不习惯住医院，于是群众一致写信要求建立一种更便于大众的医疗机构。

延安市政府十分重视群众的呼声，根据当时的实际情况，委托大众合作社（商业性质的供销机构）负责筹建，以适应农村医疗卫生事业的需要。1944年5月5日，延安市抗联和延安市南区公署共同邀请群众代表，在市商会举行"卫生合作社"发起人会议。到会20余人，大家一致赞同发起筹办，并讨论了股金征求、卫生宣传和社址、医生等问题的解决办法；大众合作社首先提出投资百万元，并让出地方作为社址；保健药社也投资百万元药材，并派一位中医来应诊；选举了王克温、冀金贵为筹备委员会正、副主任。延安商会会长王克温在商务会议上传达"卫生合作社"创办消息时，到会71户商家，当场入股的就有69户，不到1小时便募集了87万元股金。

大众卫生合作社的成立，得到了各方面的关照与帮助。李富春曾亲自写信帮助募捐，市、区、乡各级政府都给予大力协助；中央卫生处、边区卫生处、晋绥联防军卫生部、西北局、西北药材庄等，赠送了100万元以上的药材；吴玉章捐赠多年保存的石药臼子，孙永富捐出盛药的玻璃瓶子，赵方赠给称药的戥子①。经过紧张筹备，大众卫生合作社于1944年5月25日举行成立大会，到会代表3000余人。唐洪澄、李治、欧阳竞、周扬、马豫章、张汉武、刘雨云、毕光斗、吴汉章、周鸿温、王克温、李志中、杨芝芳、肖洪启等各方面负责人出席。延安市长马豫章报告成立卫生合作社的意义："延安新市场过去渺无人烟，自建立新民主主义政权后，积极建设，现在居民逐渐增多，且由于发展生产和扶持商业，人民生活日益富裕。然年来疾病流行，死人甚多，成了财旺人不旺的现象。卫生合作社的创办就是要达到'人财两旺'之目的。"②中共延安市委送了一幅彩绸，上边写着："保障人财两旺"，这正是群众自己的深切愿望。在合作社的门首悬着一幅横匾，上面写着："大众卫生合作社"，底下是"中西医联合诊疗所"，两边并排着为群众服务的事项③。

在政府与群众的支持与拥护下，特别是1944年7月7日陕甘宁边区合作社联席会议通过决议，倡导"学习延安市大众卫生合作社的办法，不管中医西医，不管人医兽医，大家合作，为民服务。集中中医，传下西医，医治人疾，医治兽病；减少人和牲口的死亡率，实现人财两旺"④，这一民办公助的卫生合作社就在

---

① 陕甘宁边区政府办公厅. 医药卫生的模范. 陕甘宁边区政府办公厅,1944:56-61.

② 延安市卫生合作社开幕. 解放日报,1944-5-28.

③ 林间. 救人的合作——延市大众卫生合作社介绍. 解放日报,1944-6-1.

④ 陕西省档案馆,陕西省社会科学院. 陕甘宁边区政府文件选编·第八辑. 北京:档案出版社,1988:281.

边区城乡各地广泛建立起来,总社设在延安新市场沟口大众合作社内。1944 年 7 月 10 日,《解放日报》发表的《开展全边区卫生运动的三个基本问题》的"社论"说:"所谓'民办',就是要发动群众,把卫生运动变为广大群众的运动。如刘建章同志三年前所首创的医药合作社,今年延市新成立的大众卫生合作社……都是正确执行民办公助方针的范例,应该为各地所仿效。所谓'公助',就是公家要站在指导与帮助地位,如由政府有计划地培养有较高水准的医药卫生行政干部,购买、采集与制造各种药材,供给各地需要,责成各机关、学校、部队的卫生机关,尽量替群众服务,看病、治病及帮助当地的卫生设置等。"到 1946 年时,共有医药合作社 43 个、兽医社 2 个。于是,整个边区自上而下形成了以中央系统、军委系统和边区系统为主干,边区所属的民办公助性质的保健药社、国医研究会、卫生合作社、中西医药研究会等卫生机构为补充的健全、灵活的医疗网络。

中西合作,人兽并治

大众卫生合作社采取"中西合作,人兽并治"的方针,各分社的规模因地而异,大小不一,但均设有中医、西医、兽医三个门诊和中西药房,聘请当地的中、西医参加工作;诊治疾病,"采取中西医合作的形式,尤论中医或西医在诊病时,都要询问一下病者是否日前看过病,如是同类病症就请原来主治的那个医生,没有看过的就由群众任意挑选。至于病者买药,也可以随意到他们所认为可靠的药铺去,不一定要在卫生合作社买。为了防止巫神的贻误人命,毕光斗先生提出,巫神所开的药方,任何的药店都不能采用付给药品"①。

由于看病不受时间限制,随到随诊,看病免费,药价低廉,除常驻医生(中医崔大成 1 人,西医邵达、陈子熙 2 人,兽医张自明 1 人)外,还"聘请了国医研究会七名名医轮流到社内施诊,请延大小儿科大夫在每星期一、三、五到社内应诊。病稍重的,由几位医生会诊。中医常以手脉经验及自身所用单方告诉西医,西医则教中医使用听诊器及讲解生理卫生常识,实行切磋互助"②,所以卫生合作社一建立,就受到边区人民群众的欢迎和拥护。总社的诊疗范围,南至七

---

① 林间. 救人的合作——延市大众卫生合作社介绍. 解放日报,1944 - 6 - 1.
② 陕甘宁边区政府办公厅. 医药卫生的模范. 陕甘宁边区政府办公厅,1944:62.

里铺,东至飞机场,北至大砭沟,附属药店一天就有流水近十万元①。至 1944 年 7 月底,西医门诊 1813 人次(其中男 1000 人,女 407 人,小孩 406 人),中医门诊 1798 人次(男 988 人,女 340 人,小孩 470 人),中西医共出诊 195 人,兽医自 7 月 25 日增设时起,两个星期共治疗骡、马、牛 96 头。

1944 年 6 月 26 日,大众卫生合作社在新市场剧楼召开了第一次会员大会,到会 400 余人,报告了一个月来的工作,并通过了合作社的简章,强调了"为社会服务,方便群众治疗,使百姓达'人财两旺',教育群众注意防疫、保健,消除传染疾病,以使多从事生产"的宗旨②。

大众卫生合作社还采取了"积极的预防为主,治疗为辅"的业务方针③,在每次区、乡召开的会议上,都派人参加,宣传和普及卫生知识;各地卫生合作社,除日常门诊外,在扑灭流行性疾病、推广新法接生、宣传卫生知识并指导群众卫生运动的开展等方面做了大量工作;还出版《卫生周刊》,为群众种牛痘、预防注射等。提高了人民群众的卫生意识,增强了治病防病的能力,开始自觉地与愚昧、迷信和不卫生的习惯作斗争,对边区疾病的防控起到了不可忽视的作用。

此外,为了适应抗日战争的需要,改善边区的医疗卫生水平,大众卫生合作社于 1944 年 9 月开办卫生夜校,有学生 35 人,系商店学徒与附近居民,每晚学习两小时。同时还招收女生开办助产训练班,搜集民间验方加以研究,并为卫生署配制药方,用以防治疾病④。

合作医疗,雏形已备

大众卫生合作社创办的目的,在于解决群众的医疗困难,同时还要破除迷信,反对巫神;提倡科学,治病救人。凡向卫生合作社入股的,都是该社社员,社员除按股分红外,并享有下列的权利和义务:社员得享受特别诊疗疾病之权利;社员买药给以九折优待,赤贫的社员,可酌量给以赊账或免费;社员如患重病不能前往门诊者,该社医生当按时间之先后予以出诊;社员如需住院者,由该社负

---

① 介绍大众合作社//陕甘宁边区财政经济史编写组,陕西省档案馆.抗日战争时期陕甘宁边区财政经济史料摘编·第 7 编.西安:陕西人民出版社,1981:380.

② 陕甘宁边区政府办公厅.医药卫生的模范.陕甘宁边区政府办公厅,1944:62-66.

③ 马豫章.延安市半年来的群众卫生工作.解放日报,1944-8-13.

④ 卢希谦,李忠全.陕甘宁边区医药卫生史稿.西安:陕西人民出版社,1994:83-84.

责介绍。社员的义务则为对外宣传解释及吸收社员,扩大卫生合作社的事业,并经常提供意见以改进工作。社员有入股和退股的自由,惟中途退股须经董事会批准,其入股期间之红利,于年底结账时付与之。惟于分红期间,一律不许退股,只许提取红利。该社社员没有一定名额,股金分大小两种,每小股为一千元,每大股为一万元①。截至1944年7月底,已有社员1148名(学校、机关等团体会员仅190名),收到股金10 400 000元,其中群众股金占68.7%,并采取了多种灵活多样的入股方式:

实物入股,如新市乡居民以医药用品(筛药的箩和药罐)折价入股,前三义合掌柜张庭珠拿了切药刀入股;人工入股,如晁建勋为合作社刻图章、赵占秀为合作社印股票、木工范启明及工人劳动英雄郝作明为合作社做工应得工资,全部入为股金;药品入股,学校、机关等团体会员多采用这种形式,群众王守卿将其保存的药针,折价15000元作了股金。真正做到了"有钱出钱,有工出工,有药出药,大家动手,卫生合作"②。

大众卫生合作社的建立,使得医疗卫生工作深入到农村,群众患有小病可以得到及时治疗,极大地改变了广大农村缺医少药的状况,为边区民众疾病的治疗提供了有力保障,促进了边区公共卫生事业的发展。其组织形式虽然有别于后来农业合作化和人民公社时期的合作医疗,但却为我国集体经济条件下的农村合作医疗保障模式的建立与发展积累了经验。1959年11月,全国农村卫生工作会议在山西省稷山县召开,会议总结了陕甘宁边区大众卫生合作社和山西省高平县开展农村合作医疗的经验,并决定在全国推广。此后,农村合作医疗制度在全国范围内随着合作化运动的广泛开展得到快速推行,到20世纪70年代曾一度覆盖了95%的农村人口。

总之,大众卫生合作社不仅在抗日战争史上写下了光辉的一页,而且也为新中国成立后农村合作医疗工作的开展,积累了宝贵经验。

---

① 林间. 救人的合作——延市大众卫生合作社介绍. 解放日报,1944 – 6 – 1.
② 陕甘宁边区政府办公厅. 医药卫生的模范. 陕甘宁边区政府办公厅,1944:60 – 61.

陕甘宁边区第一个中西医合作团体：
中西医药研究会

陕甘宁边区经济文化落后，缺医少药，就是中医也为数不多，居民有病，常常是求治于巫。边区政权建立起来后，一方面动员中医力量，充分利用当地中药资源，为广大群众防病治病，同时针对长期以来社会上遗留下来的中西医之间互不服气、不搞合作的"门户之见"，为增进中西医团结，共同提高边区的医疗水平，不断摸索中西医合作的新途径，于1945年成立了陕甘宁边区第一个中西医合作团体——中西医药研究会。

中西医团结，创造新医理

1944年春，定边城区发生了白喉瘟疫，城内外死去十几个小孩，流行甚快，医治困难。三边分区专署于5月9日召集中西医生座谈，希望互相交换经验，得出治病良方。大家一致认为，今天中西医必须合作，才能增强医药工作力量。西医首先进行了自我批评，认为过去看不起中医是错误的，中医也表示过去不愿意和西医接近是不对的。大家开诚相见，打破隔阂，于是就提出组织医药研究会①。"参加的有中药铺十一家，有驻军卫生部和医院、地方的治疗所，共有西医十一人、中医九人、兽医六人、外科三人、接产妇三人"②。

1944年7月中旬，延安县召开中西医会议，讨论中西医合作问题。针对延安县中医存在着不讲卫生、不注意宣传、不积极改进、墨守成规、不肯将秘方公开、只图个人赚钱等缺点，着重讨论了如何切实推行卫生行政建设，供给人民医

---

① 刘濮冰，云风. 三边分区中西医药研究会. 解放日报，1944 – 10 – 8.
② 定边成立医药研究会，中西医生合作治病. 解放日报，1944 – 6 – 12.

药,与疾病和死亡作斗争。当即决定成立医学研究会,以改进中医,提高治病技术,抛弃迷信部分,学习西医,研究科学的治病方法为目的①。

1944年8月27日,延安市西区区署召集本区各机关中西医务工作者座谈,交换经验。决定成立西区中西医学研究会,以裴庄卫生合作社为中心,团结农村医生及所有稍具医药常识者,研究防疫及治疗问题②。

1944年10月30日,毛泽东在陕甘宁边区文教工作者会议上作了《文化工作中的统一战线》的演说并着重指出:"陕甘宁边区的人畜死亡率都很高,许多人民还相信巫神。在这种情形之下,仅仅依靠新医是不可能解决问题的。新医当然比旧医高明,但是新医如果不关心人民的痛苦,不为人民训练医生,不联合边区现有的一千多个旧医和旧式兽医,并帮助他们进步,那就是实际上帮助巫神,实际上忍心看着大批人畜的死亡。"③这个讲话,对中西医合作的促进帮助更大。

为促进边区中西医药人员合作,开展全边区卫生运动及医药事业起见,1944年10月31日~11月1日,在李富春与李鼎铭的亲自指导下,召开了两整天的中、西、兽医座谈会。中西医百余人参加,还有国际友人阿洛夫、马海德、付莱、米勒等四位医生参加。民政厅长刘景范介绍说:据不完全统计,在边区各地共有1074个中医,54个兽医,390个中药医,要消灭疾病与死亡,要反对巫神,必需中西医密切合作。傅莱医生在发言中,用许多具体事实证明了中西医合作的必要性,并指出中西医合作应是长期的,不仅仅是暂时的办法。对中医既不应完全否定,也不是完全肯定,而应加以批判的吸收。并提议在延安成立研究会或训练班,并逐渐统一中西医药名词,以便中西医药互相沟通。李鼎铭在讲话中指出:过去中西医之不合作乃旧社会所遗留下来的。今天在边区新民主主义社会里,政府可以保障大家的生活和工作,大家都要打破门户之见,中西医多接近,多研究共同为边区人民服务的办法。

31日下午,李富春发表了重要讲话。他说:新民主主义的卫生建设,应包括两个方面,一为卫生运动与反迷信运动,改造群众不卫生习惯,提高群众卫生文化水平;一为普及和提高医疗工作,这又包括如何帮助中医整理其经验,使之科学化,能以现代科学知识为基础,及如何丰富西医经验,使之中国化(能吸收中

---

① 延县中西医集议成立研究会改进中医. 解放日报,1944 - 8 - 11.
② 延市西区成立中西医研究会. 解放日报,1944 - 9 - 8.
③ 毛泽东选集·第三卷. 北京:人民出版社,1991:1012.

国医疗成果)的两个问题,中西医合作团结与改造中医以共同进行卫生建设的方针,不仅适用于边区与现在,而且适用于全国与将来。还从中西医的理论与边区的实际需要,反复说明中西医合作的重要性,双方应打破门户之见,西医在合作中应负主要责任,要帮助、研究与提高中医并从而充实提高自己。并指示立即成立延安中西医药研究会,吸收中、西、兽医参加,经此会推动产生全边区医药联合会,该会进行医理、药理之研究工作,并成为边区群众医疗技术之领导机关。中央总卫生处所编之《解放日报》"卫生副刊"可改为该会之会刊。这一指示得到了全体与会人员的一致拥护,当场推举刘景范、苏井观、傅连璋、毕光斗、李治、陈凌风、裴慈云等七人着手进行筹备组织延安中西医药研究会①。

1945 年 3 月 13 日,中西医药研究会成立大会在延安交际处举行。林伯渠在开幕词中说:边区中西医药研究会的成立,是毛主席文教统一战线政策及去年边区文教会关于中西医合作方针之具体实现。为了更有效地为边区人民服务,必须集中中医、西医、兽医及药务各方面力量,以消灭边区人民的疾病和死亡,救人救畜,达到边区人民的人财两旺。同时中西医合作之后,可以交流经验,使中医的经验与西医的科学方法相结合,而能创造新的医理和医术,对中国将来的医药建设亦有重大意义。李鼎铭号召大家打破过去成见,亲密团结,共同为边区人民服务,并具体实现"中医科学化,西医中国化"之号召。中西医生毕光斗、傅莱、米勒、何穆、鲁之俊、黄树则、任作田,魏一斋、山田等一致表示今后愿在中西医药研究会领导下,双方长期亲密合作,为边区人民、为革命事业服务。选举了 35 人的执行委员会,李鼎铭、刘景范、傅连璋、苏井观、鲁之俊、王治邦、李治、李志中、陈凌风、毕光斗、李常春、裴慈云、匡云鹏 13 人为常务委员,推选李鼎铭、刘景范为正、副会长,聘请傅莱、阿洛夫、米勒、山田、方禹镛等国际友人为顾问②。

中西医药研究会"以团结与提高边区中西医药(包括兽医)人员、助产人员、卫生人员,实行中西医药长期合作,协助政府推广边区卫生医药事业,为人民服务为目的","受各级政府之委托,帮助卫生行政机关与卫生技术机关解决有关人畜之卫生医药问题,宣传组织中西医药(包括兽医)人员与助产人员参加边区卫生医药建设工作,以增进边区人畜之健康,减少疾病、死亡为任务"。具体工作任务是:组织会员互相合作,交换经验,提高技术,教育会员为边区人民服务;

---

① 文教会上中西兽医座谈积极合作为群众服务. 解放日报,1944 - 11 - 4.
② 边区中西医药研究会总会成立. 解放日报,1945 - 3 - 15.

进行卫生医药调查研究,举行中西医药合作座谈会,协助政府普及卫生教育,开展人畜卫生运动及改进医疗工作;举行特殊病例研究会、医药问题报告,融合中西医药之特长,提高边区医术;征集研究切合边区人畜需要的药方并介绍推广;出版卫生医药刊物,推广卫生宣传教育;协助卫生行政机关,组织医疗队下乡为群众服务;设计办理中西医药训练班,培养医务人才;指导、组织采购制造土产药材,种植药物及研究制造药品;受政府委托,登记各地中西医药人员(包括兽医)、助产人员及检验中西药品的质量及其应用。

边区设总会,各分区设分会,各县必要时成立支会。会址设在延安市南关保健药社内,分设秘书处、中医部、西医部。凡边区公立医药卫生机构的中西医生(包括兽医)、司药、护士、制药技师、助产人员、医学教员、有关卫生医药之生物化学专门人才及其他卫生人员,经登记后,均为当然会员;边区私立医药卫生团体及其中西医药人员(包括兽医)以及群众中之医药人员,凡自愿参加经审查合格后,均可成为团体或个人会员①。

1945 年 4 月 24 日,《解放日报》发表了《继续开展卫生医药运动》的"社论",指出"边区中西医药研究会的成立是一件值得庆幸的事,希望各地的分会与支会在可能条件下也认真地组织起来,真正地做到中、西、兽医互相合作"。1945 年 5 月 10 日,陕甘宁边区政府办公厅发布了《关于各专署县(市)政府催动成立中西医药研究会的通知》,希望各专署、县政府依据当地具体情形和条件,必要时应即成立分会或支会,以期推进医药卫生工作②。在政府的大力号召与倡导下,1945 年 5 月,关中分会与靖边县支会相继成立。其后,各地分会、支会也陆续建立起来。

中西医合作,为群众服务

1945 年 3 月 22 日,中西医药研究会举行首次常委会议。因鄜县、子长县、延安市等地区发生疫病,救治在急,当即议定:由中央卫生处、联防卫生处、边区卫生署各组织一个医疗队下乡,每队要有内外科西医各一人、中医一人,在 4 月

---

① 陕甘宁边区中西医药研究会暂定组织简章//陕西省档案馆,陕西省社会科学院.陕甘宁边区政府文件选编·第 9 辑.北京:档案出版社,1990:118 – 120.
② 陕西省档案馆,陕西省社会科学院.陕甘宁边区政府文件选编·第 9 辑.北京:档案出版社,1990:117.

1号之前赶赴各地；各队的西医西药，由各单位负责，中医在延安市各公家药店中抽出，或由医疗队所到地的中医配备；在乡工作时间，定为二个月，回来总结经验；以宣传卫生预防疫病为主，治疗为辅，同时应做调查工作，并与当地政府取得密切联系，共同开展群众卫生防疫工作①。

驻裴庄乡医疗队队长李治中携带显微镜，给村民观看生水和开水的区别，以事实证明生水里有细菌，许多老年人看了都说："以后不敢喝生水了。"4月16日到河庄区曹圪塔台巡回医疗，该村48人，病倒13人，患肠胃炎、百日咳、气管炎，重感冒等症。经三天治疗后，大部分病者即已减轻。据村民说：喝生水、吃冷饭是普遍现象。而多吃酸菜，尤为肠胃病之主要原因，故深望区乡干部多向群众宣传尽可能少吃酸菜②。

这次巡回医疗队共计治疗4627人，建立了31个村的卫生据点，帮助成立了3个医药研究会，创办大小23个接生训练班，正式学习的有302人，亲手接了23个娃娃。在14个庙会上做了卫生宣传，做了4个乡出生、死亡率调查，还进行了很多种痘、注射疫苗的工作③。以后，还曾多次组织中西医疗队下乡，为群众防病治病，宣传卫生常识。

经常组织中医到医院参观，定期或不定期地举行中西医学术研究会议，以提高他们的学术素养。1945年5月20日，在参议会大礼堂举行第一次学术研究报告，听取了中国医科大学傅莱医生《粗制青霉菌素》的报告，傅莱和他的助手指导听众参观他们带来的样品，对许多中医特别做了较详细的解释，中医同志都认为大开眼界，希望以后要多多举行这样的学术报告④。

为培养与扩充中医人才，1945年10月边区政府民政厅委托中西医药研究会主办中医训练班，招收25岁以上40岁以下，身体健康、略具医药经验、粗通文理的医生及有中等学识的男女50名（从各县招收住校生30名，在延安市招收走读生20名），进行一年半的培训。课程包括技术（生理、病理、诊断、治疗、药性、方解、炮制）和工作方针（卫生医药政策、卫生中医药运动、环境、妇婴及个人等卫生）两大部分，毕业后，将在自愿原则下，由民政厅分配回原地或他县

① 江思元.边区中西医药研究会总会组织医疗队下乡.解放日报,1945-3-27.
② 晓瑞.中西医药研究会医疗队在裴庄调查卫生和治病,用显微镜宣传不喝生水.解放日报,1945-4-23.
③ 陕甘宁边区卫生署.医疗队下乡工作的经验.解放日报,1946-2-14.
④ 中西医药研究会第一次学术报告,傅莱医生讲粗制青霉菌素经过.解放日报,1945-5-23.

工作①。

总之,陕甘宁边区中西医药研究会集中中医、西医和兽医、药科人员,采用"中西合作"的方针,目的是使中西医团结互助,共同提高。成立以后,边区医院里开始设置中医、中药,民间的保健药社里开设了西医门诊,出售西药,出现了中西医互相尊重、互相学习、团结合作的卫生工作新局面,动员了一批中医参加工作,使他们在党的教育下,从一个自由职业者转变为"公家人"——革命队伍中的一员,为人民服务。

---

① 培养医务人才,中医训练班招生. 解放日报,1945 - 10 - 25.